お灸のすすめ

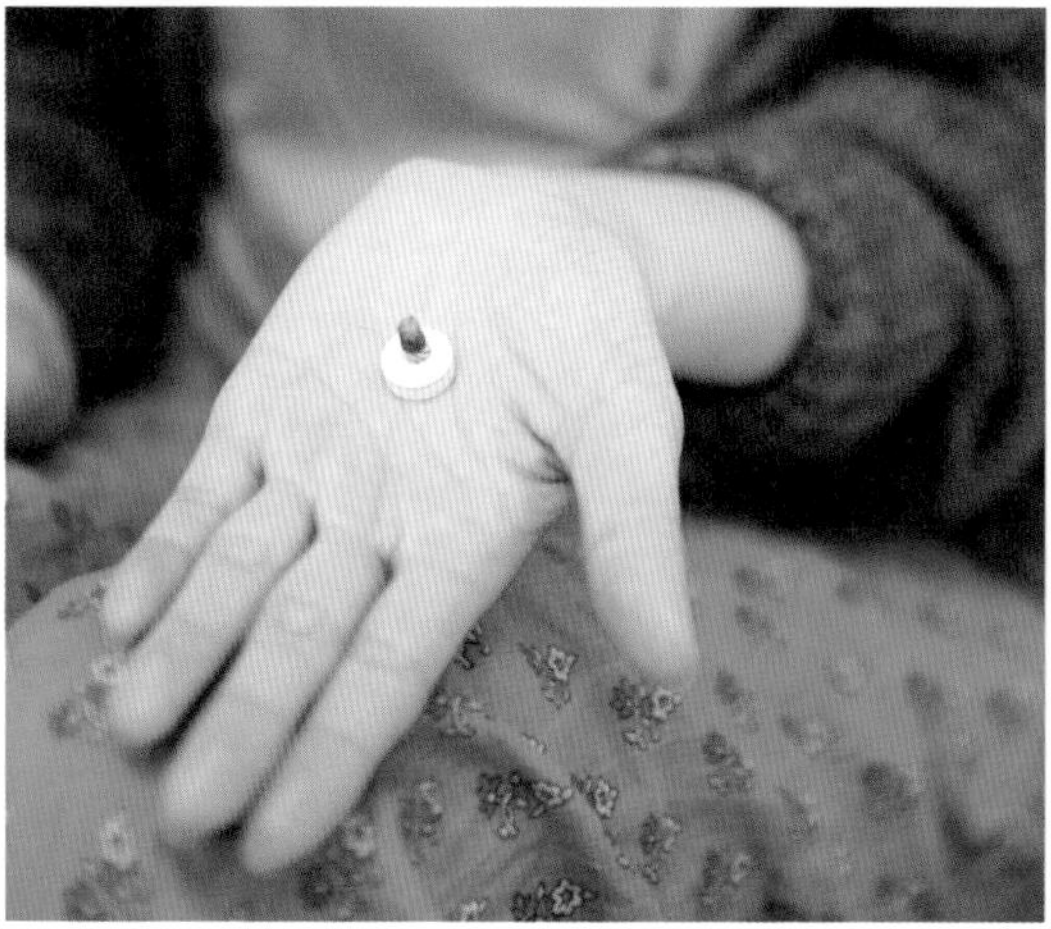

池田書店

お灸のいいところ

お灸は、自宅で簡単にできる自然療法です。

お灸は、自分で簡単にできる
手軽な自然療法として、
千年以上も前から親しまれてきたものです。
「熱い、あとが残る」というイメージは、昔の話。

さまざまなお灸が開発され、
ほんのりあたたかく、あとも残らない。
誰もが心地よく、楽しく行うことができます。

「ちょっと怖い」と思っている人も、
この本を読んで、
ぜひ、お灸の気持ちよさを体験してください。

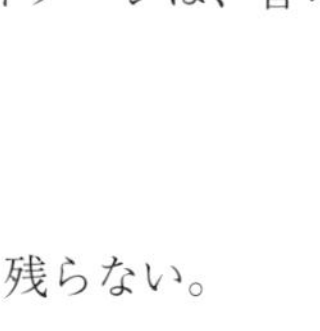

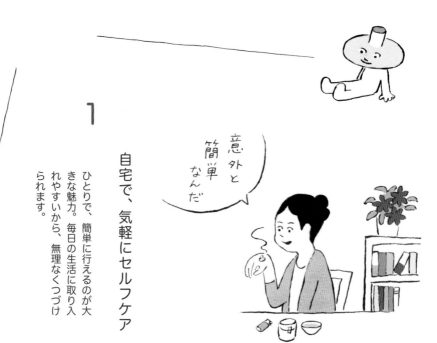

1 自宅で、気軽にセルフケア

ひとりで、簡単に行えるのが大きな魅力。毎日の生活に取り入れやすいから、無理なくつづけられます。

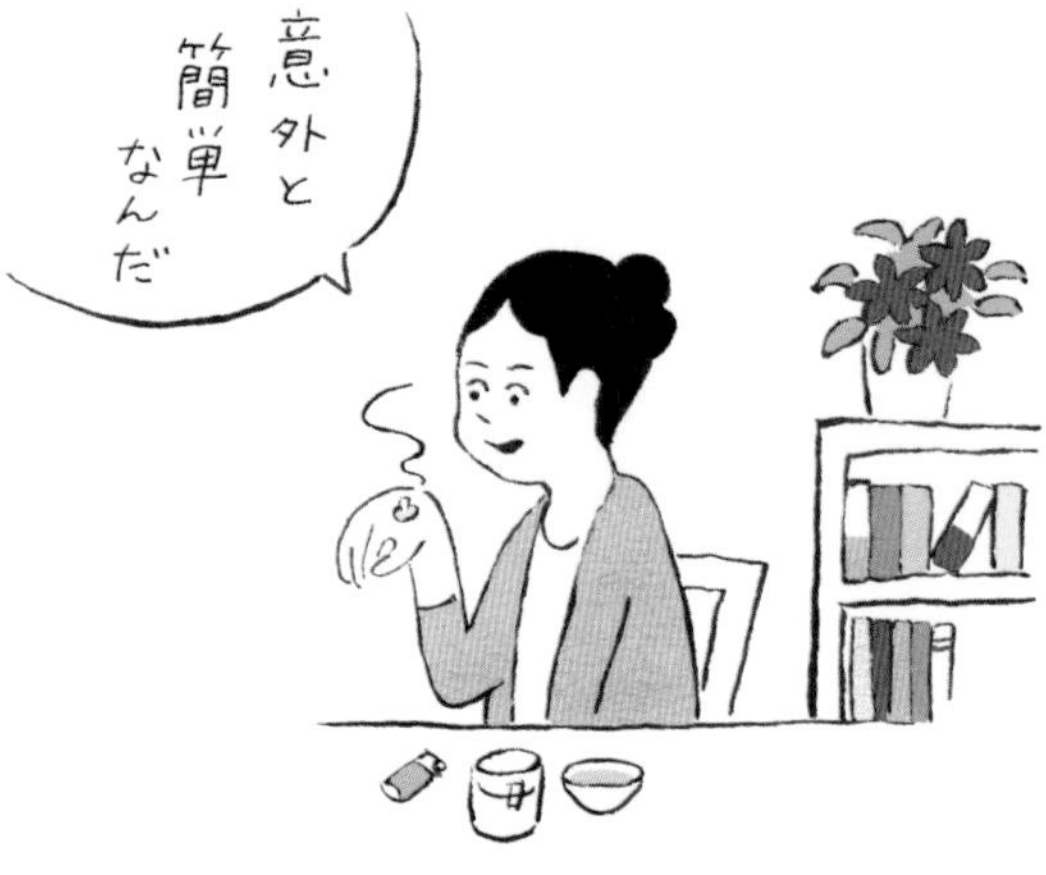

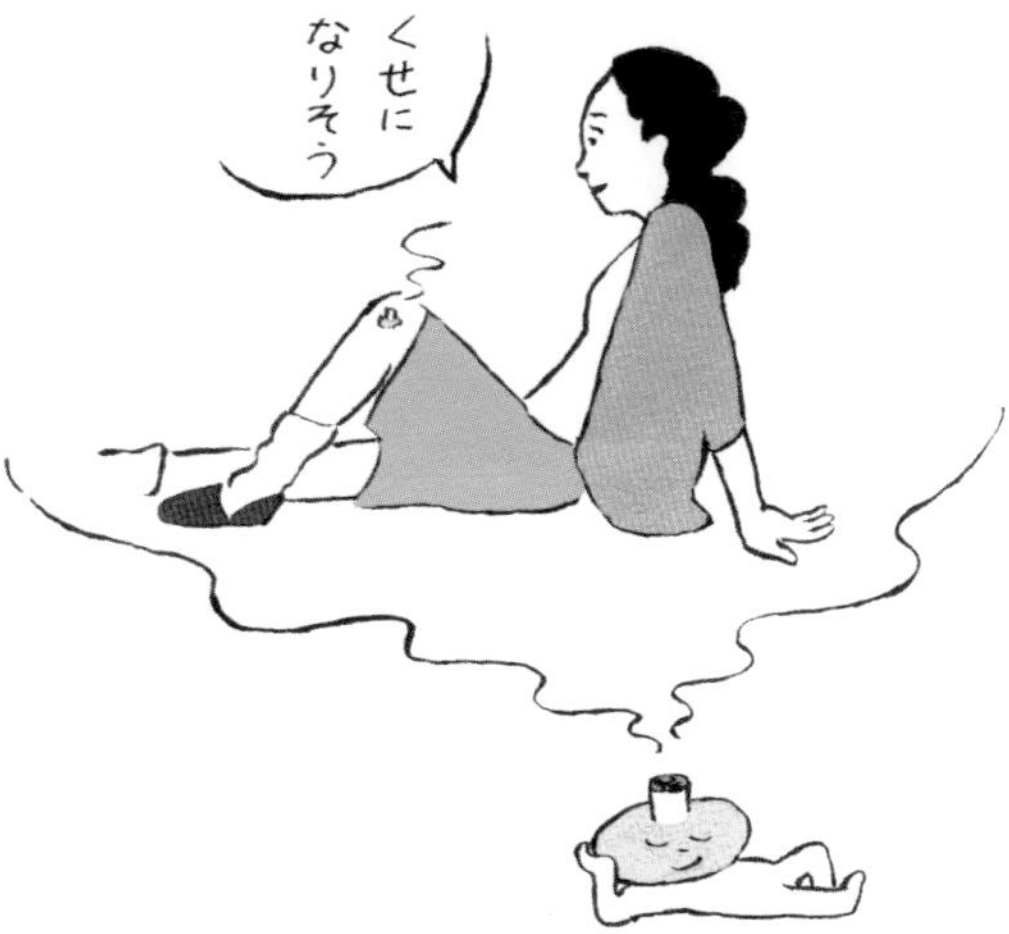
くせになりそう

2 お灸でゆっくり、リラックス

立ちのぼるよもぎの香り、じんわりと心地いいあたたかさに心がなごみます。お灸は、体だけでなく、心もリセットしてくれます。

3 私の体に「マメ」になる

お灸をつづけると、毎日自分の体とじっくり向き合うことになります。すると、小さな変化や不調に敏感に気づくようになるのです。

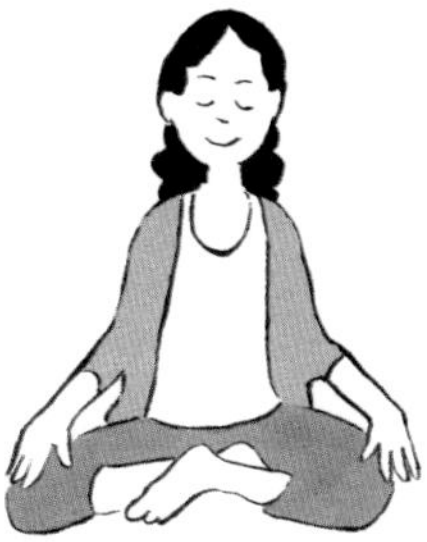

4 ゆっくり、確実に体調改善

お灸の効果は、徐々に現れるのが特徴。ゆっくり、やさしく、体を「よい状態」へ導きます。

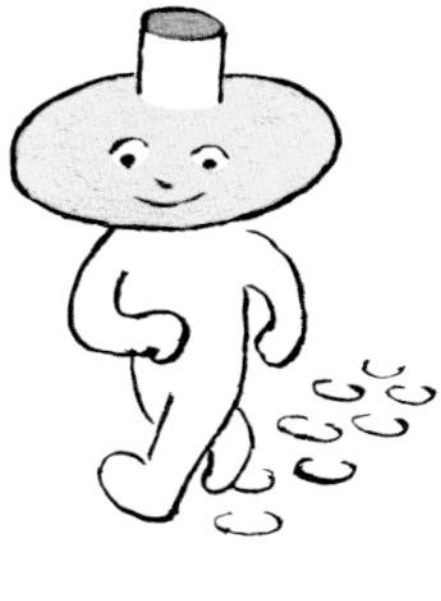

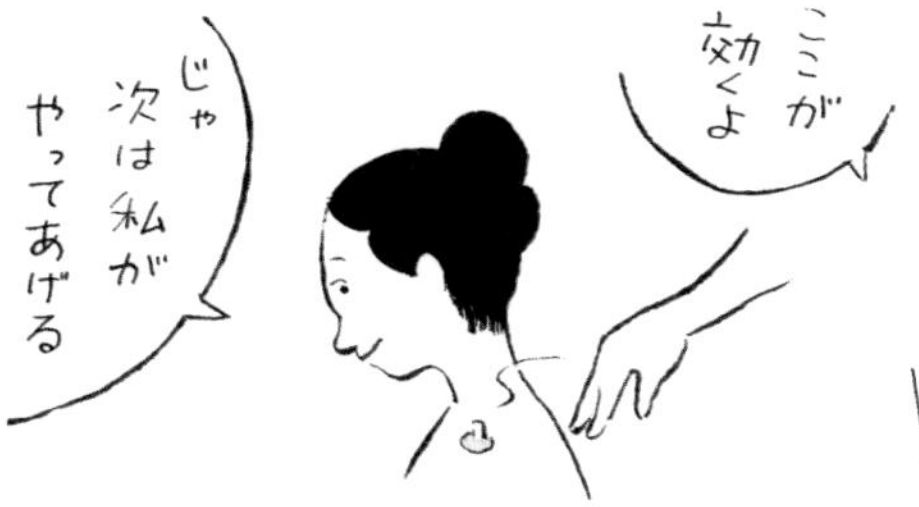
ここが効くよ
じゃ 次は私が やってあげる

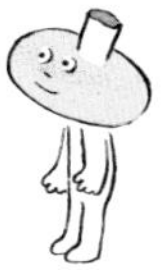

5 お灸はコミュニケーション！

家族や恋人にもお灸をしてあげましょう。自分の体だけでなく、大切な人の体を知り、いたわることができます。

目次

お灸を行うときに注意したいこと

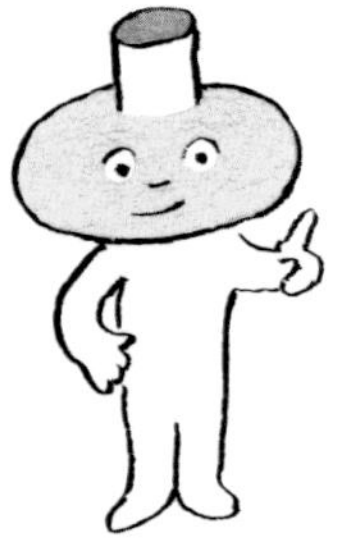

★お灸をすえる直前や直後は、全身の血行が促進される入浴、食事、アルコールの摂取などを避けましょう。

★発熱している人、自分の意志でお灸を外せない人、幼児は、使用を控えましょう。

★発疹や赤み、かゆみなど、肌にアレルギー症状のある人は、使用を控えましょう。

★妊娠中の人、糖尿病や神経障害などで感覚に障害をきたしている人、血行障害のある人、なんらかの症状で医師の治療を受けている人は、お灸をする前に医師・鍼灸師に相談しましょう。

★顔、粘膜、湿疹、かぶれや傷口、陰部には絶対に使用しないでください。

★お灸のすえ方は、商品によって違いもあるので説明書をよく読んでから使用しましょう。

★お灸は、幼児の手の届かない場所、直射日光の当たらない場所で保存しましょう。

★過激な熱さや肌の異変を感じたら、すぐに外しましょう。

★低温やけどが生じる場合があるので、施灸の前には皮膚の状態に異常がないか、じゅうぶん考慮しましょう。

★お灸は自然療法です。症状がひどくて改善が見られない場合、また、施灸中や施灸後に異常を感じた場合は、すぐにお灸を外し、医師や鍼灸師などの専門家に相談しましょう。

第一章

お灸の基礎知識

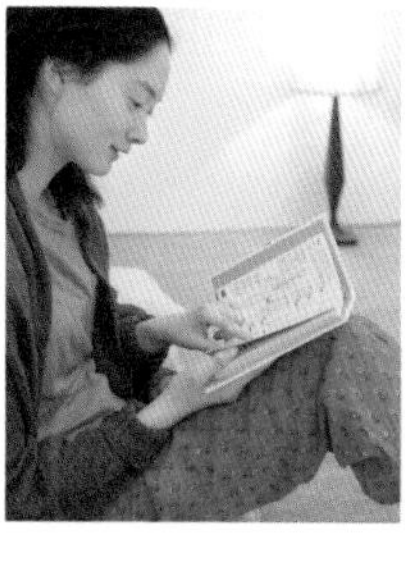

お灸の
基礎知識
①

お灸はなぜ体にいいの？

ツボを、じっくり確実に刺激する

なんとなく肩が重い、体がだるい……。日常でこのような「小さな不調」を感じている人は多いのではないでしょうか。水分に満ちた私たちの体は、どうしても冷えやすい傾向にあります。水は、潤すと同時に、冷やす性質も持っています。体が冷えると、血液の流れも滞りがちに。さらに、日常生活で生じる体のゆがみやねじれ、疲労などが積み重なり、さまざまな不快な症状が生じるのです。

東洋医学では、このような不調を「ツボ」を刺激することで治療します。ツボは、体の中にある「経絡《けいらく》」でつながっていて、体の不調はツボに痛みやへこみ、くすみなどの異常となって現れます。そこで、ツボを手当てして、不調に直接アプローチするのです。

鍼や指圧など、ツボを刺激する方法はいろいろありますが、お灸は「熱」を使ってツボを刺激する治療法。ツボにお灸で熱を与え、血流の流れをスムーズに整えます。お灸に使われるよもぎの熱は、油分や水分を含んだ「湿熱」。体の内部に、深くじんわりと届く上質な熱なのです。この熱でじっくり、確実にツボをあたためることで、体のさまざまな冷えポイントに熱を届けることができるようになるのです。

お灸をつづけていると、体はだんだん「冷えにくい体質」に向かいます。あたたかな体は、免疫力や代謝もアップ。お灸は、体のしくみに沿った自然療法なのです。

日本人の体とお灸は相性ばつぐん！

昔から、日本ではお灸が盛んに行われてきました。もともとは、飛鳥時代に中国から伝わってきたお灸。その姿は、気候風土や文化に合わせ、何千年もの時を経て「日本流」に改良され、進化を遂げてきました。

高温多湿な環境、水で炊いたお米を主食に、味噌汁や魚など水分をたっぷり含む食事。私たち日本人の体は、外には湿気が多く、内には水分が多い状態にあります。よって、私たちの体は、おのずと冷えやすい体質になったのです。また、乾燥した大陸に暮らす人たちに比べ皮膚も薄く、寒冷の影響を大きく受けてしまいます。

この環境や体質にぴたりとはまったのが、小さな刺激で体をじっくりあたためることができるお灸。1ヶ所に熱を与えることで、効率よく全身に熱をめぐらせ、体の中から不調の改善につなげるのです。

昔ながらのお灸が愛されつづけているのは、きちんと効果が現れるから。そして、なにより私たちの体に合っているからなのです。これを活用しないなんて、もったいない！

経絡やツボのこと、もう少し深く理解してみましょう

東洋医学では、体内を「気《き》・血《けつ》・水《すい》」が循環していると考えられています。この気・血・水の通り道が、全身をめぐる「経絡」。経絡は目に見える器官とは異なり、骨や神経、筋肉や内臓などの「間」をめぐっています。

ここで、「ツボ」を理解するために一本のホースをイメージしてみましょう。ホースで水まきをしていると、水流が滞り、水の勢いが弱まることがあります。ホースがねじれ、からまるからです。私たちの体もこれに似て日常のさまざまな動作や姿勢を繰り返すうちに、いつのまにか体がねじれ、ホースの中、つまり経絡を流れる気・血・水が滞るようになります。でも、ホースのねじれ部分さえほぐせば、流れはスムーズに回復します。

ツボは、体のねじれを効率よくほどき、気・血・水の流れを改善できるポイント。痛みやつらさを伴なう症状は、気・血・水の循環バランスの乱れから起こります。ツボが現れるということは、体にねじれがあること。つまり、ツボは症状の有無を見きわめる「判断点」、そして、ねじれをほぐし症状を緩和するための「治療点」なのです。

ツボにお灸をすえると、ねじれが戻り、体は回復へ向かおうと動き出します。この変化を実感しながら、一歩ずつ体質改善。自分の健康状態をさらにベースアップしましょう。

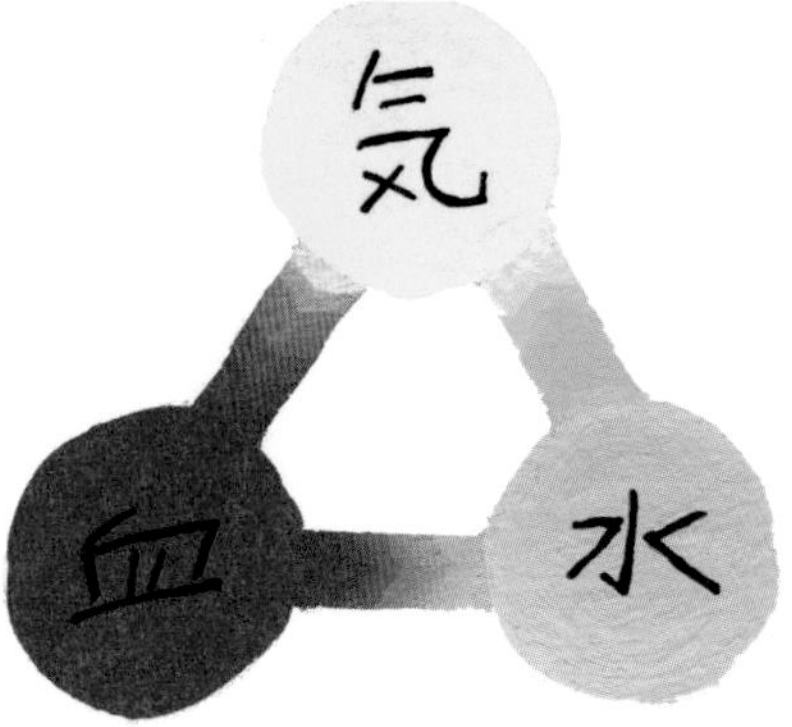

「気」＝元気や気力など、生命活動の原動力となる。体に熱を届ける。

「血」＝全身に酸素や栄養、エネルギーを運ぶ血液。

「水」＝唾液や汗、臓器や皮膚、粘膜を潤す体の水分。

「気・血・水」のバランスが大切

３つは、異なる機能を持ちながら、どれかひとつの流れが滞ると全体に影響を及ぼすことから、東洋医学では「三位一体」であると考えられています。

経絡の中に滞りができている

「気・血・水」の流れが悪く、滞りができている。体にさまざまな不調をもたらす原因になる。

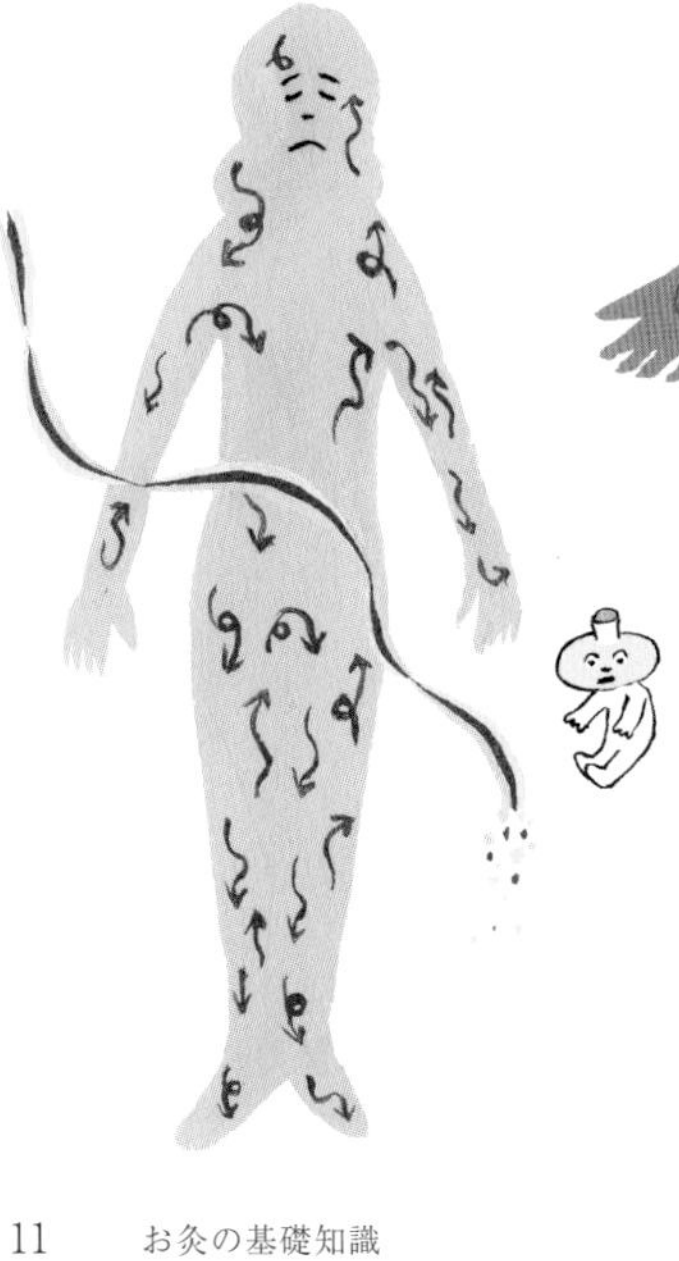

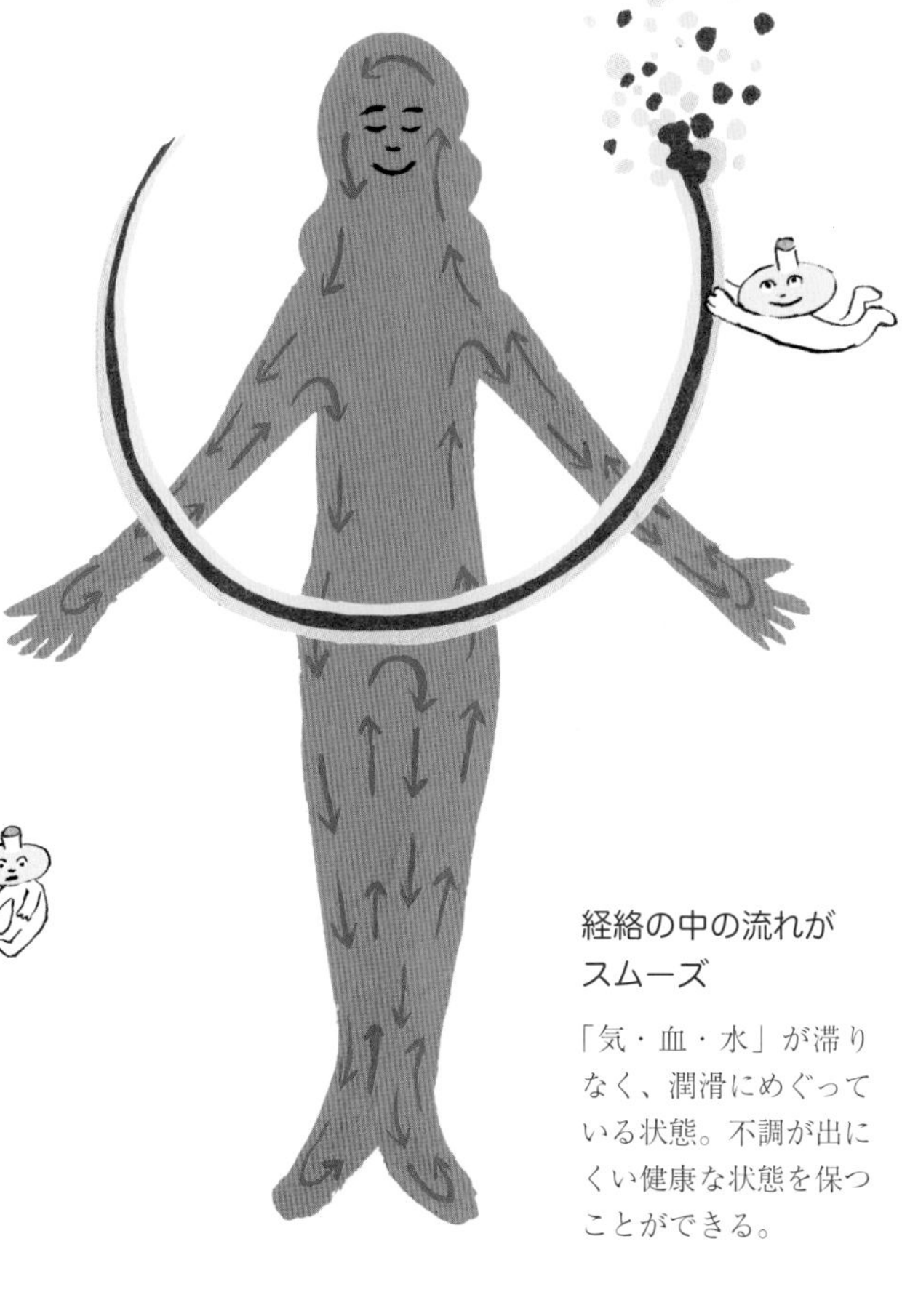

経絡の中の流れがスムーズ

「気・血・水」が滞りなく、潤滑にめぐっている状態。不調が出にくい健康な状態を保つことができる。

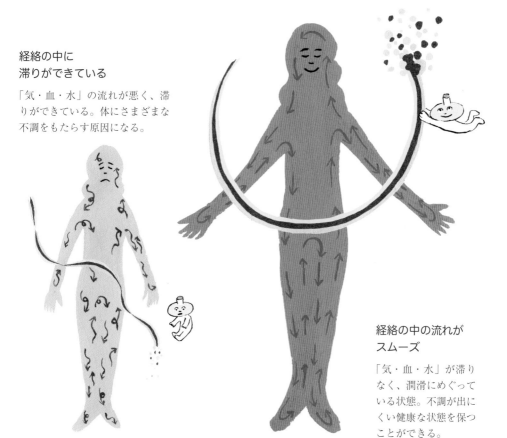

お灸の基礎知識②

「もぐさ」のことを知りたい！

昔から大活躍！万能薬草のよもぎ

お灸は、もぐさに火をつけて行います。「燃える草」が「もぐさ」の名前の由来です。もぐさの原料は、私たちにも馴染みの深い植物「よもぎ」。よもぎは「食べてよし、飲んでよし、塗ってよし」といわれ、昔からさまざまな場面で親しまれてきました。食用はもちろん、強い香りを放つことから、祭事ではしょうぶと同じように邪気を払う目的に用いられました。また精油成分チネオールを含有するため、お風呂に浮かべれば、体を芯からあたためアロマとして楽しむこともできます。さらに、よもぎに含まれる薬効成分には、止血や虫除けなどの効果のほか、肌を整える美容効果も期待できるといわれています。

よもぎは、もぐさに加工しても燃焼温度や燃焼速度がお灸に最適。湿熱効果で、より深くあたためられるのも、よもぎを用いる大きな理由です。江戸時代には幕府から、「春秋灸をすえ、患《わずら》いせぬように心がくべし」と庶民にお灸を奨励するおふれもあったとか。

暑さや寒さに強く、日本中で見かけることができるよもぎ。誰もが手に入れやすく、健康にもよいことから、日本のさまざまな風習に定着しました。そんなよもぎの効果を、お灸で実感してみましょう。

よもぎから お灸のもぐさになるまで

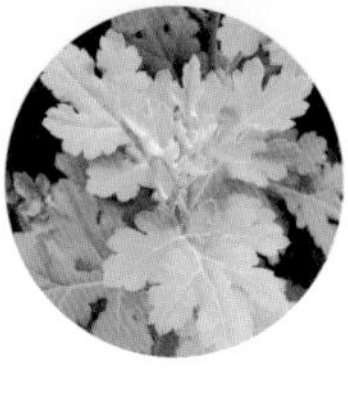

1 摘み取り

6～7月にかけて、もぐさの原料であるよもぎを摘み取ります。よもぎは、日本の山野に広く自生しています。

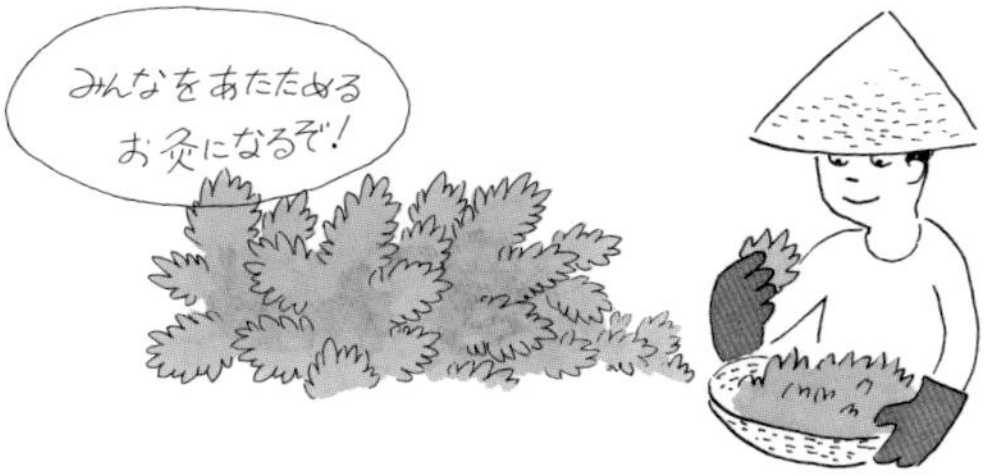
みんなをあたためる
お灸になるぞ!

2 天日干し

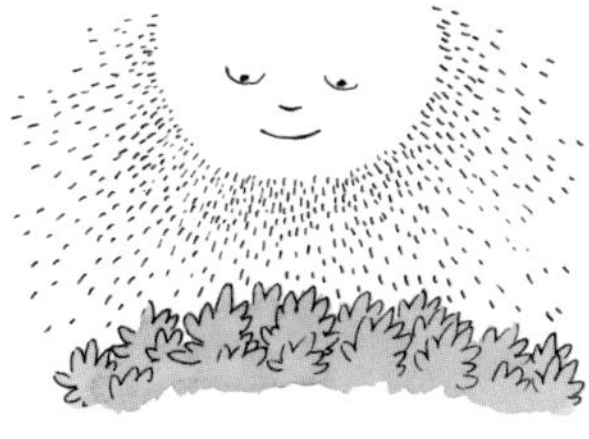

摘んだよもぎを２～４日間日光にさらした後、陰干しをします。

3 火力乾燥

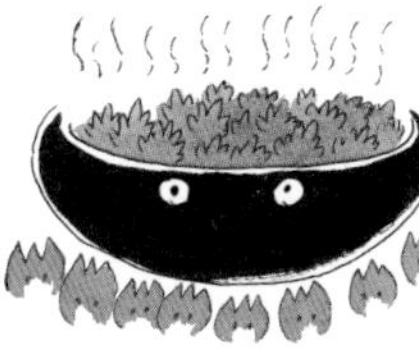

陰干ししたよもぎを４～６時間、80～100℃で火力乾燥させます。含水率を1～２%以下まで下げるのです。

4 粉砕

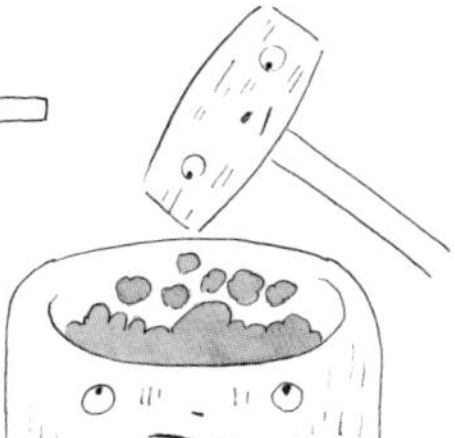

完全に乾燥したよもぎを粉砕機にかけ砕きます。

5 臼仕込み

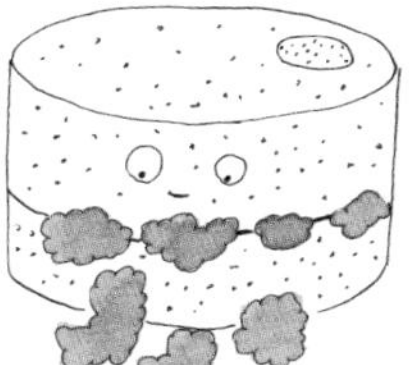

砕いたよもぎは、臼に仕込み、３段階に分けて徐々に細かくしていきます。

6 分離、精選

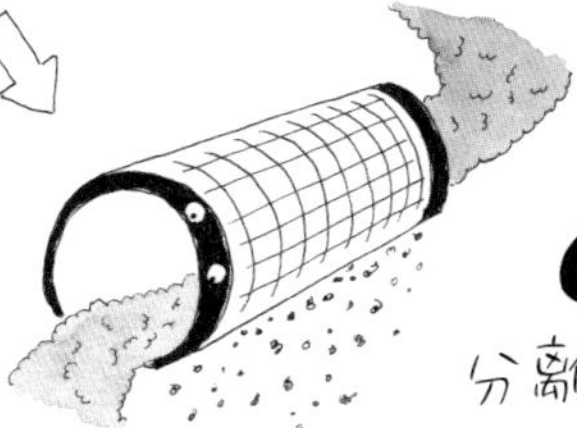

円(まる) どおしという分離機械で葉肉、葉脈などの不純物と柔毛を分離させます。その後、唐箕(とうみ) に仕込み、より細かい不純物を吹き飛ばすと、良質な「もぐさ」 が完成します。

完成

このもぐさをよって使用すれば「直接灸」になり、和紙で包んで紙パルプの台座につければ「台座灸」になるのです。

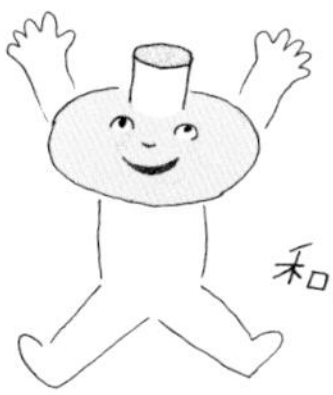

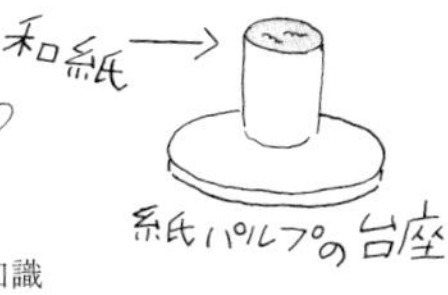
和紙
紙パルプの台座

お灸の
基礎知識
③

お灸スタイルいろいろ

温度や目的、好みに合わせて選ぶのも、お灸の楽しみです

お灸といえば、肌に直接もぐさをのせて火をつける「直接灸」を思い浮かべる人も多いでしょう。鍼灸院へ行かなくては、お灸をすることはできないと思っている人もいるかもしれません。しかし、現在ではさまざまな種類のお灸商品が開発され、お灸はより安全に、誰もが手軽に行えるようになりました。

お灸のすえ方には、さまざまなスタイルがあります。初心者は、燃焼しているもぐさが肌に直接つかない「台座灸」からスタートす

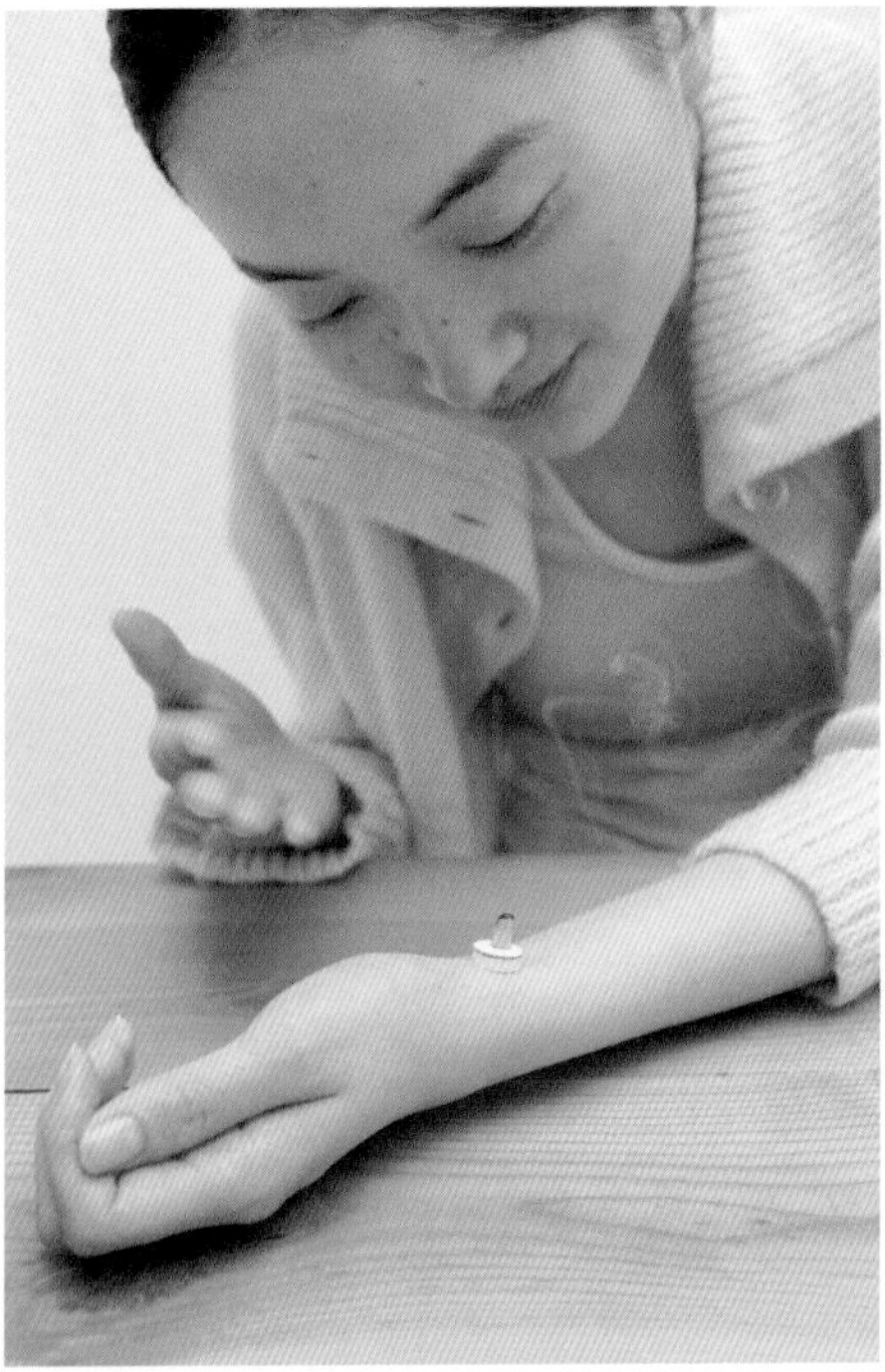

台座灸

お灸初心者におすすめ

もぐさと皮膚の間を隔てる「台座」をつけたお灸です。台座のシールをはがし、ツボに固定して使います。指にちょこんとのるかわいらしいサイズで、体感温度や香りなど、好みに合わせて選ぶこともできるので、お灸初心者に最適です。

るのがよいでしょう。だんだんお灸に慣れてくると、ほかのお灸にも挑戦してみたくなるはず。さまざまなお灸を知ると「今日は台座灸で5分のお灸タイムにしよう」、「時間がたっぷりあるから､温灸をしてみようかな」と、お灸ライフも広がります。

また、香りにこだわったものや、煙の出ないタイプのほか、火を使わないお灸、体感温度が選べるお灸もあります。はじめての人でも安心して、ライフスタイルや体調に合わせて選ぶことができます。

お灸は、なんといっても自分で行えるのが大きな魅力。気楽に、楽しみながらつづけていくうちに、きっと自分に合ったお灸スタイルが見つかりますよ！

温灸

お灸を置けない場所にも

もぐさを温灸器にいれ、温灸器から出る熱をツボにあてて温めます。温灸器と肌の距離によって温度を調節することができ、燃焼部分がカバーされているので、お灸を置けない場所をあたためるのにも便利。写真は、棒灸を入れて使用するタイプです。

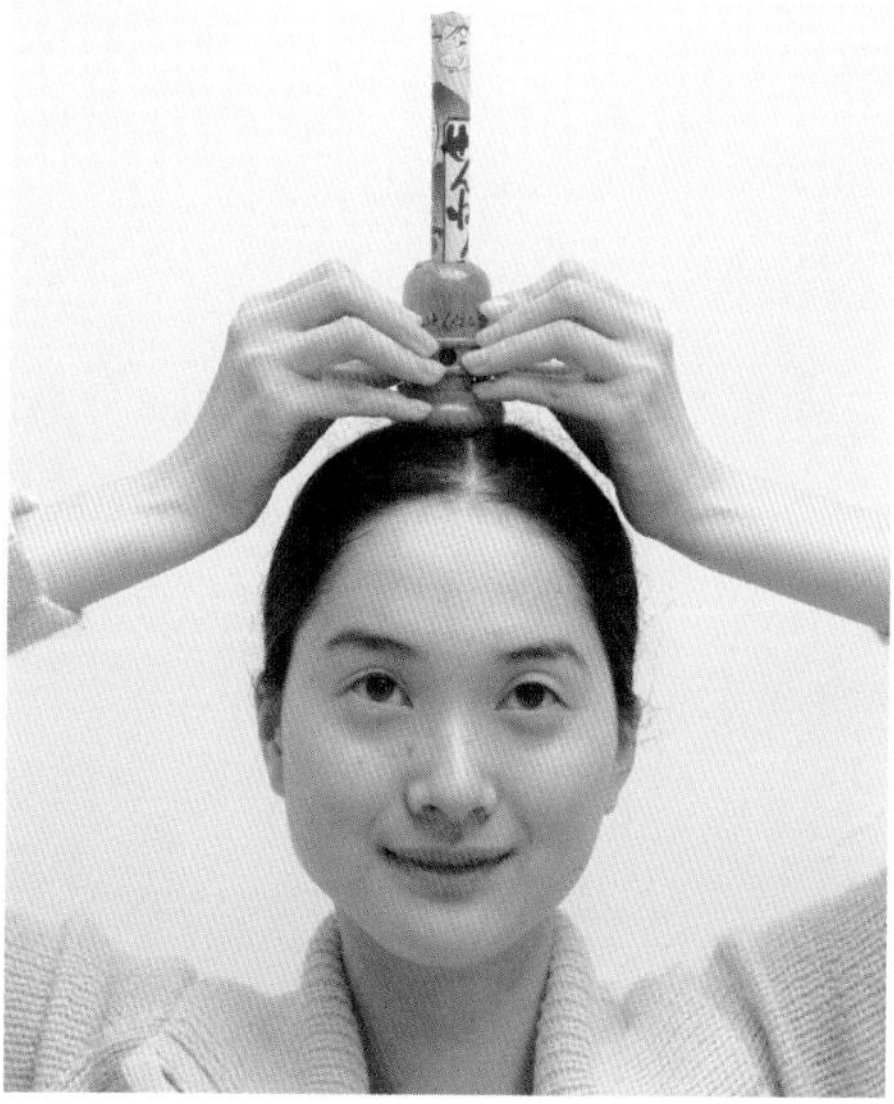

棒灸

**やけどの心配も少なく
あとも残らない**

火をつけた棒灸をツボにかざしてあたためるスタイルです。棒灸のメリットは、体とお灸との距離を自分で調節できること。やけどの心配も少なく、あとが残らないこともメリットです。広域をあたためるほんわりとした熱も、リラックス効果満点なのです。

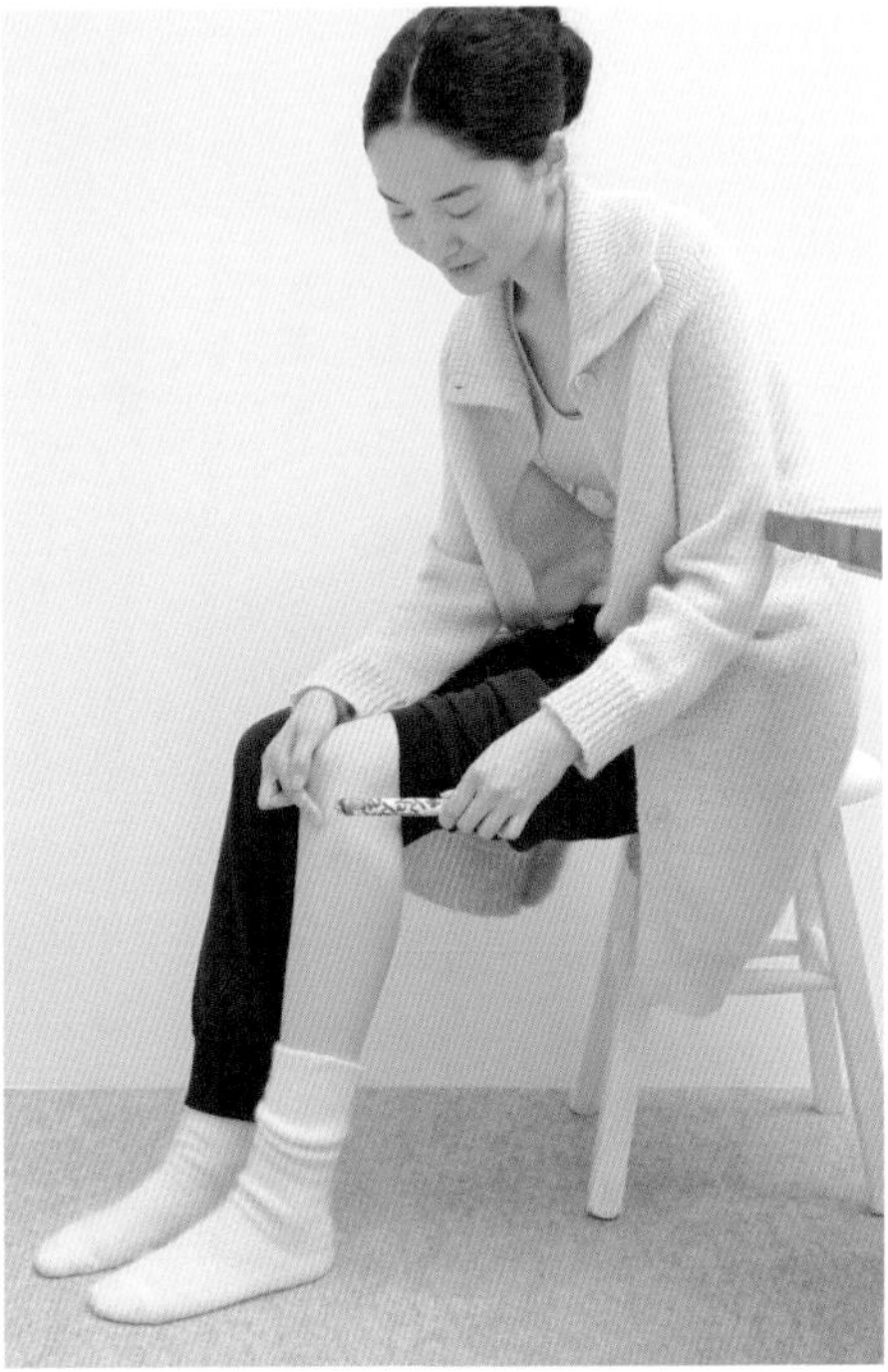

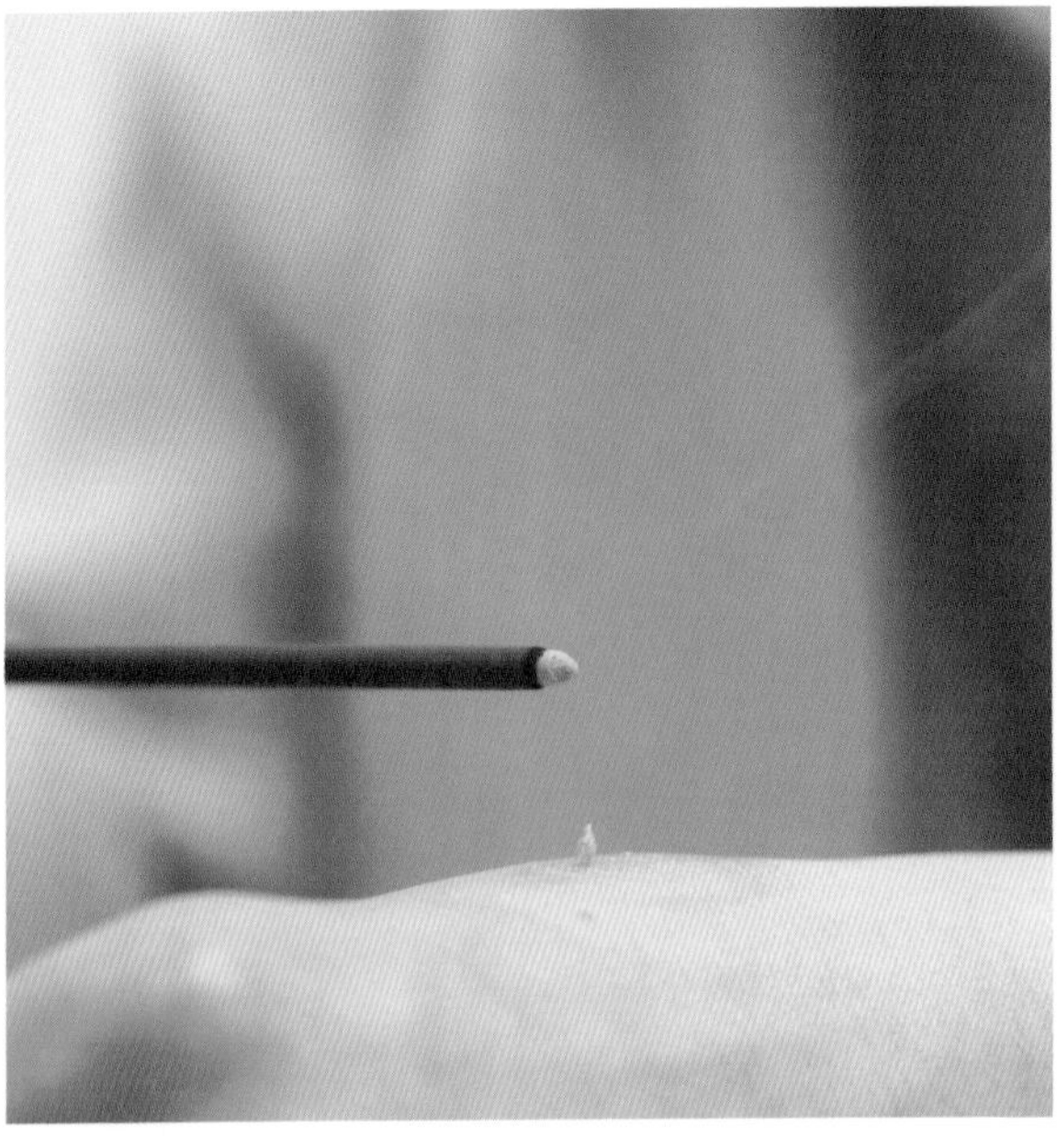

点灸

**お灸の原点を知る
本格スタイル**

「直接灸」とも呼ばれる、昔ながらのすえ方。もぐさを皮膚に直接のせ、線香で火をつけます。もぐさの大きさは、ゴマ粒から米粒大が一般的。やけどしやすいので、はじめて行うときは鍼灸師さんに相談すると安心です。

第二章

お灸をはじめよう

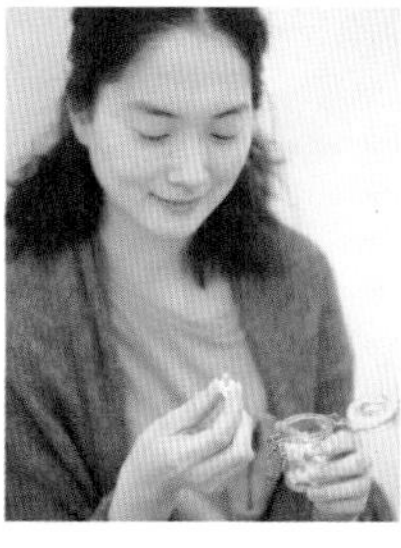

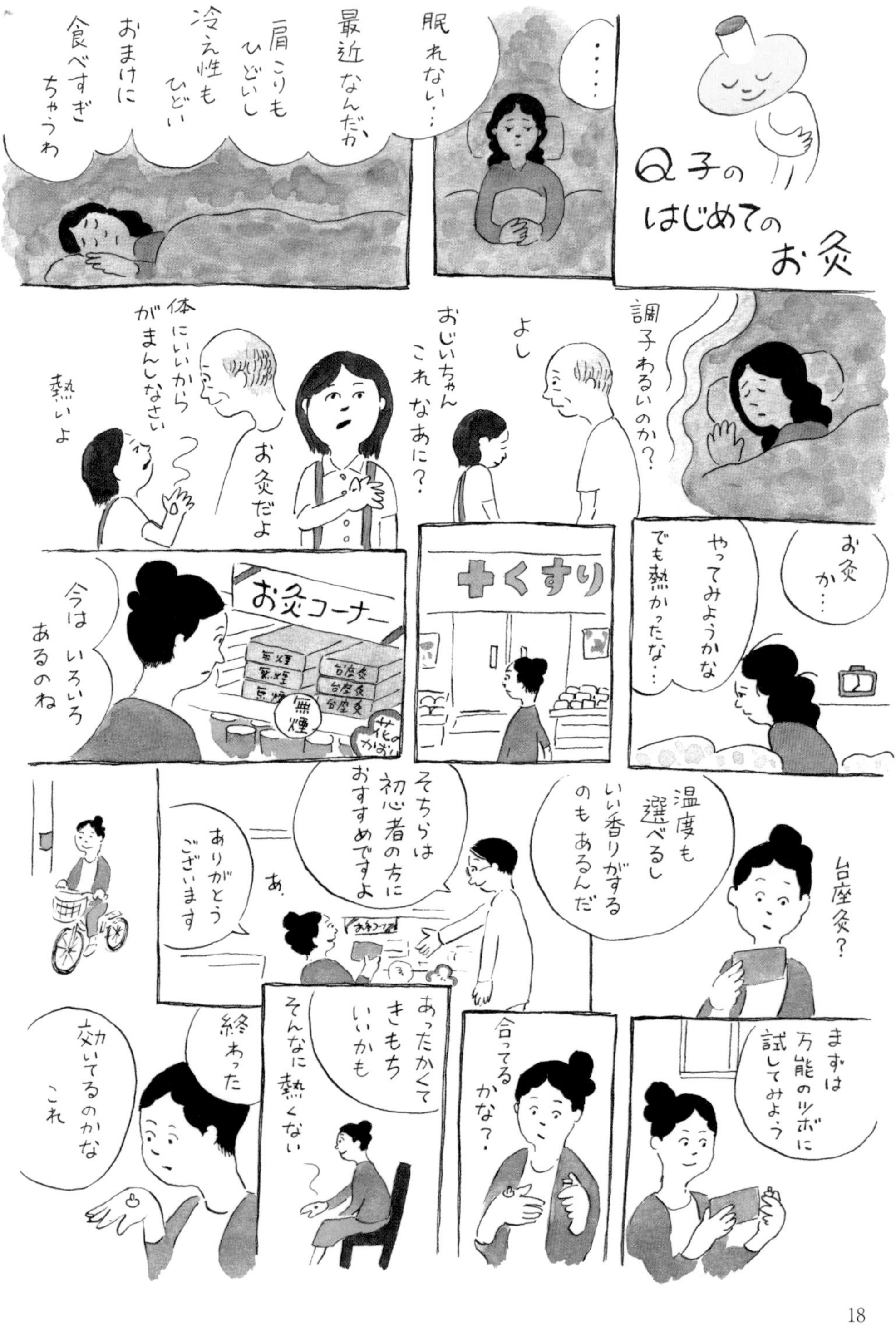
Q子のはじめてのお灸
……
眠れない…
最近なんだか、肩こりもひどいし
冷え性もひどい
おまけに食べすぎちゃうわ
調子わるいのか?
よし
おじいちゃんこれなあに?
お灸だよ
体にいいからがまんしなさい
熱いよ
お灸か…
やってみようかな
でも熱かったな…
くすり
お灸コーナー
台座灸
無煙
今はいろいろあるのね
台座灸?
温度も選べるし
いい香りがするのもあるんだ
そちらは初心者の方におすすめですよ
あ、
ありがとうございます
まずは万能のツボに試してみよう
合ってるかな?
あったかくてきもちいいかも
そんなに熱くない
終わった
効いてるのかなこれ

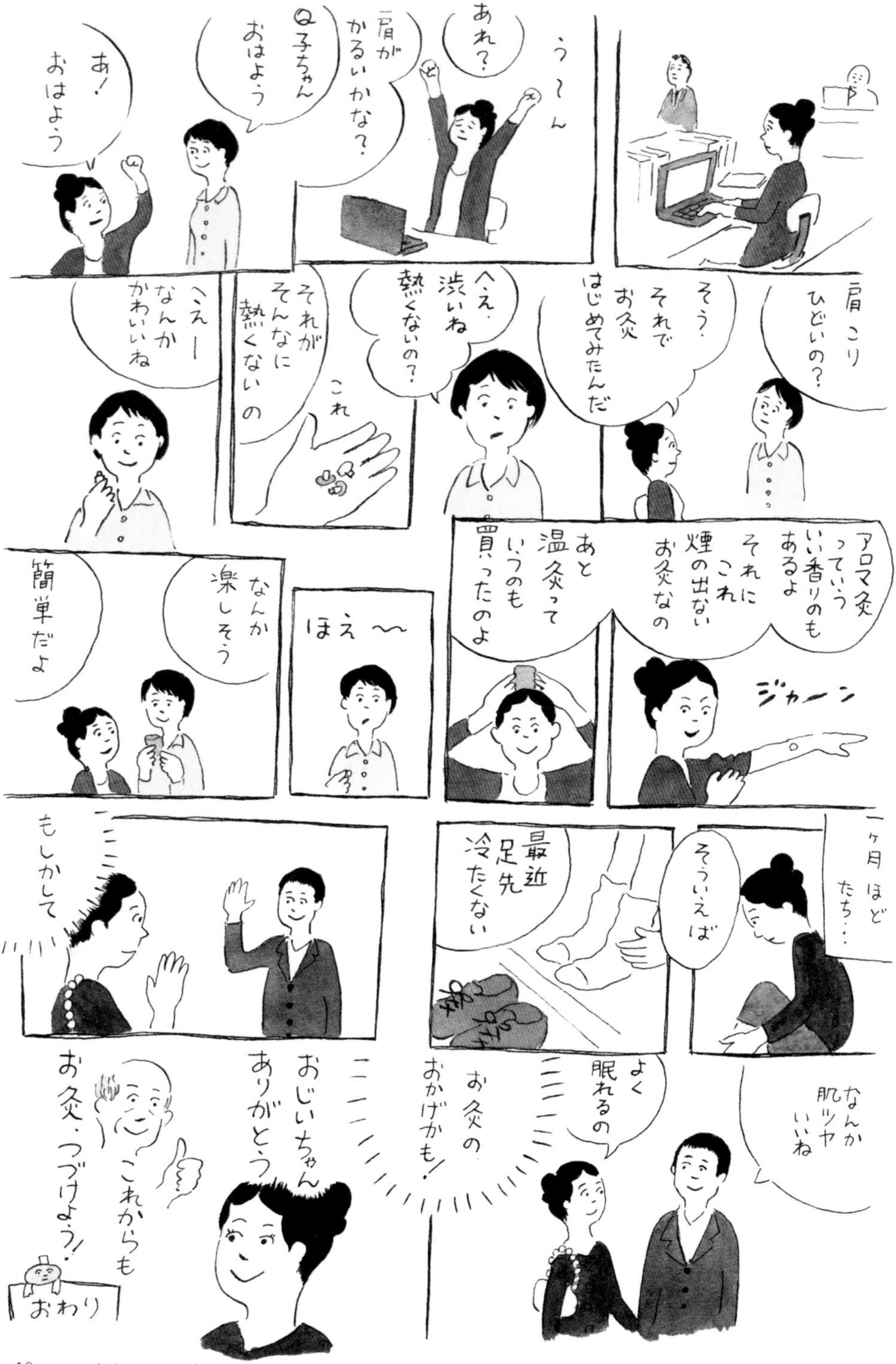
うーん
あれ？
肩がかるいかな？
Q子ちゃんおはよう
あ！おはよう
肩こりひどいの？
そう。それでお灸はじめてみたんだ
へぇ。渋いね 熱くないの？
これ
それがそんなに熱くないの
へぇー なんかかわいいね
アロマ灸っていういい香りのもあるよ それにこれ煙の出ないお灸なの
あと温灸っていうのも買ったのよ
ジャーン
ほえ〜
なんか楽しそう
簡単だよ
一ヶ月ほどたち…
そういえば
最近足先冷たくない
もしかして
なんか肌ツヤいいね
よく眠れるの
お灸のおかげかも！
おじいちゃんありがとう
これからもお灸、つづけよう！
おわり

お灸を
はじめよう
①

まずは、お灸の効果を体感してみましょう

一度のお灸で、変化を実感できるツボ

お灸をすえても、そのあと「効果があるような、ないような……」というあいまいな感想なら、お灸のメリットを享受できていないのかもしれません。でも、「私には合わないのかな」とすぐにやめてしまうのはもったいない。まずは効果を実感しやすいツボを試し、体の変化を感じてみましょう。そこで、お灸初心者もすぐに効果を体感できる、とっておきのツボを2つご紹介します。

まずは、右と左、交互に片足立ちをして、ふらついてバランスがうまくとれないほうの足の「太白《たいはく》」（42ページ）というツボにお灸をします。お灸のあとに、再び片足立ちをしてみるとすっとバランスよく立てるはずです。また、腰や骨盤のまわりにだるさや痛みのある人は「三陰交《さんいんこう》」（42ページ）が即効ツボ。お灸後、もう一度不快感のあった部分に触れ

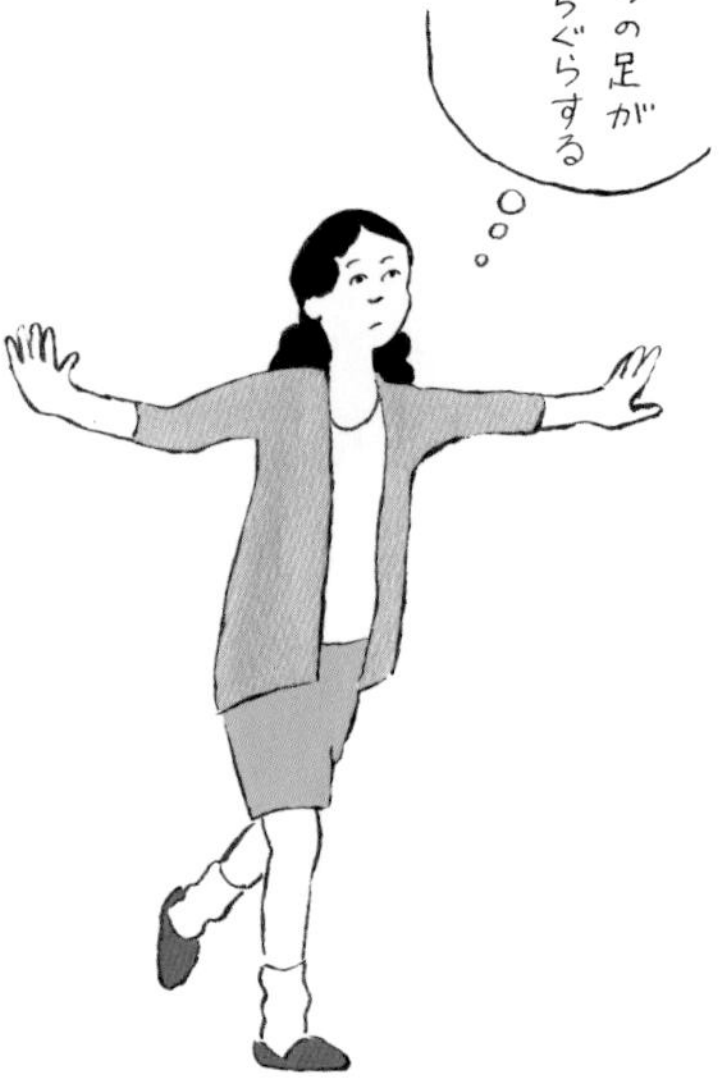

てみると、嫌な感じが軽減しているでしょう。
お灸後に体の変化を感じられれば、「またやってみよう」という意欲も湧いてきます。
でも、ツボは人によって「効く」ポイントが異なります。体調や気候によっても、その効果は左右されます。一度でやめずに、さまざまなツボを試しながら継続するのも、自分の「効果てきめんツボ」に出会えるコツです。

お灸、ちゃんと効いてる？
「前後チェック」で変化を感じてみよう

Check①

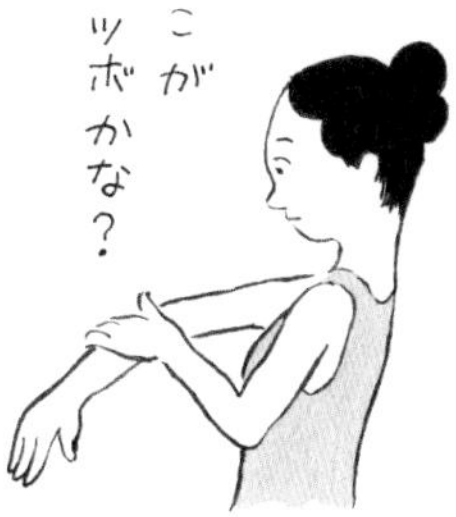

お灸の前に 肌のハリを確認

気になるツボを指でそっとさわってみます。「なんだかハリがない感じ」、「凸凹してるかも」など、その肌の感じを覚えておきましょう。

Check②

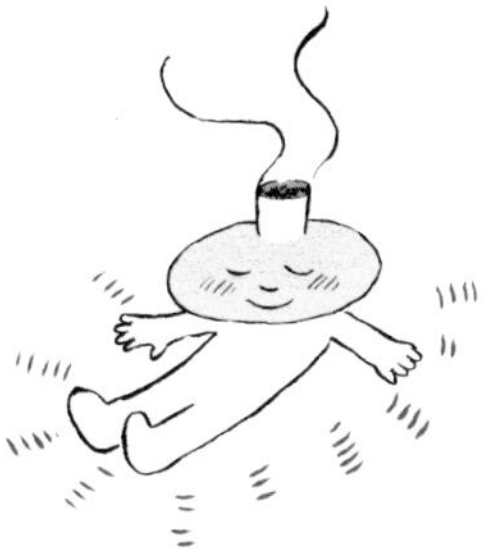

お灸をしながら 熱の感じ方を確認

お灸をすえたときの熱の感じ方やスピードも、変化の目安になります。「昨日より早くあたたまってきた」というときは、体の反応がよくなってきた証拠。

Check③

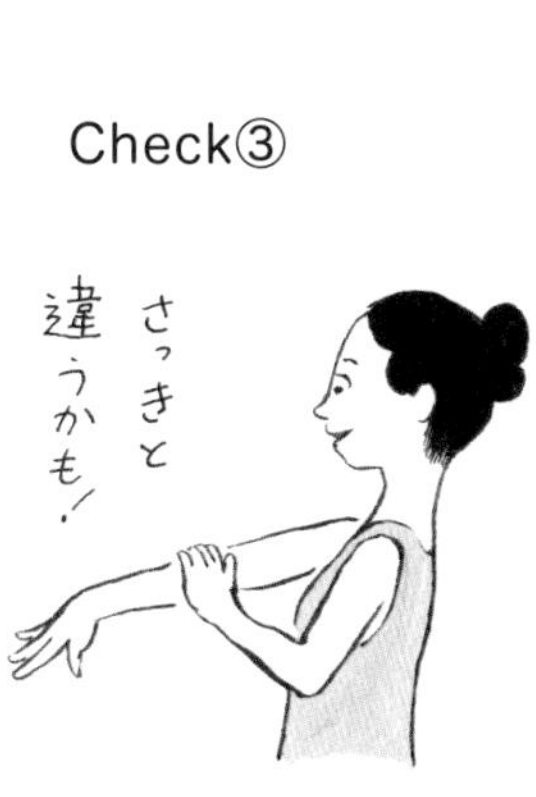

お灸のあとも、肌のハリを確認

お灸前に比べて「ハリが出た」、「凸凹を感じない」など、変化を感じれば大成功。お灸をすえると、必ずそのツボは変化します。慣れれば、すぐ気がつきます。

ツボの見つけ方

指先に意識を集中して ツボをしっかり見つけましょう

まず、思い当たる症状のツボを探しましょう。本書で紹介している「お灸が効くツボMAP」(40~45ページ、巻末折り込み)で、お目あてのツボの位置を確認します。

自分の体のツボ探しは、はじめのうちはなかなか見つけにくく、感じにくいかもしれません。人は、それぞれ体型や骨格が異なるので、ツボの位置もMAPとは多少のずれがあります。そこで、ここでは、ツボを見つけるためのポイントを、いくつか紹介します。ポイントを参考に自分のツボを探してみましょう。

ツボを見つけるポイント

指でさわる 23ページへ❶

皮膚をやさしくなでるように、さわってみます。そのとき、「さわられている」皮膚に、なんとなく鈍く感じる部分があれば、ツボである可能性大です。また、そこだけむくんでブヨブヨしていたり、逆にカサカサしているのもツボの目安。

へこみ・くすみを観察 23ページへ❷

ツボは、さわるとそこだけくぼみ、肌の色がなんとなくくすんで見えるのも特徴です。

指で測る 24ページへ❸

「おへそから指幅3本」など、体格に合わせて、自分の指の幅を基準にツボの位置の見当をつける方法があります。

しわの状態をチェック 25ページへ❹

「しわ」は、言わば深いへこみ。手首や内ひじ、足首など、関節付近のツボは、曲げると現れる「しわ」を目安にしましょう。

ツボを見つけるポイント ❶ ❷

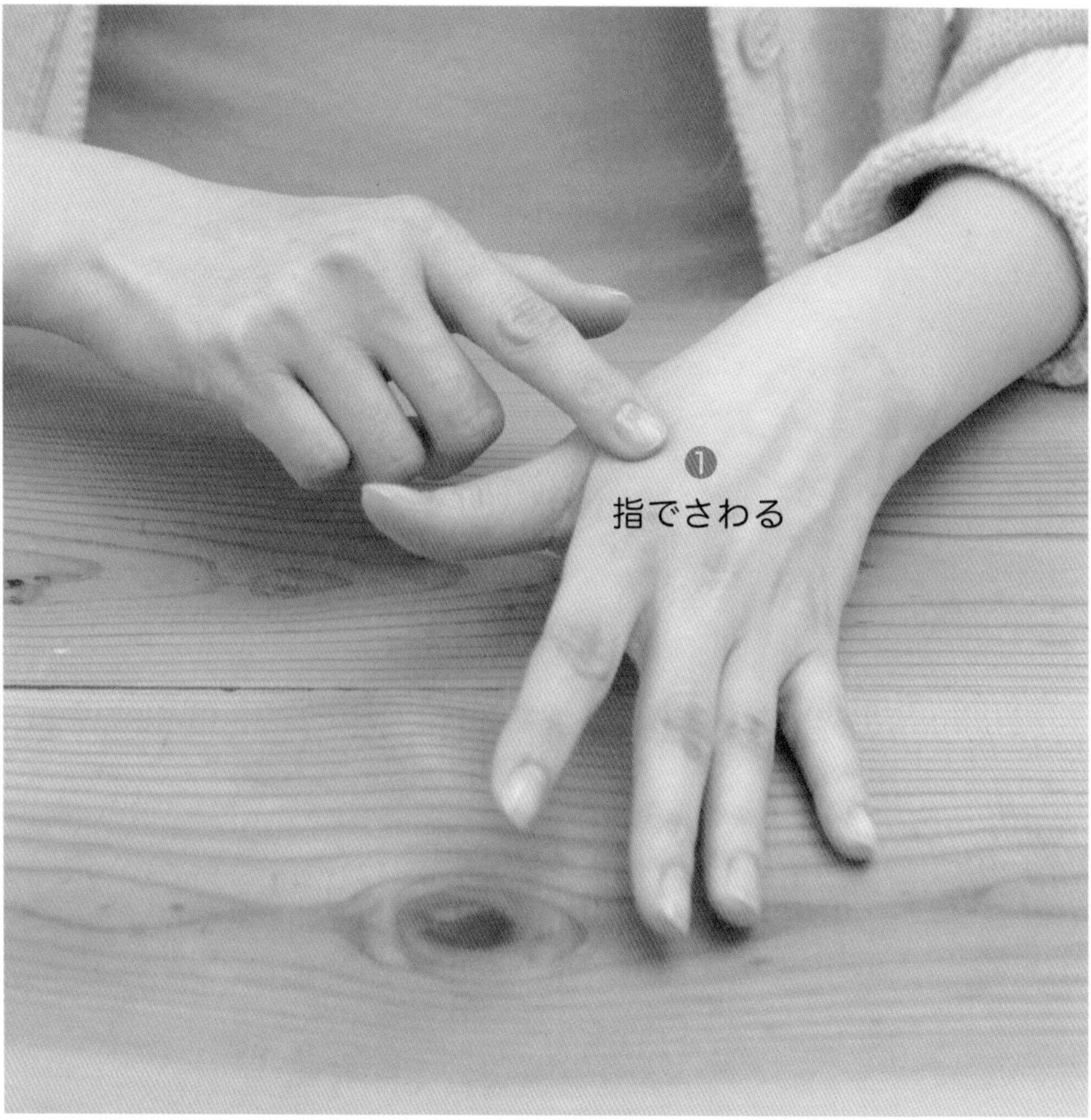

やさしく、指でさわって探します。押すと痛い、気持ちがいいのがツボだと思いがちですが、最初から強く押して圧をかけるのはＮＧ。周辺とのわずかな違いが感じにくくなってしまいます。

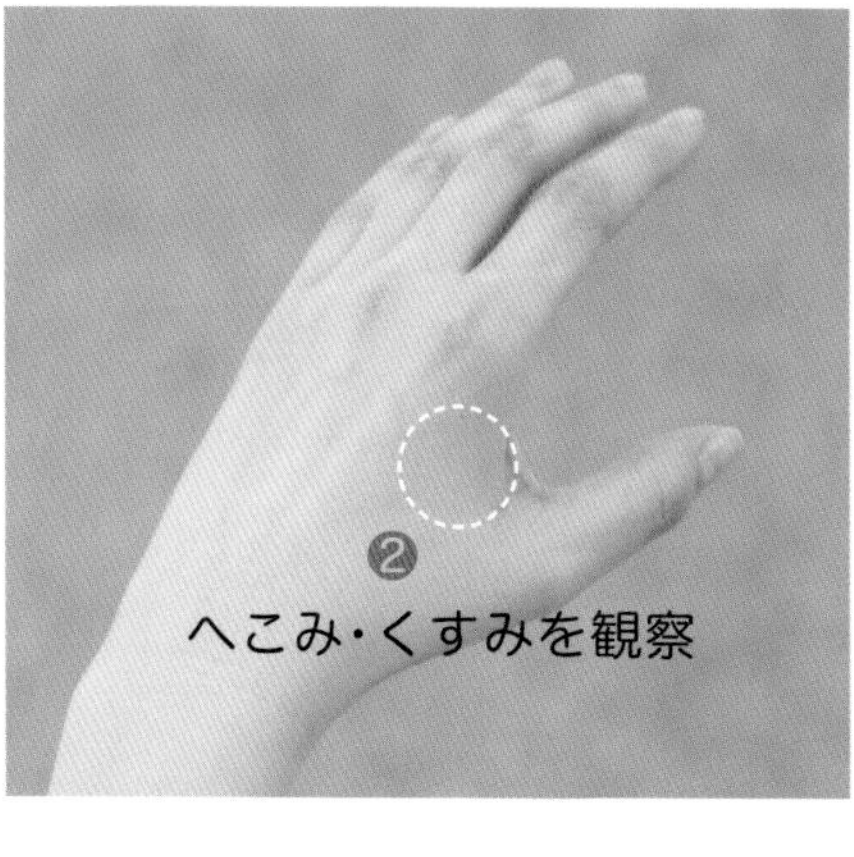

「気・血」が不足して、「水」が滞っているので、そこだけ皮膚がくぼみ、肌の色もくすんだ感じ。むくんでいて、弾力を失ったように元気がないのです。

❸ 指で測る

人はそれぞれ身長や骨格が異なります。ツボの位置も、同じように「ここから○センチ」と一律にあてはめるわけにはいきません。そこで、その人の体を基準にツボを探します。その指標となるのが「指の幅」。自分の指で、だいたいのツボ位置を測ります。

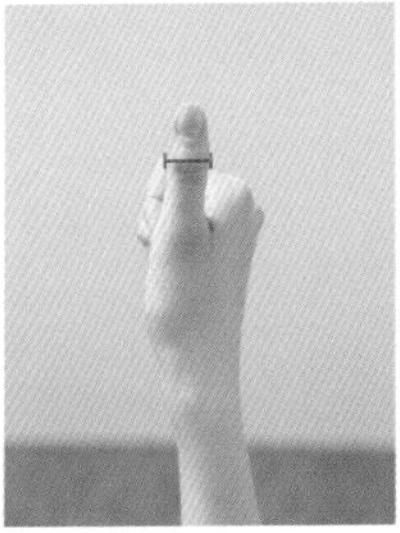

指幅１本

親指の幅。

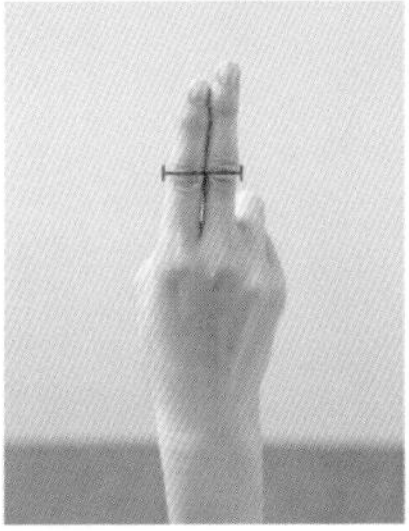

指幅２本

人差し指と中指をそろえた幅。

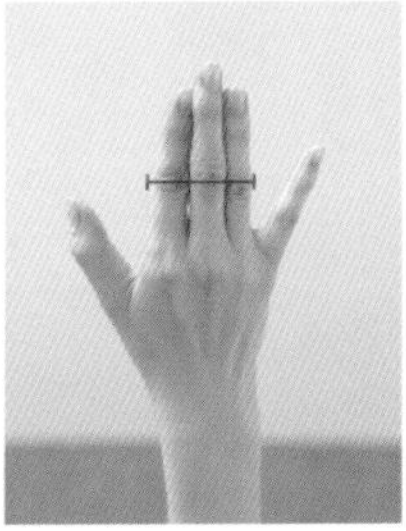

指幅３本

人差し指、中指、薬指をそろえた幅。

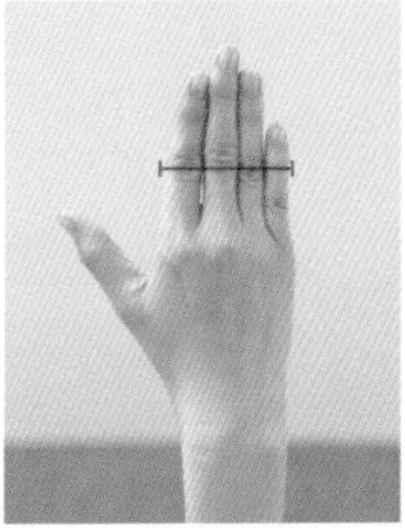

指幅４本

指幅３本と小指をそろえた幅。

こんなふうにツボを見つけます ⇦

おへそから指３本のところにあるツボ「天枢（てんすう）」

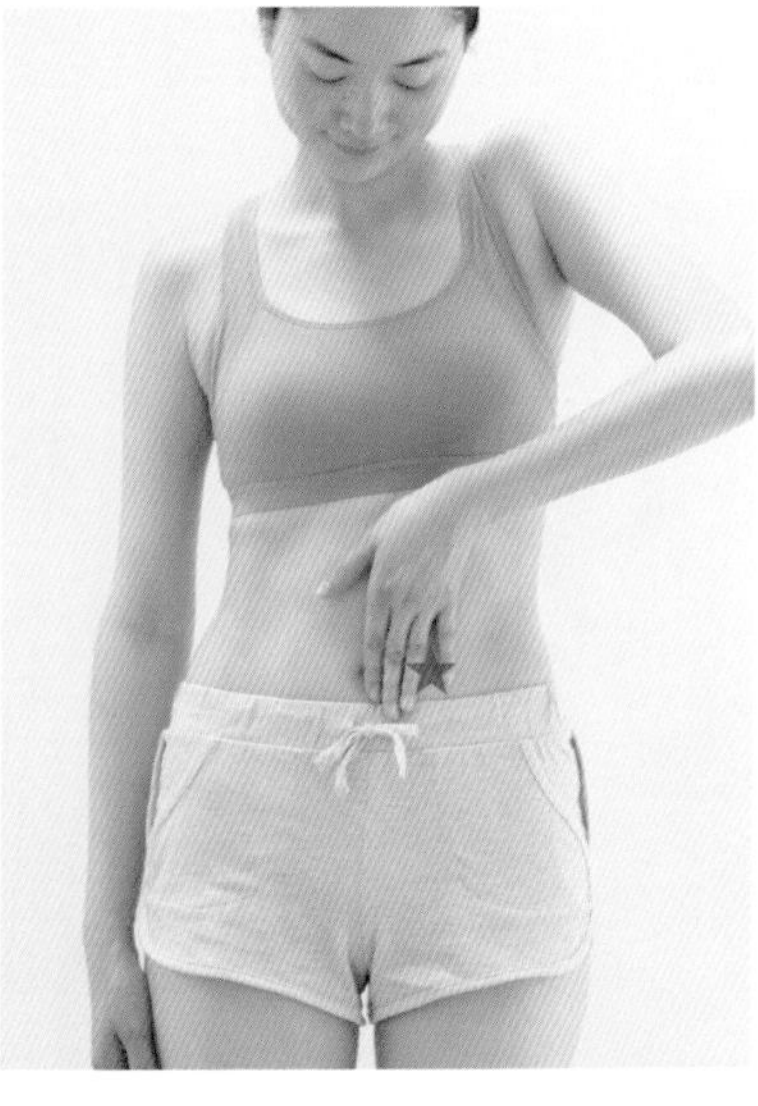

内くるぶしから指４本のところにある「三陰交（さんいんこう）」

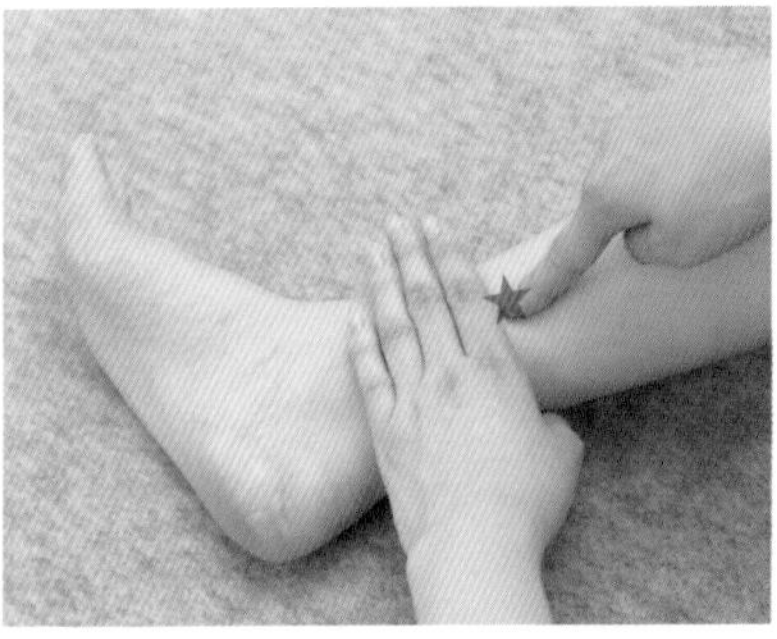

❹ しわの状態をチェック

しわは、言わば「肌にハリがない」部分。「気・血」が不足し、「水」が滞りやすい場所なのです。しわを目印にツボを探したり、関節を曲げてしわを作ってから探す場合もあります。

こんなふうにツボを見つけます

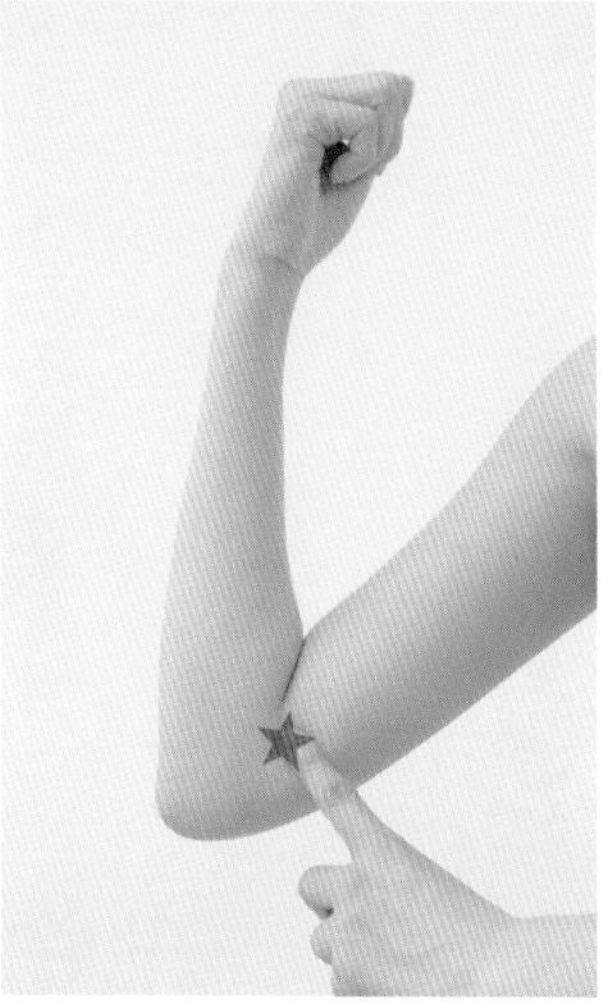

腕を曲げたときにできるしわの先端にあるツボ「少海(しょうかい)」。

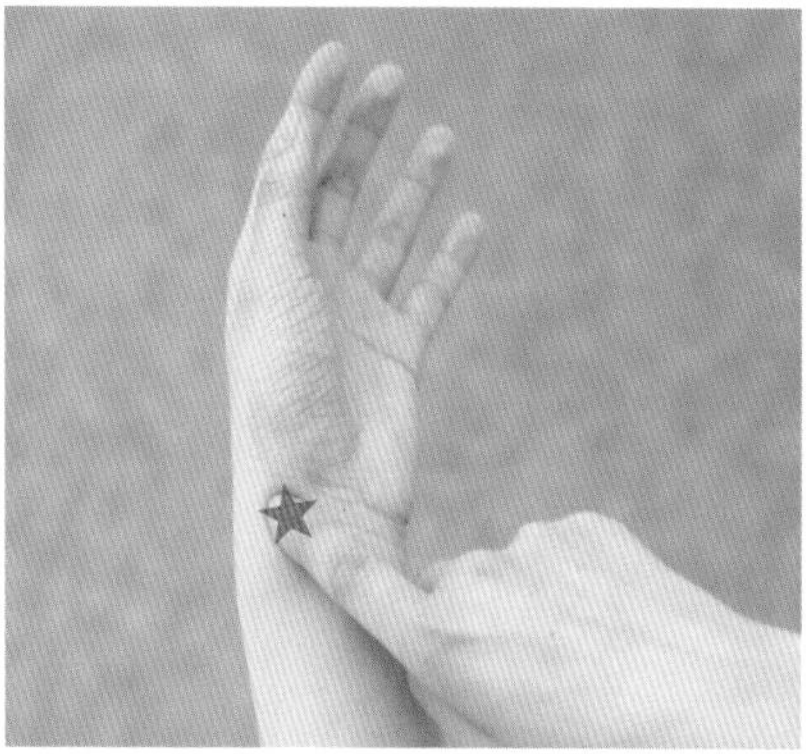

手首にあるしわの上にあるツボ「太淵（たいえん）」。

ツボ探しQ＆A

Q．どのツボからはじめたらいいのかわかりません

A．まずは、自分の不調に気がつくことが大切

ツボはさまざまな症状に対応しています。つまり、自分の不調がなんなのかに気がつくことが大切です。たとえば、「冷えと腰痛」が気になるのなら、本書「症状別　お灸のツボ」（52、70ページ）を参考に、それぞれの症状に合ったツボを確認します。すると、「陽陵泉（ようりょうせん）」や「太渓（たいけい）」など、どちらの症状にもあてはまるツボが見つかるはず。まずは、それらのツボにお灸をしてみましょう。

Q．ツボがなかなか見つかりません

A．鍼灸師さんの力を借りるのも手です

慣れないうちは、なかなかわからないのが自分のツボです。探しながら「これかな……？」と、ツボが合っているかどうかが不安になることもあるでしょう。そこで、正しいツボ探しの近道を、鍼灸師さんにお灸をしてもらったり、ツボの位置をいっしょに確認してもらったりしましょう。ツボの感覚や、探し方のコツが把握でき、なによりお灸の心地よさを体感できます。

お灸のすえ方

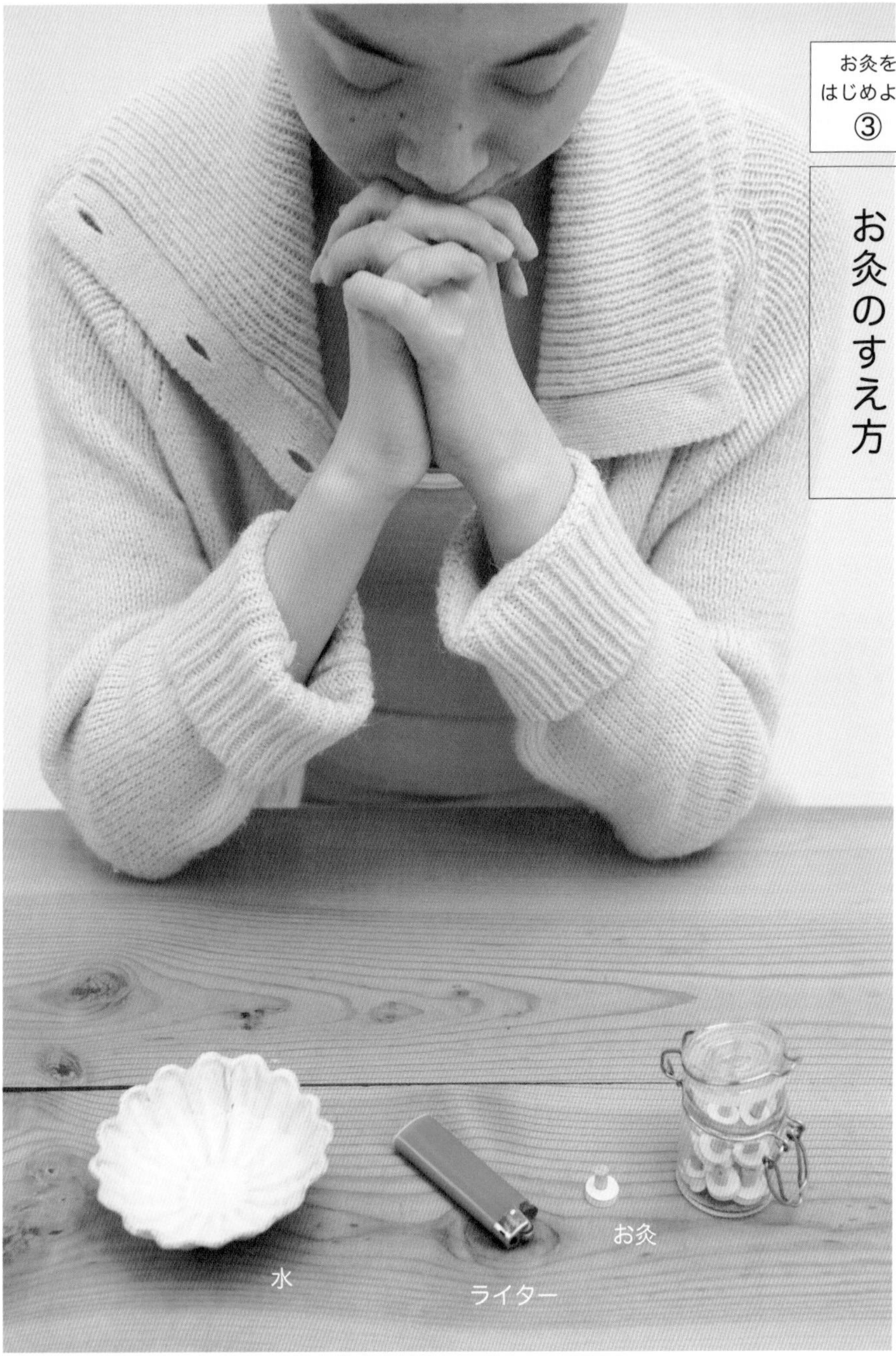

用意するもの

水
小皿などに水をはり、準備しておきましょう。燃焼がおわったお灸を入れ、完全に消火します。

ライター
台座灸に火をつけるのは、ライターが便利です。火の扱いにはじゅうぶんに気をつけて。

お灸
初心者でも使いやすい台座灸。はじめは、温熱の弱いものからスタートしましょう。

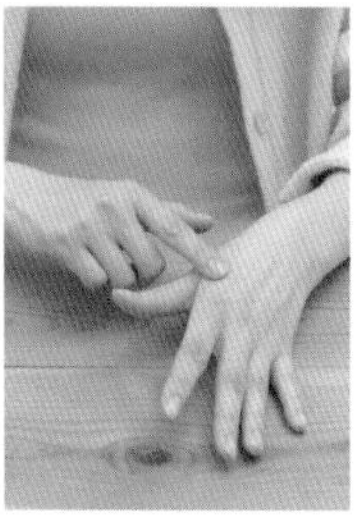

❶ツボを探す

ツボを見つけます。皮膚に「触れる」くらいの感覚で、指でそっとさわりツボを見つけます。写真では「合谷(ごうこく)」を探しています。

⇩

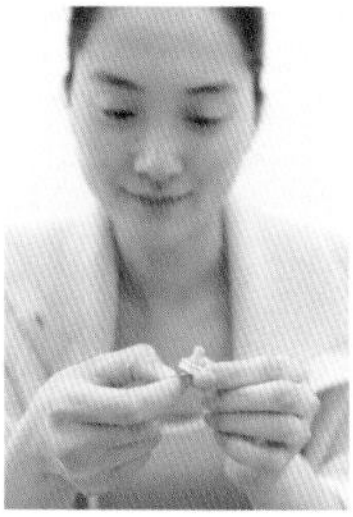

❷台座灸のシールをはがす

ツボが見つかったら、さっそくお灸。台座灸は、ツボに固定できるように底がシール状になっています。シールをそっとはがします。

⇩

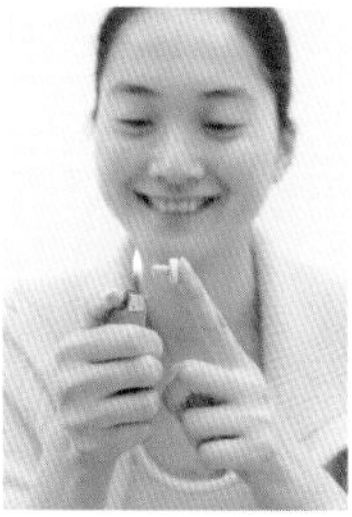

❸お灸に火をつける

指先にお灸を貼りつけ、ライターで火をつけます。まずライターに火をつけてから、お灸を炎の先に向け、横からそっと近づけるのが着火のポイント。

⇩

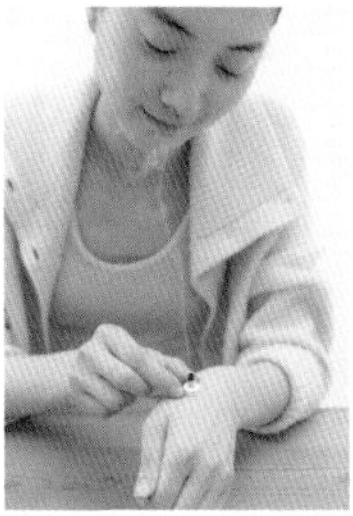

❹ツボに置きます

ツボにお灸を固定します。しばらくして、煙が出なくなったくらいから、あたたかさを感じはじめます。熱の変化に意識を集中しましょう。ほどよく感じるあたたかさが､いちばん効果的です。

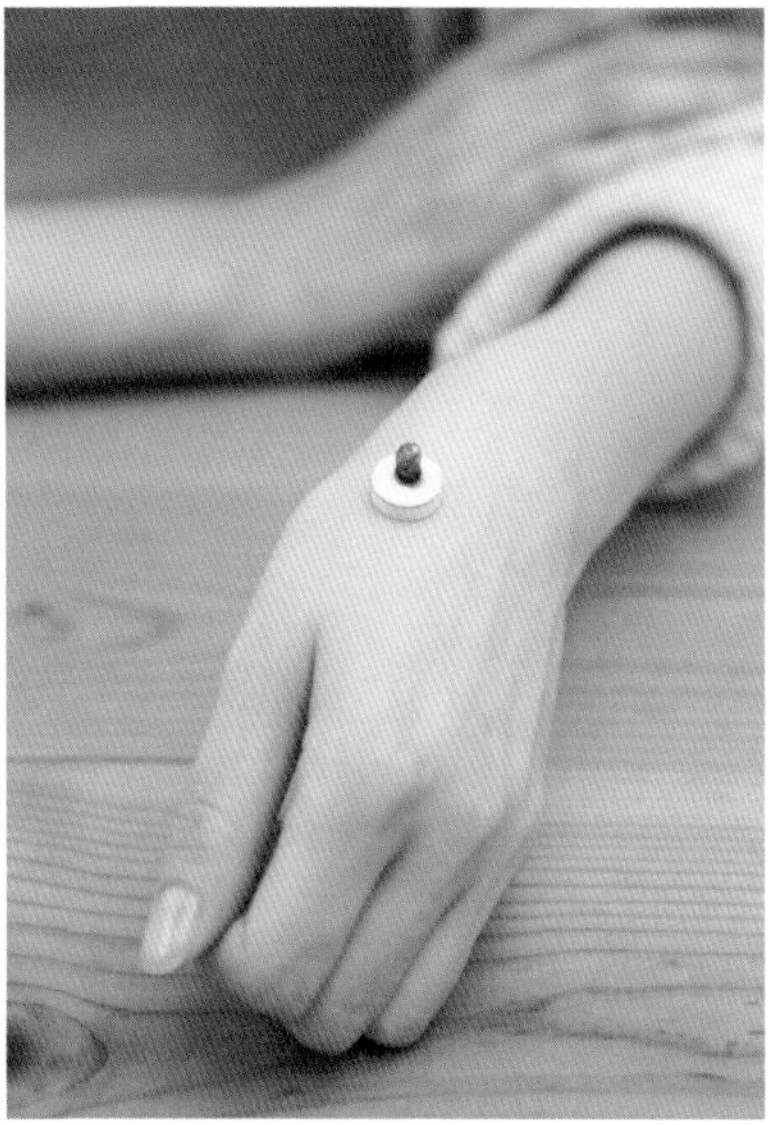

❺台座が冷めたら終了

ひとつのお灸にかかる時間は５～６分が目安です。台座部分に触れても熱が感じられなくなったら、終了の合図。

⇩

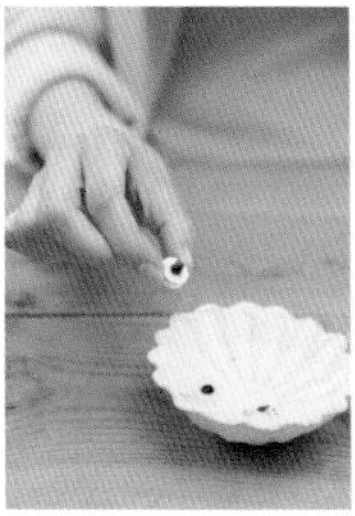

❻お疲れ様でした

無事、終了です。終わったお灸は水に入れて完全消火。使わなかったお灸は、幼児の手の届かない場所に保管しましょう。

お灸を
はじめよう
④

リラックスして心地よく

お灸のあたたかさに集中しよう

お灸は、心身ともにリラックスした状態で行いましょう。お灸の温度は「ほどほど」がおすすめです。熱過ぎると、交感神経が興奮してリラックス効果も半減してしまいます。「熱いほうが効果が高そう」と考えがちですが、お灸は血行を促したり、体が本来持っている治癒力を回復させるなど「体が自らなにかをしようとするきっかけ」を作ってあげるもの。それには、激しい刺激より、穏やかな刺激を継続するほうが確実なのです。

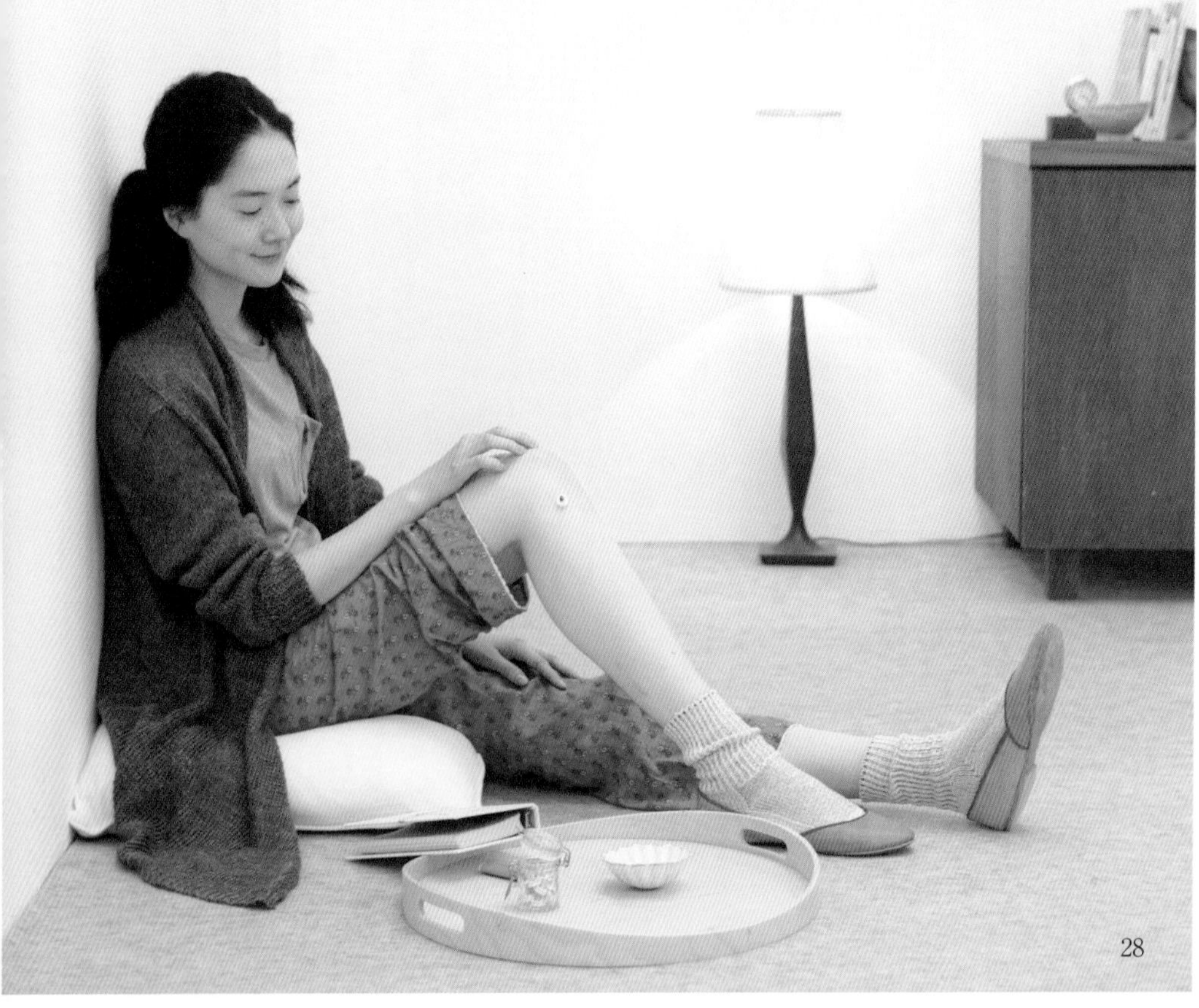

また、お灸後も体は変化をつづけています。お灸でツボに熱を集めても、そのあとすぐに入浴や食事をすると、ほかの部分の血行も促進され、せっかく集めた熱が分散されてしまいます。読書やテレビを見ながらの「ながらお灸」も、気を散らすので控えたいところ。意識を集中して、お灸のあたたかさをしっかりと実感することで、効果も高まるのです。

いちばん重要なのは、合ったツボにお灸をしているかどうか。すぐに効果を実感しにくいツボもありますし、ツボを外してお灸をしている場合もあるかもしれません。ずっとつづけても全然ピンとこない……というときは、鍼灸師さんに実際に自分に合うツボや、正確なツボの位置を教わってから行うのもひとつの方法。なにより、気長につづけることが「お灸上手」へのいちばんの近道なのです。

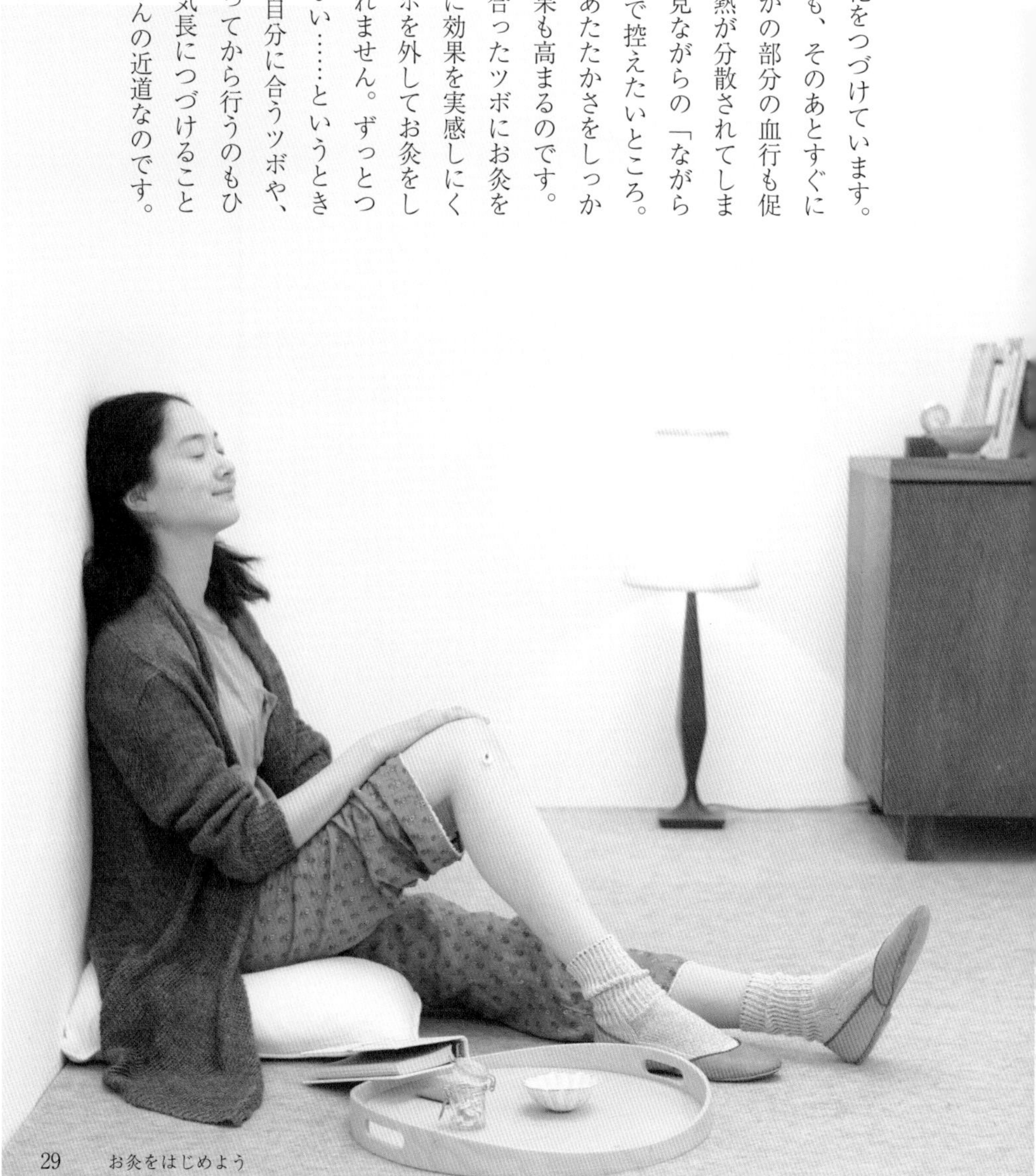

リラックスしてお灸ができるグッズ紹介

お灸の効果を持続させる工夫を

お灸は、いつも快適な状態で使用できるよう、湿気を避けて保管しましょう。湿ったお灸は、日にあてて乾燥させたり、ドライヤーの温熱で湿気を飛ばせば活用できます。

また、お灸をしたあとも、体の中ではお灸による効果がつづいています。その効果を少しでも持続させるためには、体を冷やさないことが大切。体にゆがみが生じないよう、姿勢を正すことにも意識を向けましょう。

湿気を避けて保管を
お灸は湿気に弱いもの。お気に入りのびんやケースに移し替える場合は、結露防止にお菓子などについている乾燥剤を入れるのも手です。

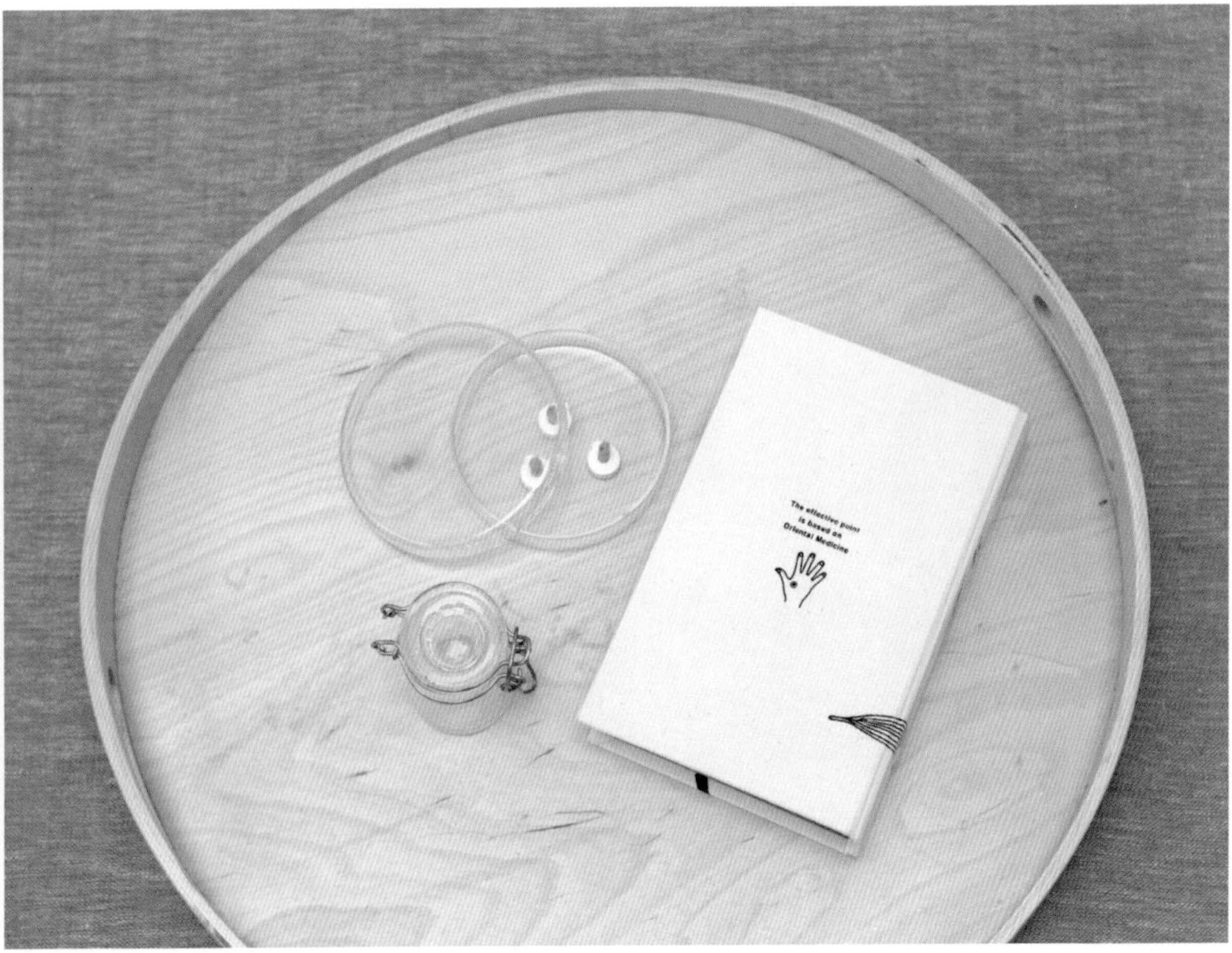

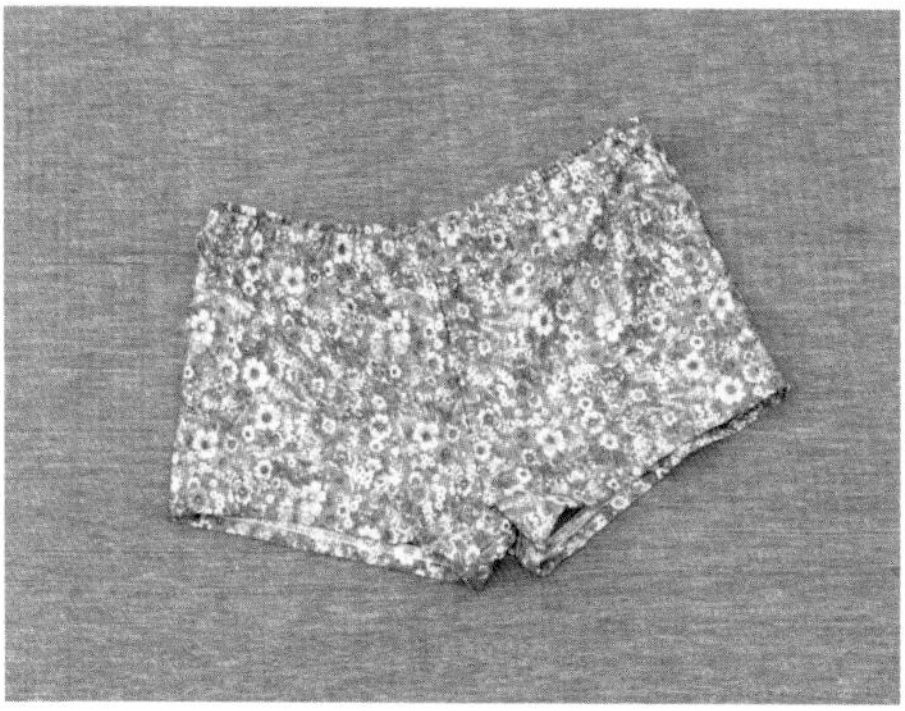

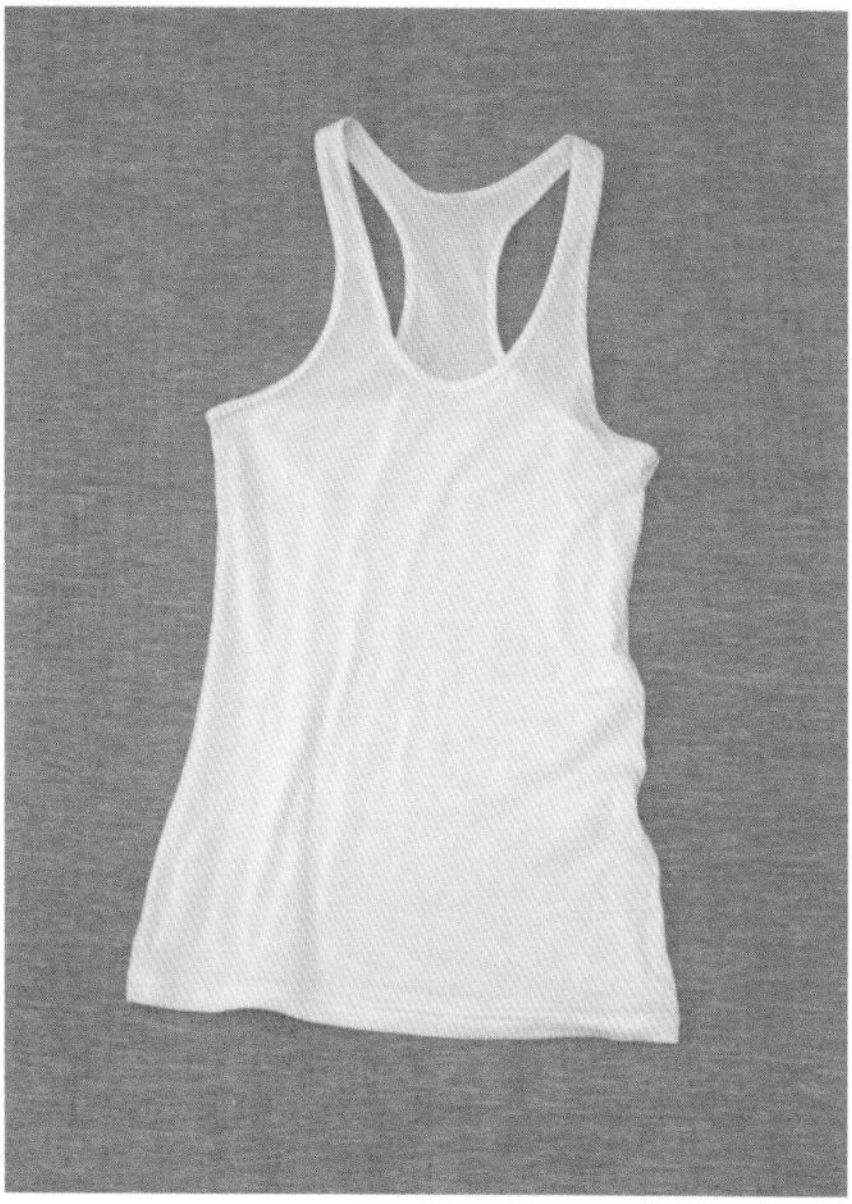

足は出してもお腹は出さない
お腹のツボにお灸をしたら、お腹をすっぽり包むショーツで冷えを防ぎましょう。足のツボにもお灸をしやすい短めの丈のものがおすすめです。

袖のないインナーが便利
腕にお灸をすえるときは、タンクトップなど肌を大きく露出できるアイテムが便利。その際、部屋はあたたかくしておきましょう。

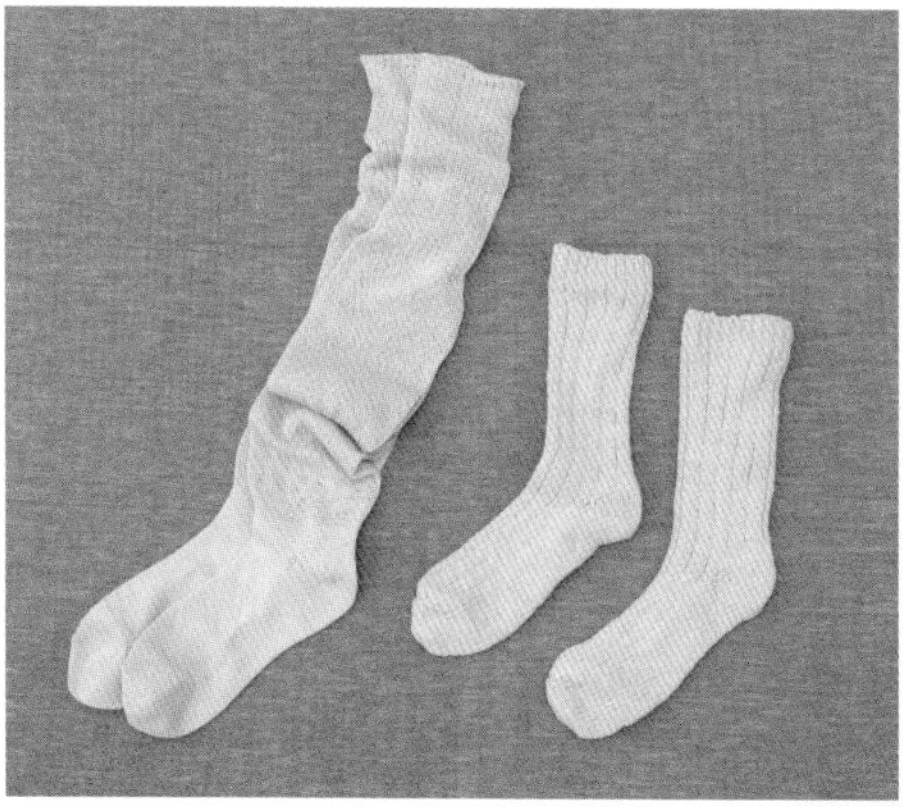

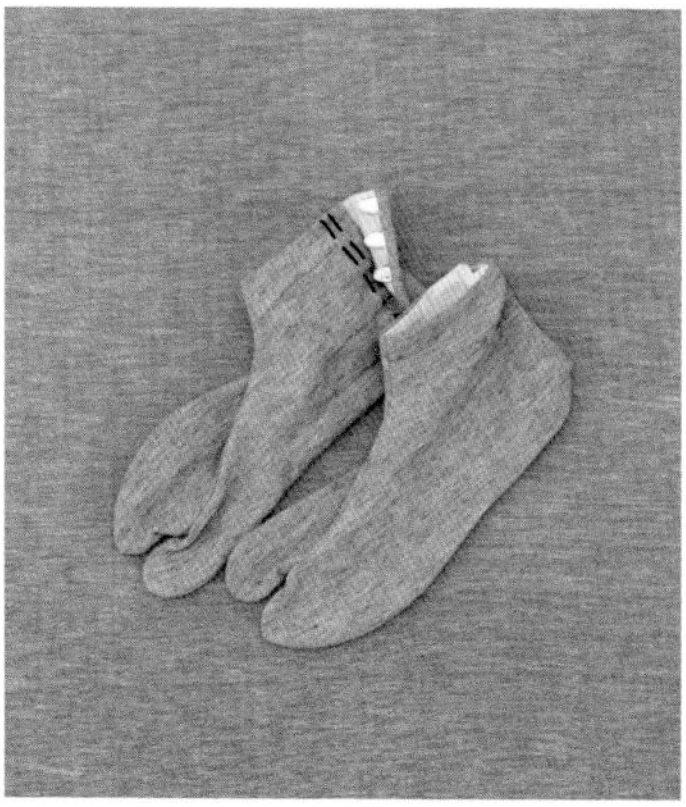

足もとは常にあたたかくする
「足三里（あしさんり）」や「失眠（しつみん）」など、足のツボにお灸をしたあとは、ルームソックスやレッグウォーマーであたたかさをキープ。

姿勢を整えるサポートを
足袋は「足厥陰肝経（あしけついんかんけい）」という経絡に沿って縫い上げてあり、はくだけで姿勢がよくなるのです。

はじめてのお灸 Q＆A

Q．お灸は一日に何回できますか？
どの時間帯に行うのが効果的？

A．一日一回、リラックスできる時間帯がおすすめです

お灸は、一日に一回を目安に行いましょう。入浴や食事前後30分から1時間は避け、ほっとくつろげる時間帯がお灸タイムにおすすめ。就寝前はもちろん、出勤前の朝のひとときや、オフィスでの休憩時間を活用してもいいのです。

Q．お灸は一回に何ヶ所までできる？

A．少ないツボで、じっくり効かせます

お灸は「最少・継続」が鉄則です。一日一回のお灸で、ツボ2～3ヶ所までにとどめましょう。少しの数でも継続すれば必ず効果は出ます。たくさんお灸をしたからといって、効果がそれだけ期待できるわけではなく、受け入れる体に逆に負担がかかってしまう場合もあるのです。

Q．お灸が効いているのか
わからない……

A．「心地よいあたたかさ」
が目安です

お灸をしている間の、熱の感じ方に注意してみましょう。はじめは熱を感じなかったのが、だんだん「心地よいあたたかさ」が感じられるようになり、次にピリピリするような熱い感覚に変化すれば、ツボに届いている証拠。そして、「心地よいあたたかさ」を長く感じられるツボほど、自分に合っているツボなのです。でも、熱を感じないと思っていたのに、いきなりピリピリとした不快な熱さに変わるのは、そこは血行不良を起こしていないポイント、つまりツボではない可能性が。このようなときはすぐにお灸を外しましょう。

Q. もう少し効果を実感したいので、たくさんお灸をしてもいい？

A. 1～3個を守りましょう

お灸をつづけるうちに、同じツボでも「今日はいつもより反応が鈍いな」と感じることもあります。そんなときは1、2個なら追加してもよいですが、それ以上は行わず、また別の日にトライしましょう。体がお灸の効果を感じてくるのを待ってあげるのも大事なことです。

Q. やけどをしないか心配です

A. お灸前に体調チェックも行いましょう

お灸中、いつもと違う異常な熱さを感じたらすぐに外しましょう。とくに汗をかいた肌や湿った肌、敏感肌もやけどや水疱ができやすいので注意が必要です。また、強い疲労やむくみがある状態のときは、お灸によって疲労感が増したり、だるくなるなどの「灸あたり」を起こす場合も。お灸前には、肌や体調のチェックをしっかり行いましょう。

Q. お灸のにおいや煙が気になる……

A. 煙が出ないタイプなど、お灸の種類もさまざまです

出勤前など、煙やにおいが服に付着して気になることも。場面に合わせて、お灸も使い分けてみましょう。煙が出ないタイプや、香りにこだわったお灸など、今はお灸も選べる時代。お灸は専門店のほか、ドラッグストアなどでも見つかります。お気に入りの「マイお灸」を何種類か見つけておくと便利です。

お灸で「大好き」な気持ちを伝えます

坂口恭平さん（建築家）

お灸との出会いは、奥さんの妊娠中

「お灸を愛好しているといっても、自分にはしないいんです。だって、僕の体は『人間湯たんぽ』といわれるくらい、あたたかいですから。妊娠中の妻にお灸をしてあげて、その力を実感したんです」

奥さんが妊娠7ヶ月を迎えたとき、お腹の赤ちゃんが逆子《さかご》になっていることが判明。そこで訪れた助産院の指導を受けて、坂口さんははじめてお灸に触れました。

「助産院ではお灸のほかにも、食事などさまざまなことを教えていただいたのですが、そのとき僕自身、いろいろ考えたんです。妻のことを気にかけてあげていなかったのかな、とか。心が冷えると、体も冷えるでしょう。赤ちゃんも冷えから逃げるようにそっぽを向いてしまったのかもしれない、なんて」

③線香で着火。小さな火でも、体の芯まで届きます。

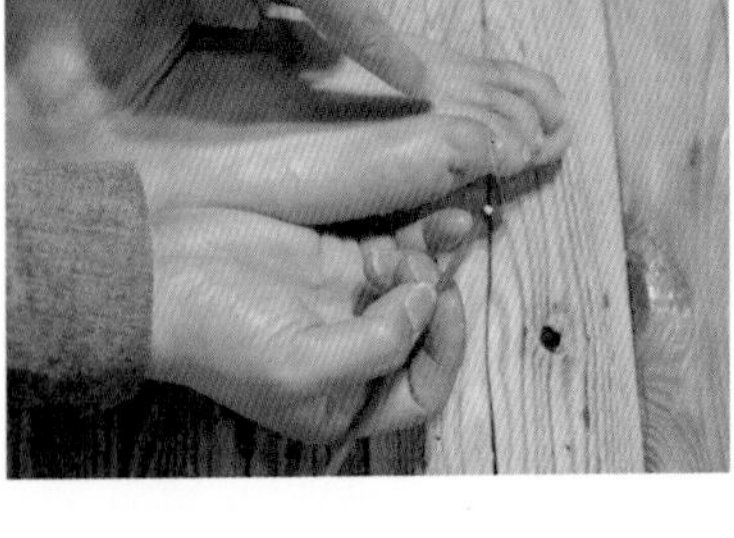

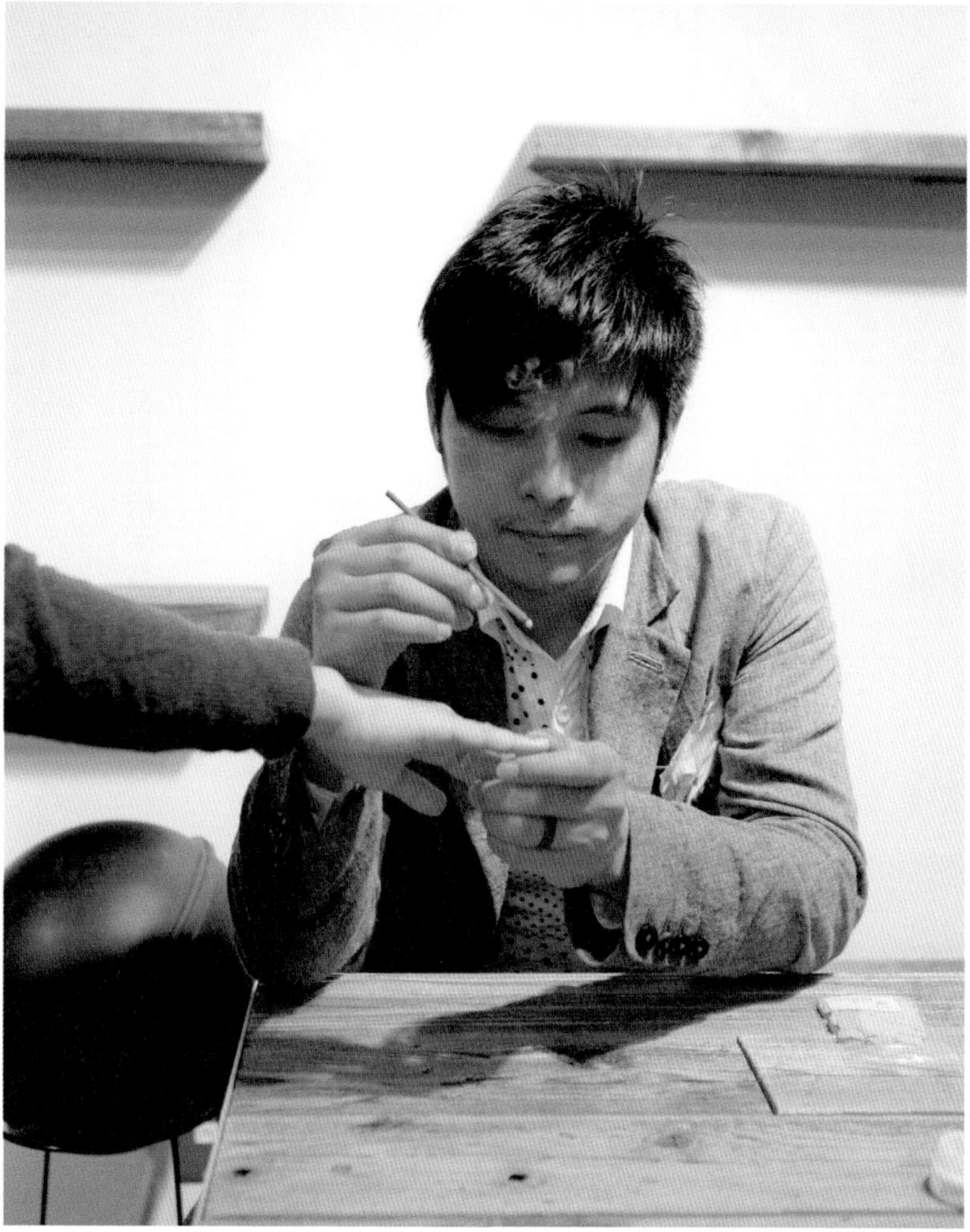

坂口さんは、もぐさに線香で火をつける「点灸」派。「シュッと、瞬時に潔く熱さが届くところがいいんです」

①お米より、少し小さめのもぐさを指で撚ります。

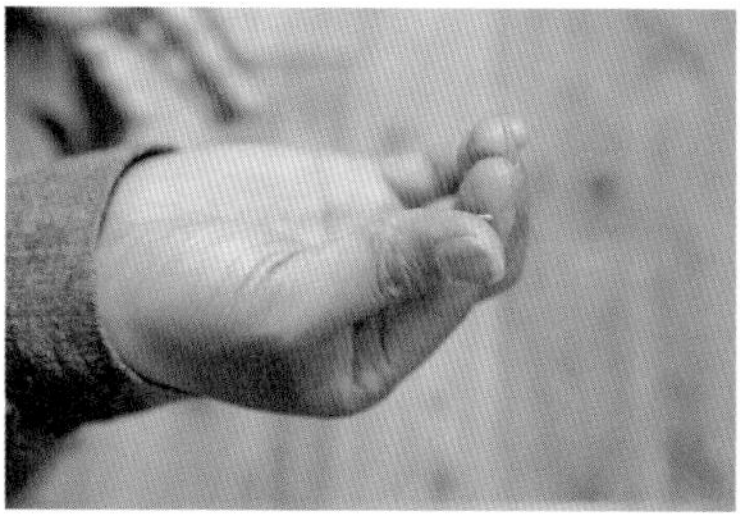

②お灸をする場所にワセリンを塗って、お灸を立たせる。

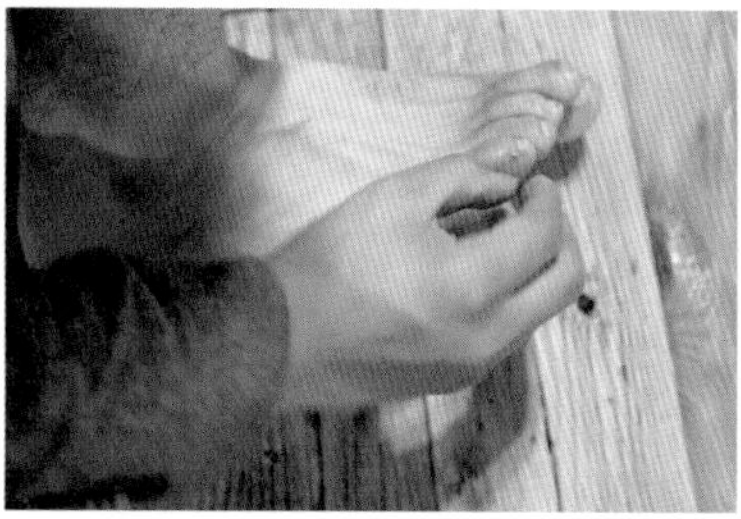

お灸で「大好き」な気持ちを伝える

それから毎晩、奥さんにお灸をしてあげていた坂口さん。効果を上げるために、二人で心からリラックスできるお灸タイムを確保しました。

「灯りを落として、好きな音楽をかけて……。お灸の前に、まずはマッサージをするんです。体をいたわるように、足から頭までほぐす感じ。20分くらいゆっくり時間をかけました。それからお灸をしていたんです。『愛している』という気持ちを、マッサージとお灸という行為に託してあらわしていたんですね」

3週間つづけたのちに助産院を訪れたら、逆子は正常な位置に戻っていました。

「お灸でもマッサージでも『手をつなぐ』ってとても大切。『生きてる』という確認ができるんです。この確認が心や体に与えるエネルギーって、ものすごいんだと思いました」

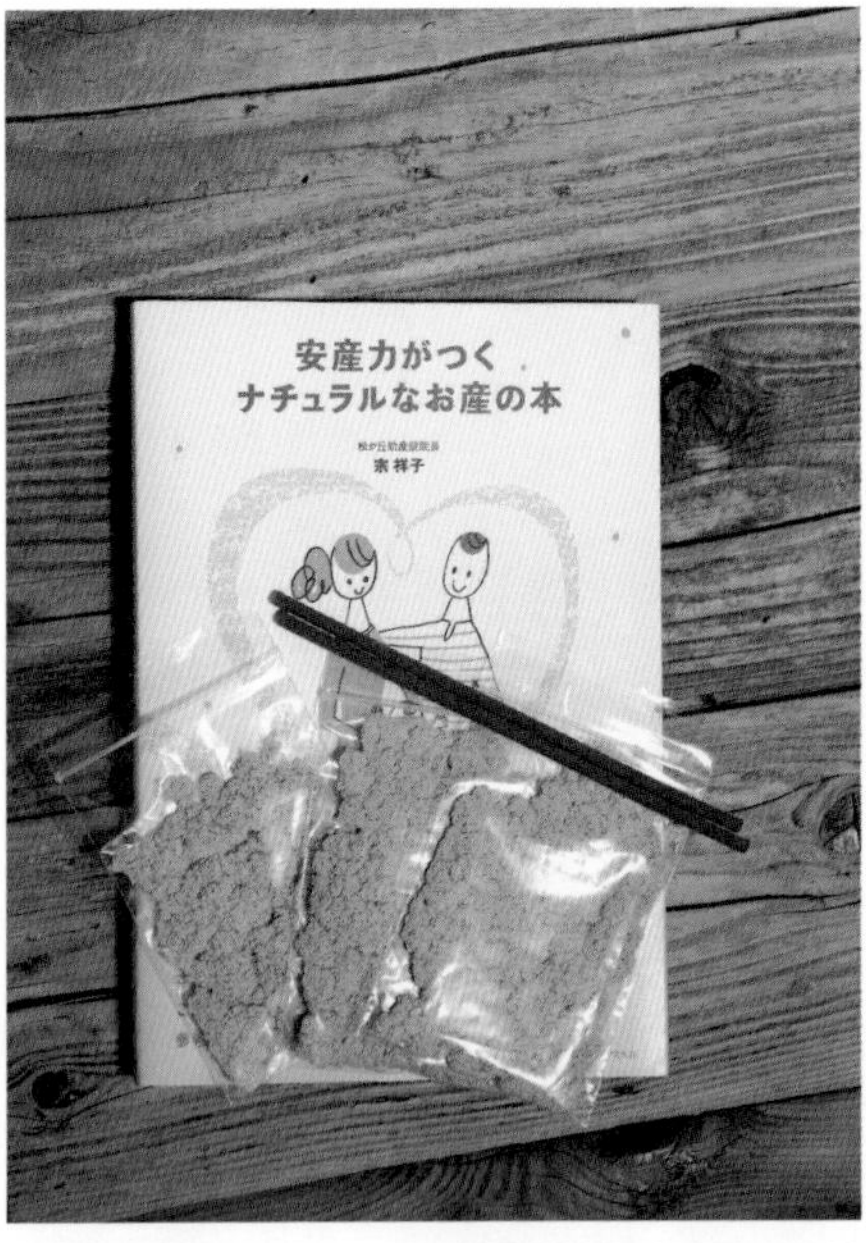

坂口家がお世話になった、中野区にある松が丘助産院の本。お灸用のもぐさもここで購入。

好きな人とお灸をしよう

坂口さんによると、お灸はカップルで行うのもおすすめです。

「自分でやるより、ずっと楽しいんです。ひざ枕なんかしながらすると最高でしょう。もぐさも、本当にいろいろな種類があるし、お灸にまつわるグッズもおもしろいものが多くて、なんだか人に説明したくなっちゃう。お灸を知ると……なんというか、もぐさに敬意すら感じてくる。それくらい、特別な時間になるはずです」

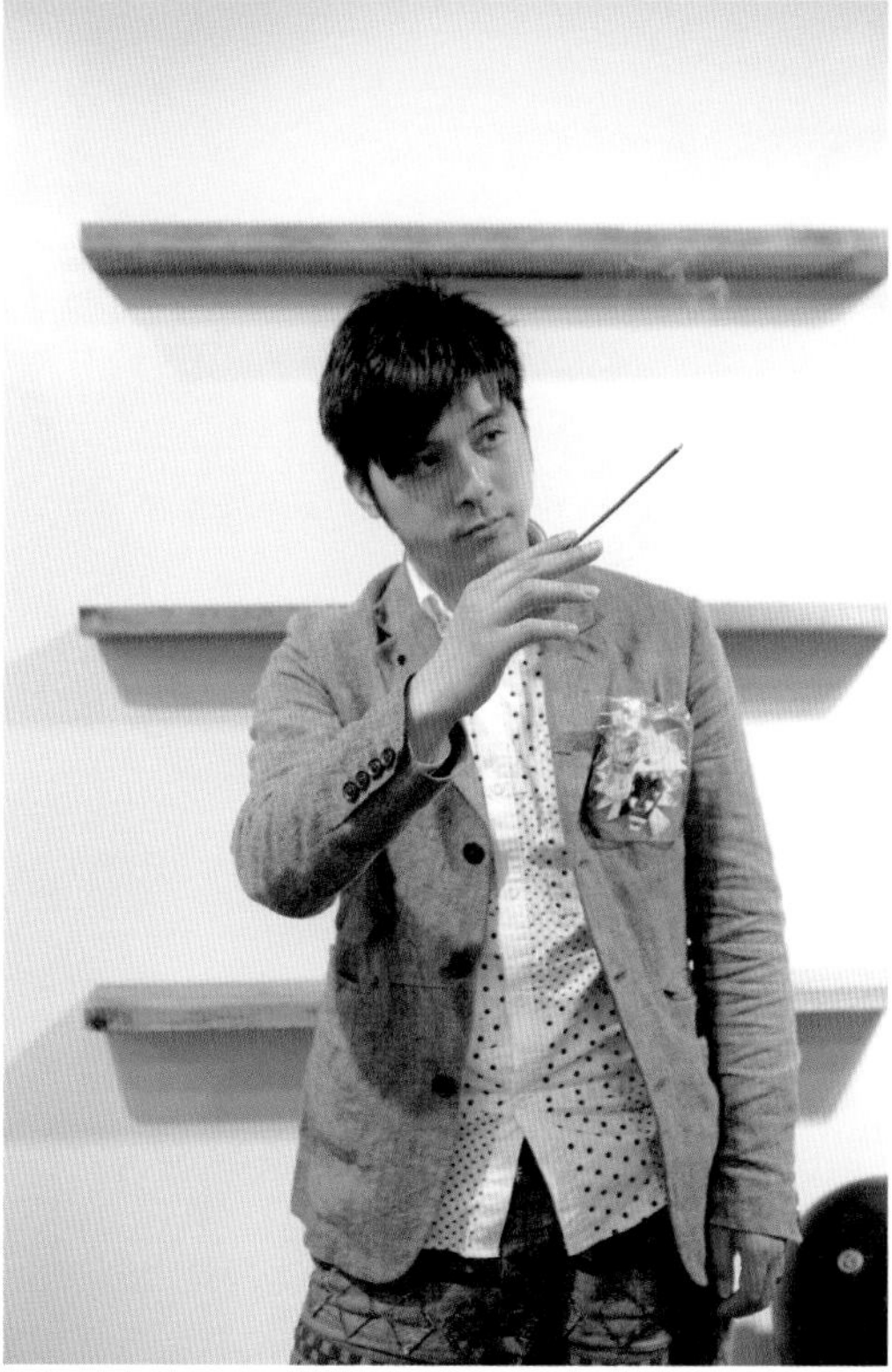

「線香の煙って、心が落ち着くよね」。
線香をタクトのように操る。

坂口恭平（さかぐち・きょうへい） 建築家。1978年生まれ。路上生活者の住居にスポットをあてた写真集『TOKYO 0円ハウス 0円生活』（大和書房）や『ゼロから始める都市型狩猟採集生活』（太田出版）など、著書多数。海外で個展を開くなど、アーティストとしての活動も注目を集める。現在は熊本に立ち上げた「ゼロセンター」を拠点に活動中。

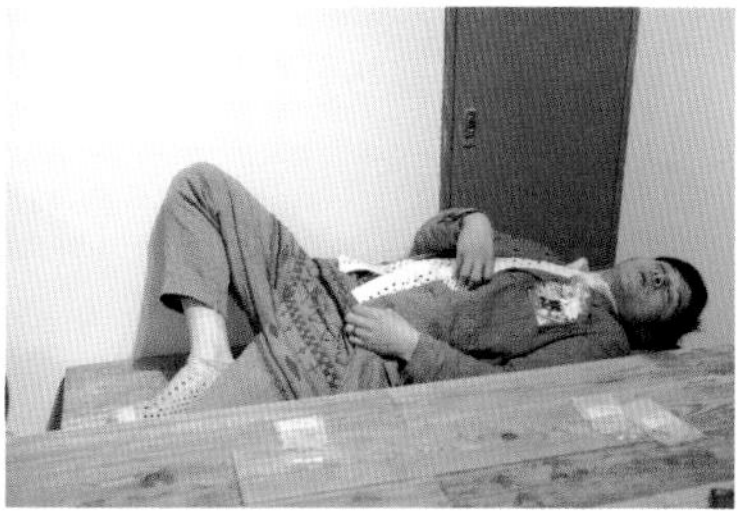

お灸タイムのBGMは、ルー・リードの「パーフェクト・デイ」がお気に入り。

コラム1

鍼灸師さんは、どうやってツボを見つけているの？

ピンポイントにツボを見つけられるようになるには、何度も試し、経験を積むことが大切です。そこで、プロの鍼灸師さんの治療のしかたを参考にしてみましょう。

鍼灸師さんは、まず「面」で診るといいます。視覚的な情報も重要で、私たちからはなめらかな状態に見えても、プロの鍼灸師さんから見ると、皮膚の表面は凸凹しているのだそう。そしてもっとも大切なのは「手の感覚」。手のひらを皮膚にあてて「面」として診て、その中からへこみやむくみ、くすみやざらつきといった異常を感じとるのです。次に、そっと指で経絡をたどるように「線」でとらえながら、異常の中でもっとも治療を必要とするポイントを「点」＝ツボとして絞り込んでいきます。

ツボ探しは、まさに感覚の世界。プロの鍼灸師さんは、手や指が自然とツボに吸い寄せられる感覚があるといいます。私たちは、鍼灸師さんのように見分けられません。でも、ふだんは意識しない皮膚の表面を観察するうちに、昨日と今日のちょっとした違いに気づけるようになってくるはず。これがわかれば、ツボ探しはグンとらくになります。自分の体をいたわり、楽しむつもりでつづけてみましょう。

第三章

お灸が効くツボ紹介

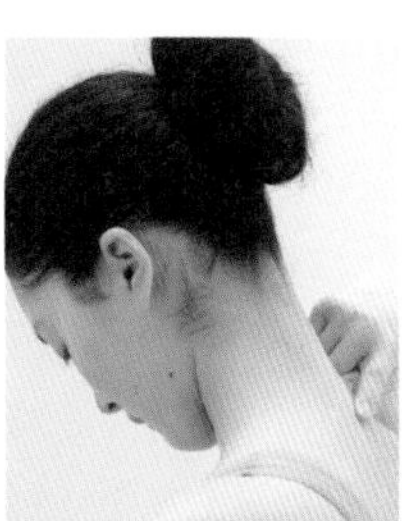

お灸が効くツボMAP

まずは、これから紹介するツボを確かめてみましょう。どのツボも自分ひとりで見つけることができます。気になるツボと症状を見つけたら、「症状別　お灸のツボ」（51〜121ページ）に進みましょう。

＊ツボの位置は人によって多少異なります。「ツボの見つけ方」（22ページ）を参照してください。なお、手・足のツボは左右対称にとってください。

胴／前面

胴／前面のツボは、体の中心線上か、中心線を基準に探すと見つかります。体勢を起こしてお灸すると煙が顔や目に入りやすいので、ツボの位置を確認したら仰向けに寝てお灸をするとよいでしょう。

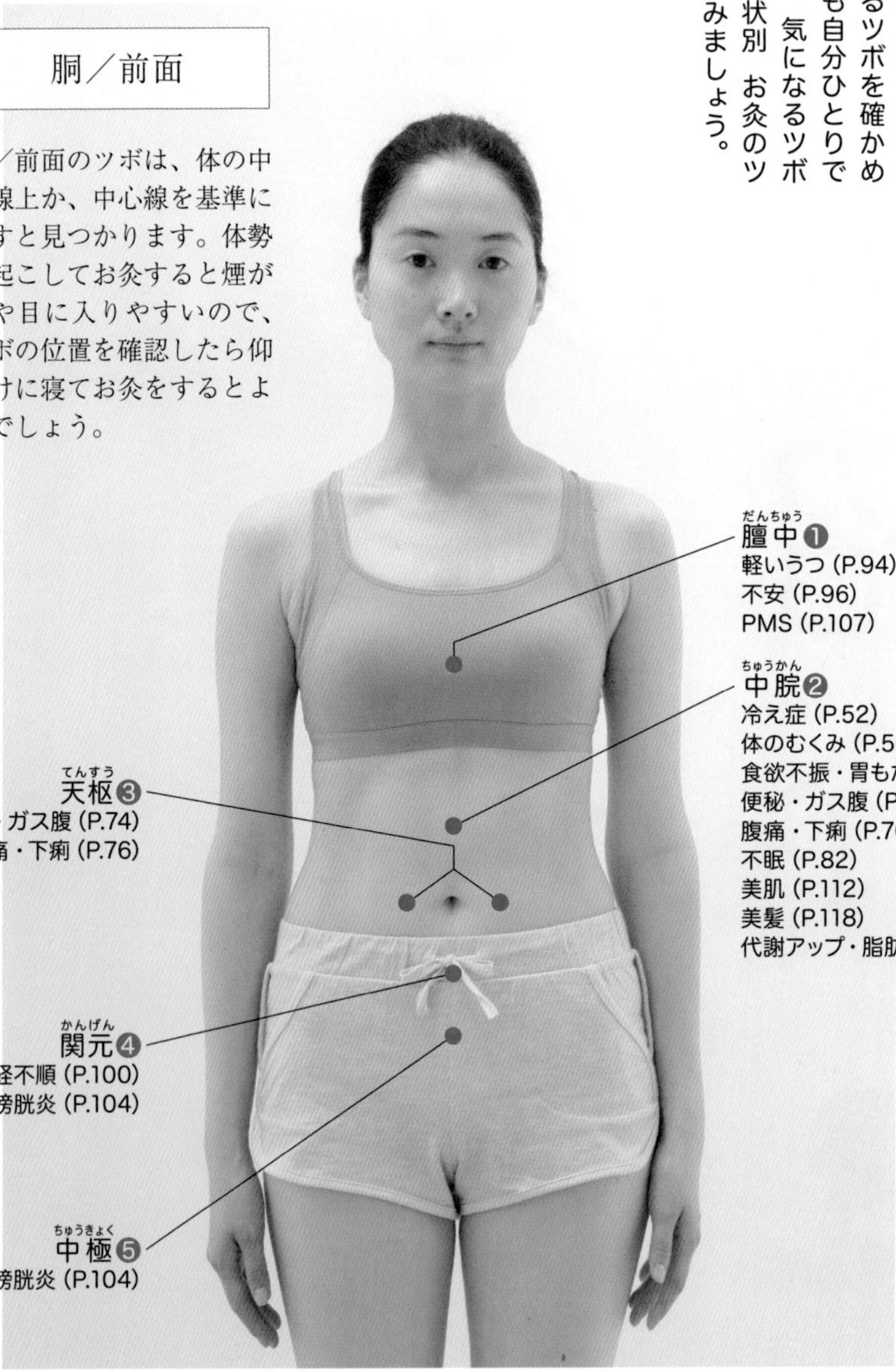

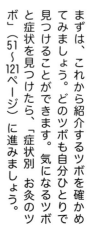

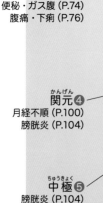

腕・手

腕・手には、万能ツボをはじめ、各症状の改善に効果的なツボがたくさん分布しています。腕や手は、気軽にお灸をしやすい位置にあるので、お灸を毎日つづけやすく、初心者におすすめです。

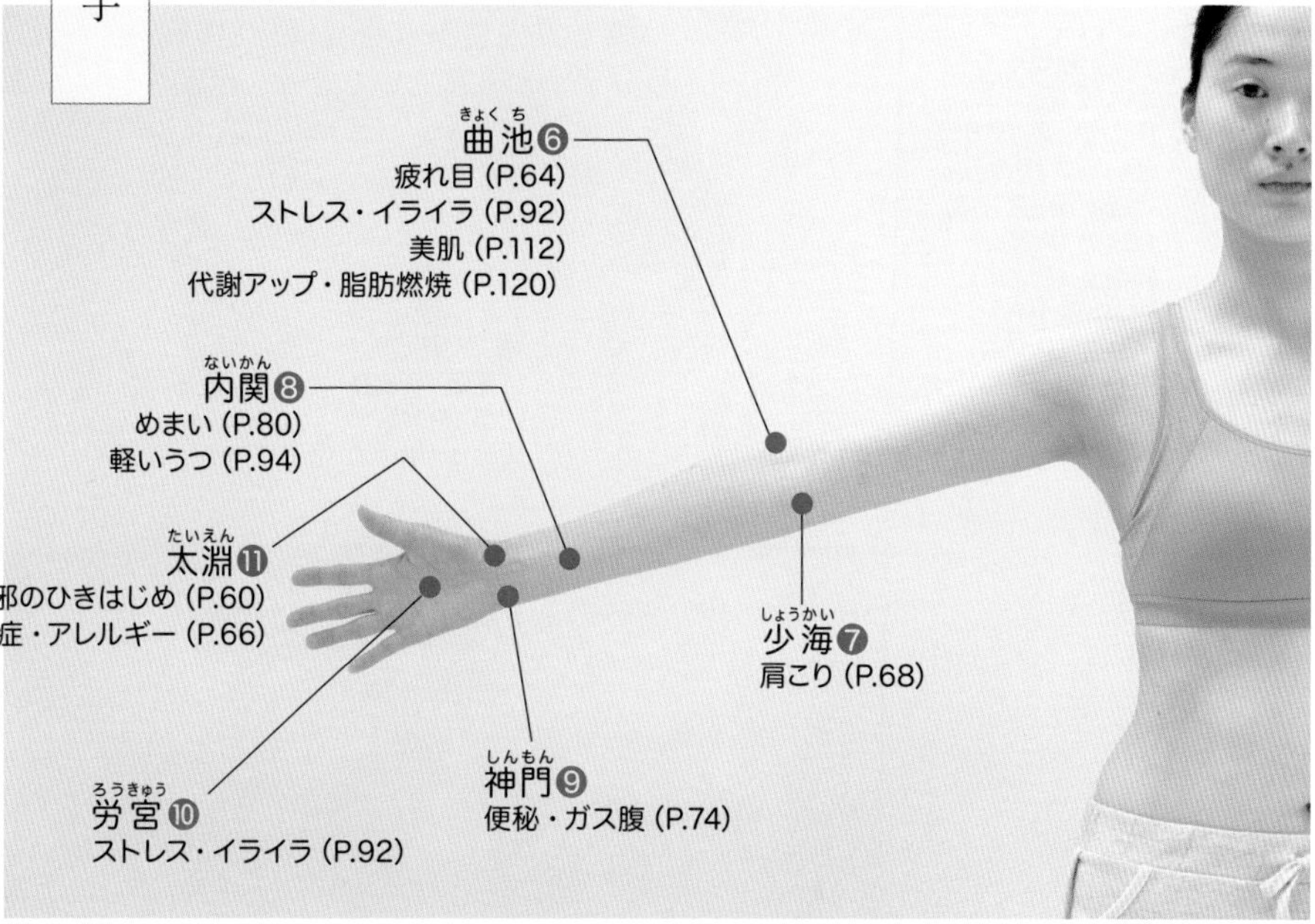

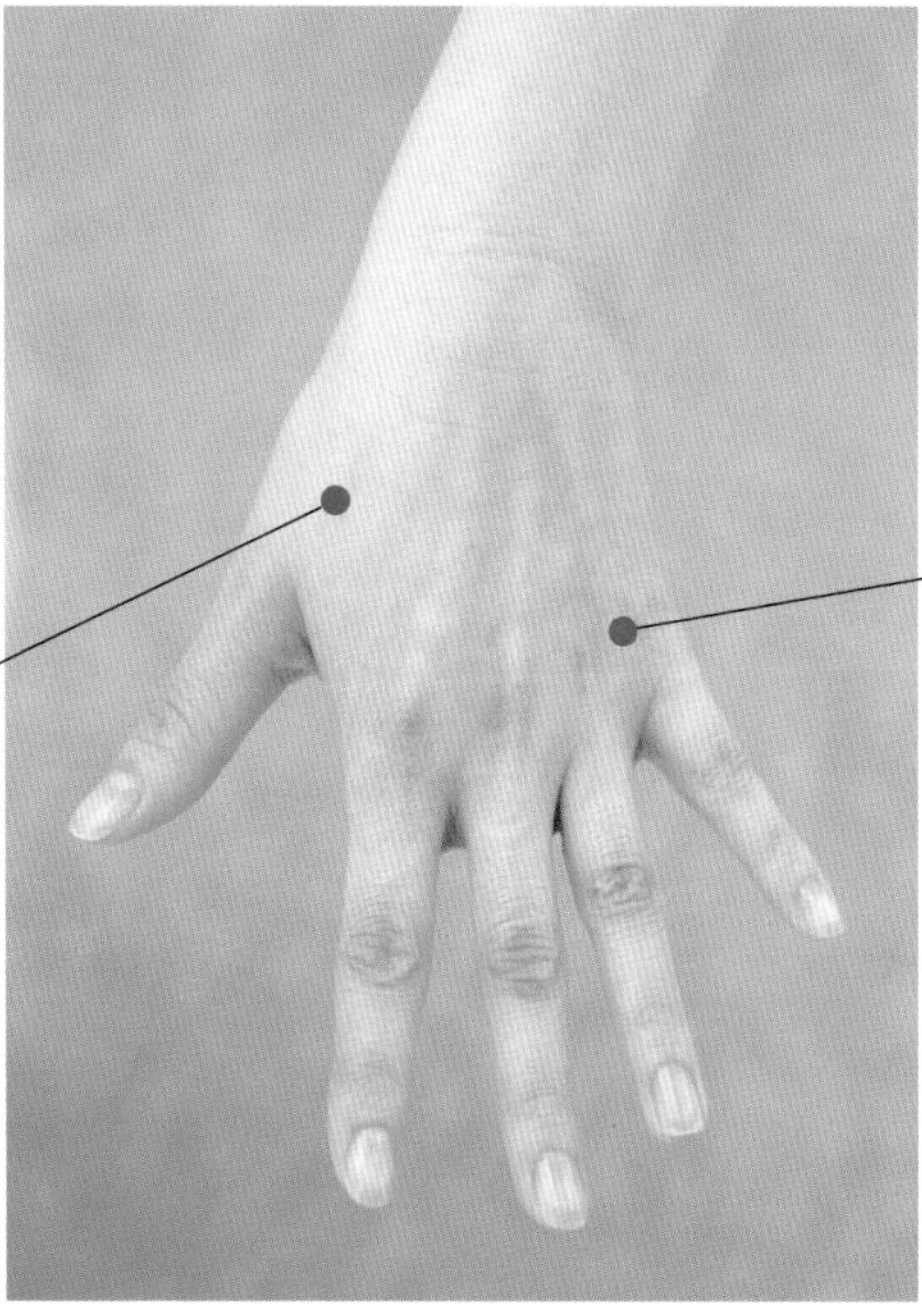

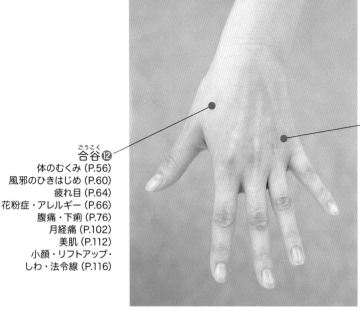

足／側面・前面・背面

足も、自分でお灸がしやすい場所。ひざや、くるぶし、アキレス腱の位置を目安にツボを見つけていきます。わかりにくいときは、足首を上下に動かすと、ツボの位置を見つけやすくなるでしょう。

三陰交《さんいんこう》⑯
冷え症（P.52）
体のむくみ（P.56）
軽いうつ（P.94）
月経不順（P.100）
月経痛（P.102）
膀胱炎（P.104）
PMS（P.107）
不妊症（P.109）
小顔・リフトアップ・しわ・法令線（P.116）
代謝アップ・脂肪燃焼（P.120）

陽陵泉《ようりょうせん》⑭
冷え症（P.52）
腰痛（P.70）
体のゆがみ・O脚（P.114）

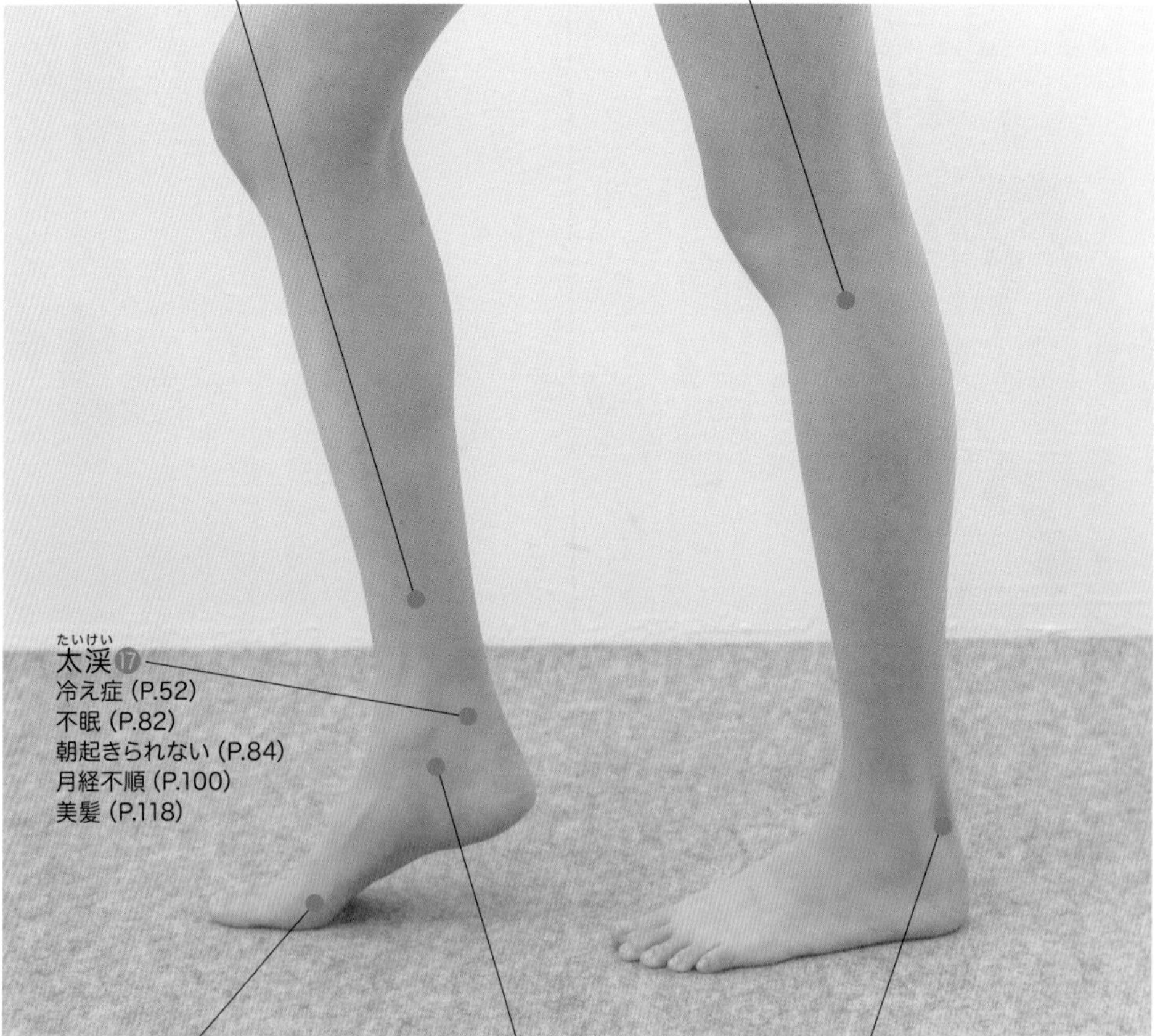

太渓《たいけい》⑰
冷え症（P.52）
不眠（P.82）
朝起きられない（P.84）
月経不順（P.100）
美髪（P.118）

太白《たいはく》⑲
食欲不振・胃もたれ（P.62）
過食・拒食（P.97）

照海《しょうかい》⑱
体のゆがみ・O脚（P.114）

崑崙《こんろん》⑮
腰痛（P.70）

委《い》中《ちゅう》㉑
体のゆがみ・O脚（P.114）

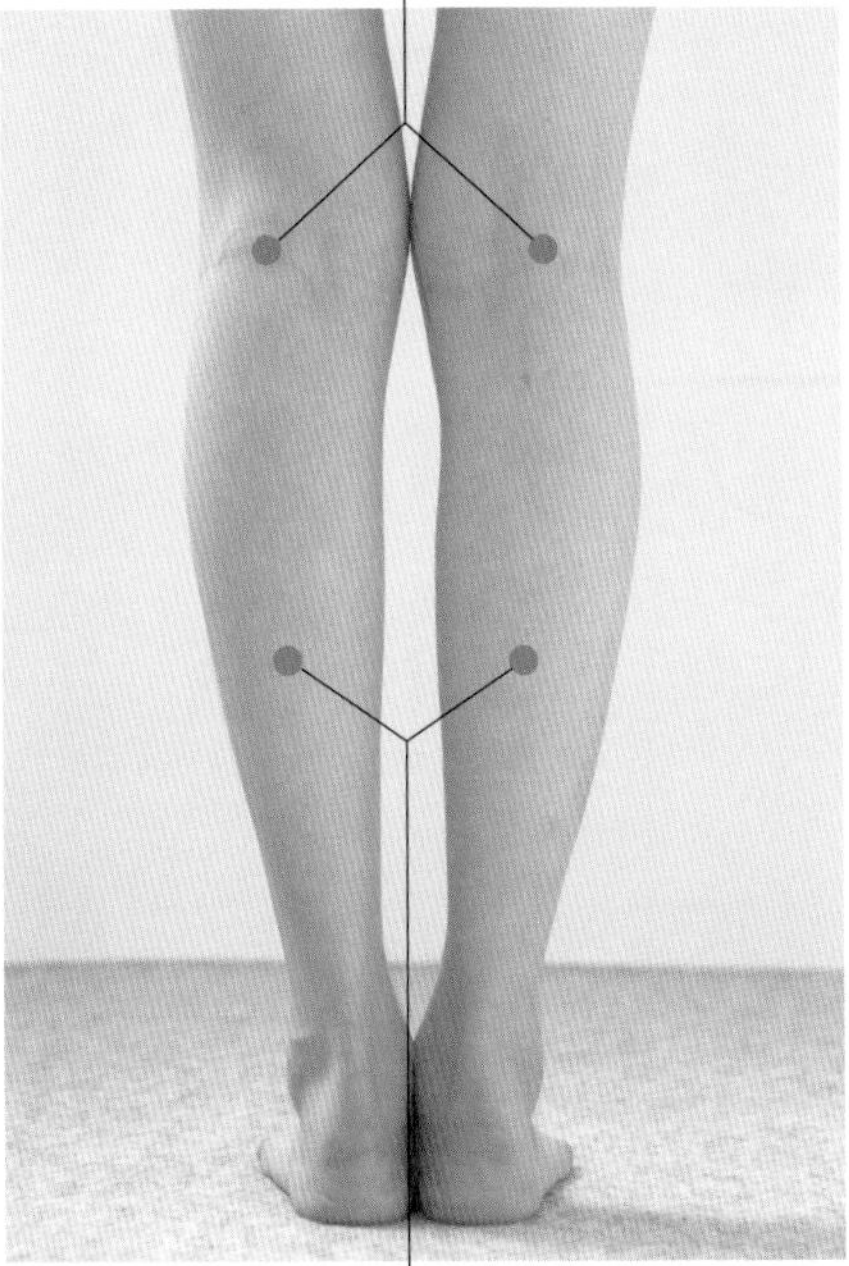

承山《しょうざん》㉒
腰痛（P.70）
痔（P.78）

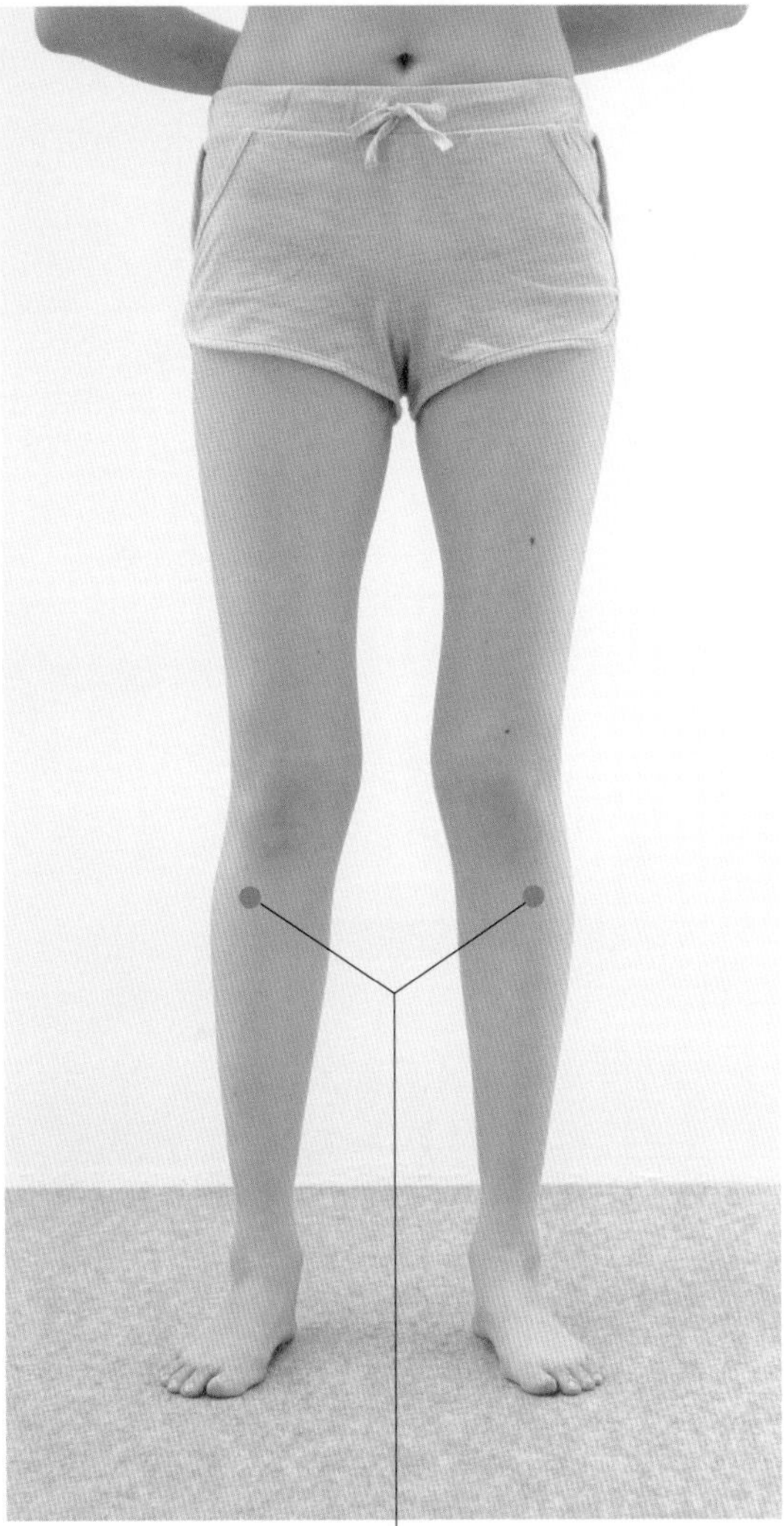

足三里《あしさんり》⑳
体のむくみ（P.56）
食欲不振・胃もたれ（P.62）
花粉症・アレルギー（P.66）
痔（P.78）
朝起きられない（P.84）
過食・拒食（P.97）

足／甲・裏

体の中をめぐる「気・血・水」のうち、「気」は上にのぼりやすく、「水」は下にたまりやすいことから、体はまず、足もとから冷えていきます。お灸で足もとからしっかりあたためることが大切です。

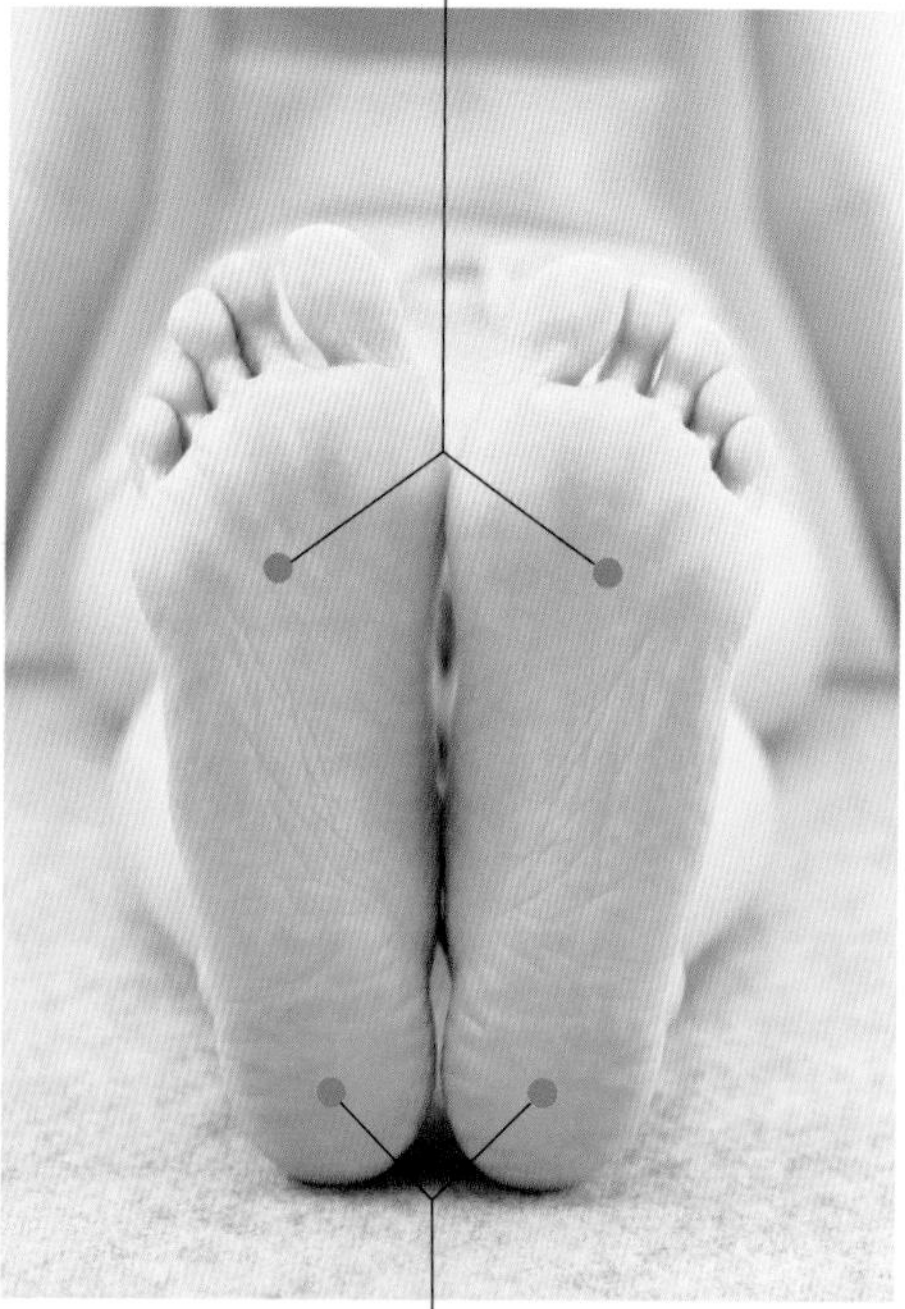

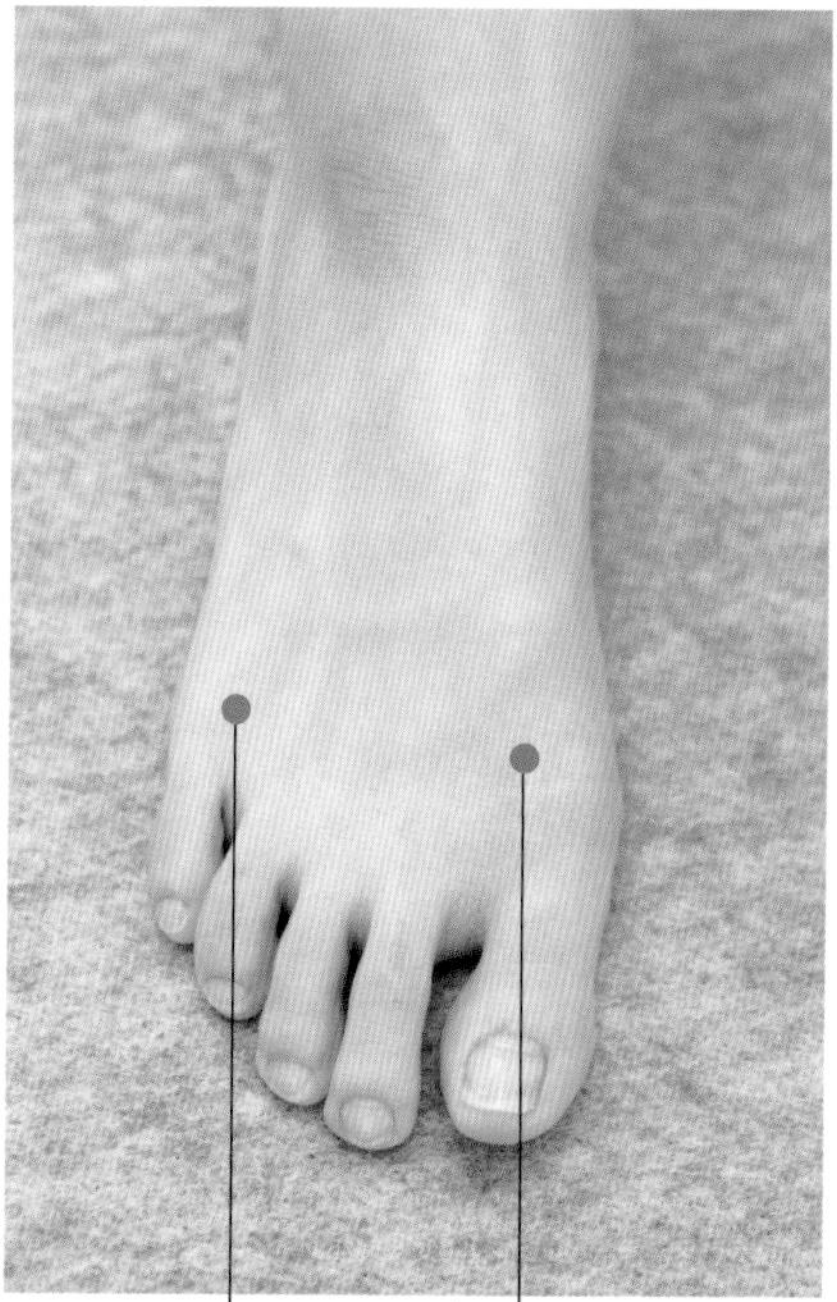

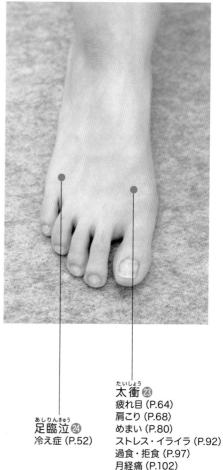

胴／背面のツボは、背骨や、ウエストラインの位置を目安に探します。自分ひとりではわからなかったり、お灸をしにくい場合は、誰かにお灸をしてもらうのもよいでしょう。温灸を使うのもおすすめです。

胴／背面

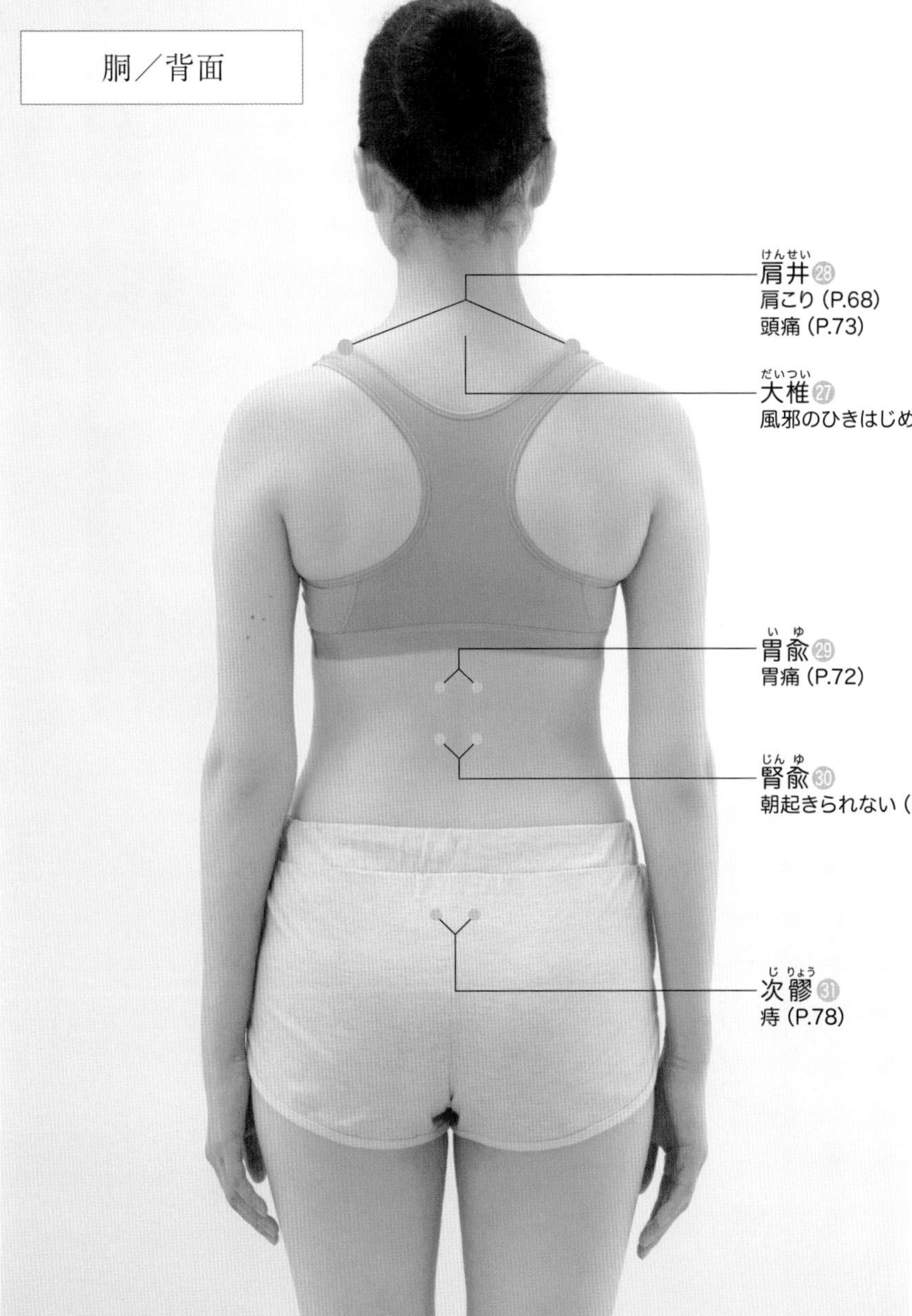

まずはこのツボ！

どのツボからはじめるべきか迷ったら、さまざまな症状に幅広く効能のあるツボにお灸をしてみましょう。見つけやすく、効果も感じやすい万能ツボです。

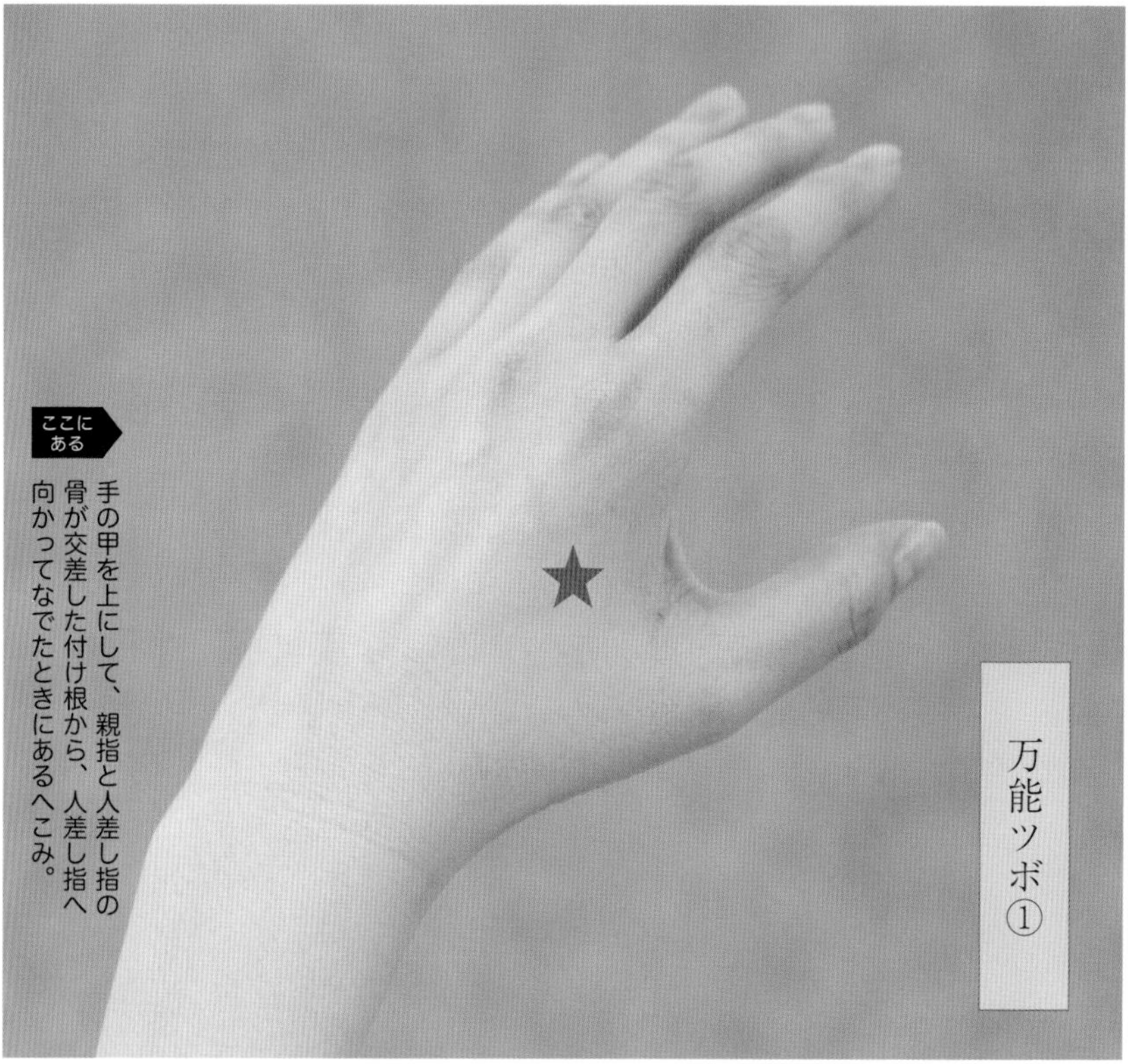

万能ツボ①
ここにある
手の甲を上にして、親指と人差し指の骨が交差した付け根から、人差し指へ向かってなでたときにあるへこみ。

合谷〈ごうこく〉

こんな症状に効く

- ○体のむくみ
- ○風邪のひきはじめ
- ○疲れ目
- ○花粉症・アレルギー
- ○腹痛・下痢
- ○月経痛
- ○美肌
- ○小顔・リフトアップ・しわ・法令線

その他

全身の症状を広くケアする

手の甲、人差し指と親指の間のへこみにある「合谷」は、体のむくみ、疲れ目、腹痛、リフトアップなど、全身の症状に幅広く効き目があり、万能ツボの代表格とされています。合谷は、大腸系の器官に働きかけて全身の症状に効果を発揮するとのこと。ツボの位置も見つけやすく、お灸しやすいのもうれしいポイントです。また、「面目（顔）の病は合谷にとる」といわれているように、にきび・吹き出ものなど顔に起きる症状にも効果的です。

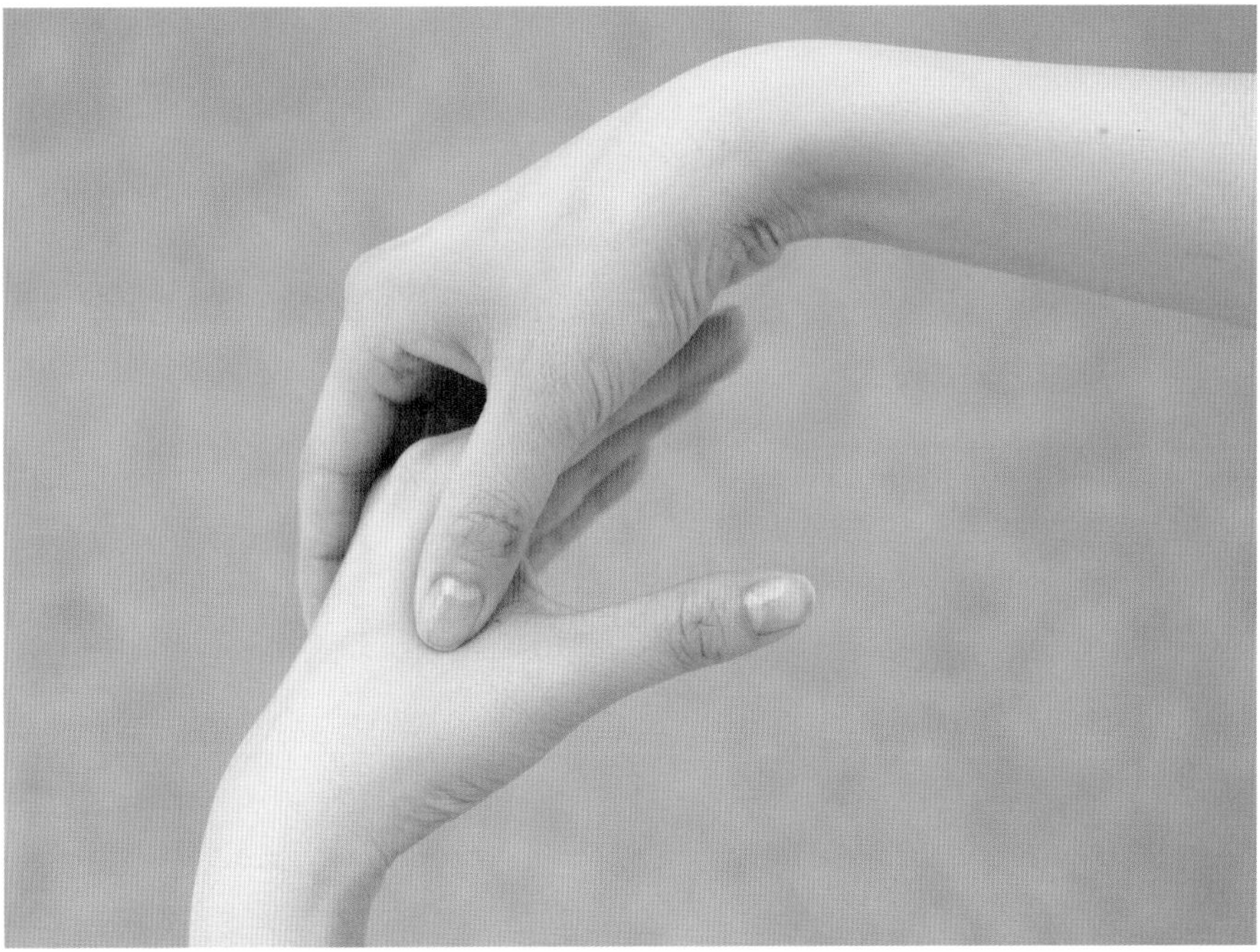

見つけるコツ

片手をもう一方の手にかぶせて、親指があたるあたり。なでるようにさわり、へこみを感じた場所。

万能ツボ②

足三里〈あしさんり〉

こんな症状に効く

- ○体のむくみ
- ○食欲不振・胃もたれ
- ○花粉症・アレルギー
- ○痔
- ○朝起きられない
- ○過食・拒食

その他

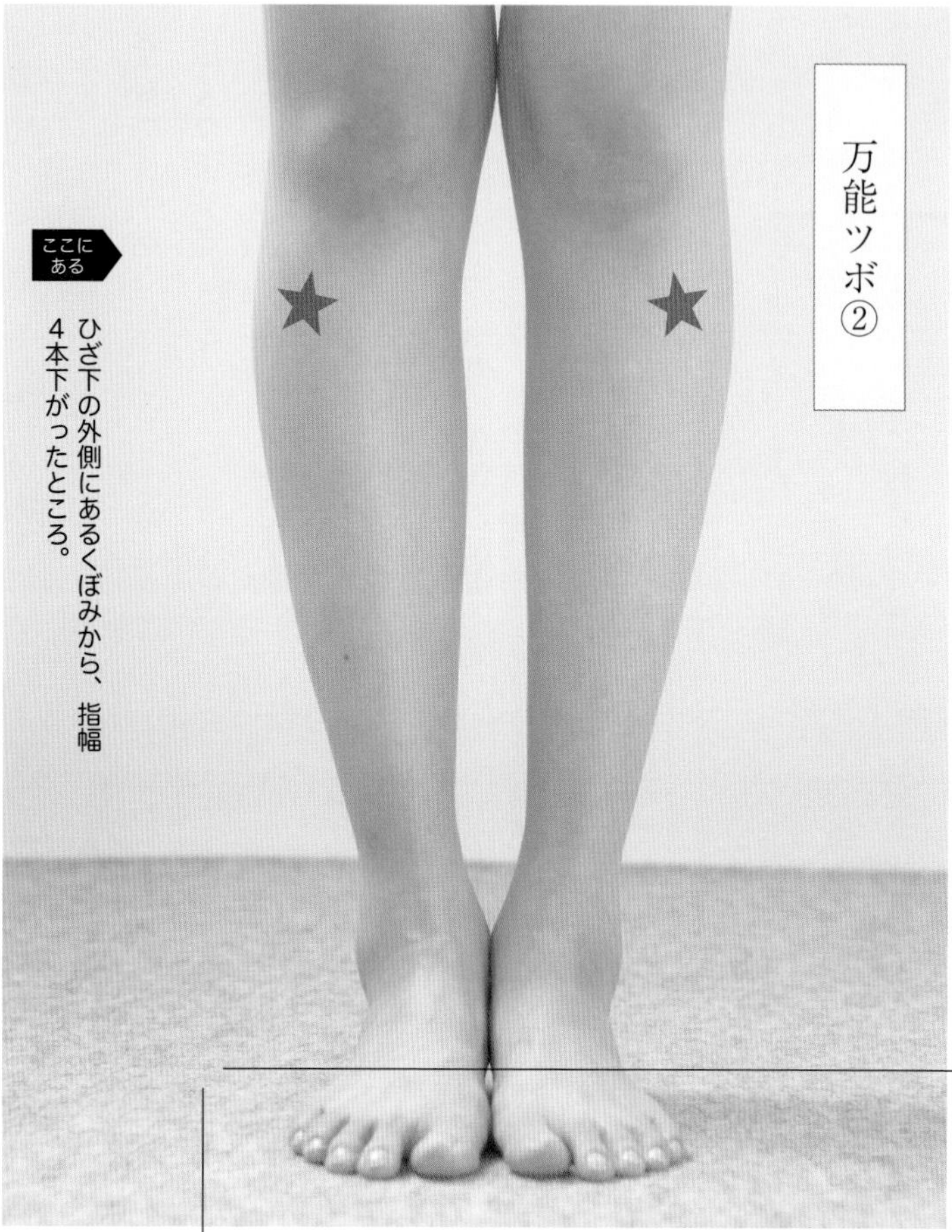
ここにある
ひざ下の外側にあるくぼみから、指幅4本下がったところ。

お腹や胃の症状に効く万能ツボ

「足三里」は、足にあるツボの中でも、さまざまな症状に効果を発揮してくれます。胃系の器官に働きかけ、食欲不振・胃もたれ、吐き気などの緩和や、消化機能のアップに効果的です。また、内臓の不調にも効果があるといわれています。

滞りがちな、「気」と「水」の流れをスムーズにし、体に活力を与えてくれる「足三里」。「足三里」など、足にお灸をするときは、腰かけるとよいでしょう。

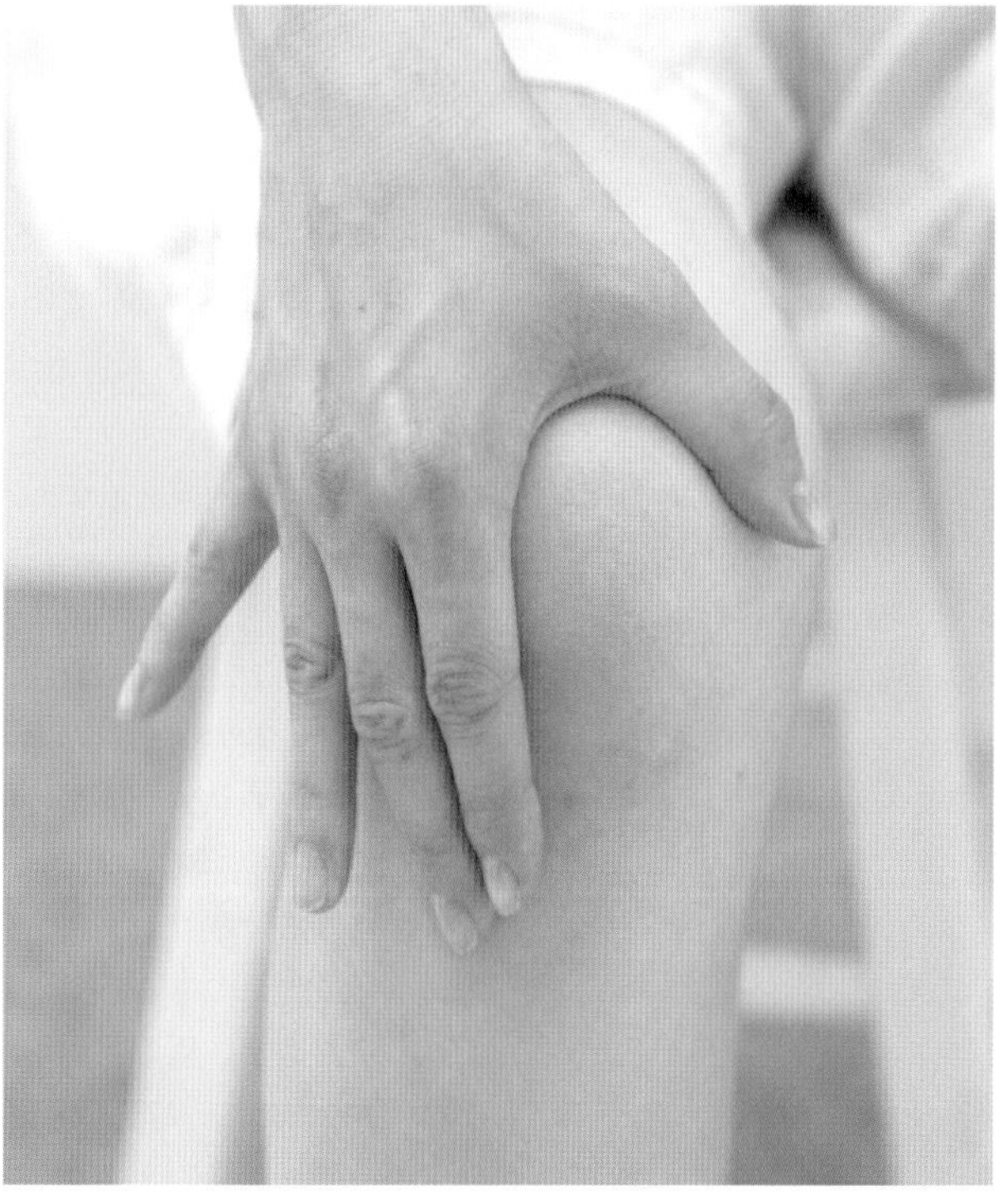

見つけるコツ

ひざを手で囲むように持ち、中指を伸ばして、指先があたるところにある。

患部から離れた場所にお灸をして なぜ効くのでしょう？

コラム2

お灸では、手足のツボが多く活用されます。たとえば、腰が痛いとき。本書では崑崙や陽陵泉、承山といった足のツボを紹介しています(70〜71ページ)。腰の調子が悪いのだから、腰、もしくはその近辺のツボにお灸をするほうが効くのでは……と思いませんか？

たとえば、肩の痛みは、腕の「ねじれ」から生じています。実は、ねじれの原因となる部分（ツボ）と、そのしわ寄せを受けて痛みがある部分（患部）は離れていることがほとんどです。ツボと患部は経絡でつながっています。患部へお灸をして痛みを緩和することもできますが、ねじれの原因となっているツボにお灸をしたほうが、ねじれ全体をほぐし、より効果的に痛みをやわらげることができるのです。そして、なによりも痛みの「原因の解消」につながるのです。

また、患部とは離れたツボを「探す」ことで、痛みのある部分に集中していた気を「分散」させることができます。症状のない場所に意識を向けるだけで、不快感は軽減。肩こりに効果のあるツボ、腕の少海を探すだけで、肩の症状が軽くなったような気がしてくるのです。

離れた場所から、つらい症状とその原因に対処する。お灸って、とても効率的なのです。

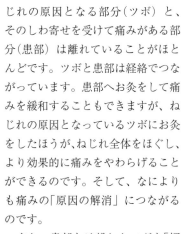

症状別　お灸のツボ

プチ不調

なんとなく調子が悪いけれど、
病院に行くほどではない。
そんなときこそお灸の出番です。
体内をめぐる「気・血・水」の流れを改善し、
さまざまな不調に
アプローチすることができます。

冷え症

冷えは、さまざまな不調を引き起こします

「万病のもと」といわれる冷え。その原因は、「腎気」の衰えや、内臓機能の低下、自律神経の乱れなど。「腎気」とは、体の活動力や元気のもと。冷えは腎を攻撃するので、抵抗力などが弱まり、さらなる不調をまねいてしまうのです。また、体全体が冷える、外の冷気が体に入り込む、内臓機能の低下により、体をあたためる「気」が生み出せなくなっているなど、冷えの症状はさまざま。下のチェック表で自分のタイプを確認して、あてはまるツボにお灸をしてみましょう。

●その他に効くツボ／Ａのタイプ④関元、㉚腎兪、Ｂのタイプ⑯三陰交、Ｃのタイプ㉕湧泉、⑯三陰交、⑰太渓、③天枢、⑱照海（手足は冷たいのに、のぼせが感じられるとき）

冷えのタイプを知ろう

次のＡ～Ｃの「冷えのタイプ」のチェック項目を見てみましょう。思い当たる項目が多いタイプが、自分の「冷えのタイプ」です。複数のタイプを伴なっている場合もあります。

チェック項目

Ａ加齢や疲れから、体全体が冷えるタイプ

□下半身が寒く感じる
□下半身が重だるく冷える
□腰や下肢の痛みがある
□トイレが近い
□下半身がむくみやすい
□年齢と共に冷えを感じるようになった
□寝つく時間が遅い、または睡眠時間が短い
□慢性的に寝不足、または疲労感がつづいている
□慢性疾患がある

チェック項目

Ｂ寒いとすぐに冷えてしまうタイプ

□首や肩が冷える
□エアコンをかけて仕事している
□夏のエアコンが苦手
□薄着である
□運動不足である
□サンダルやミニスカートが多い
□冷たいものをよく飲む
□生ものや生野菜をよく食べる
□汗をあまりかかない。お風呂はシャワーですませることが多い

チェック項目

Ｃ胃腸が弱くて冷えてしまうタイプ

□胃腸が弱い　□食べると胃がもたれる
□食事が不規則である
□冷たい飲みものや食べものを日常的にとっている
□下腹部が冷える　□腹痛　□下痢をしやすい
□貧血がある　□むくみやすい

ツボ1　Ⓐのタイプ　別名「女性のツボ」

⑯ 三陰交〈さんいんこう〉

内臓機能を向上させ、血液の流れをスムーズに促すことで、不調を改善するツボ。女性特有の症状に効くことから、別名「女性のツボ」ともいわれています。Ⓐだけでなく、ⒷやⒸタイプの冷えの症状にも効果的。

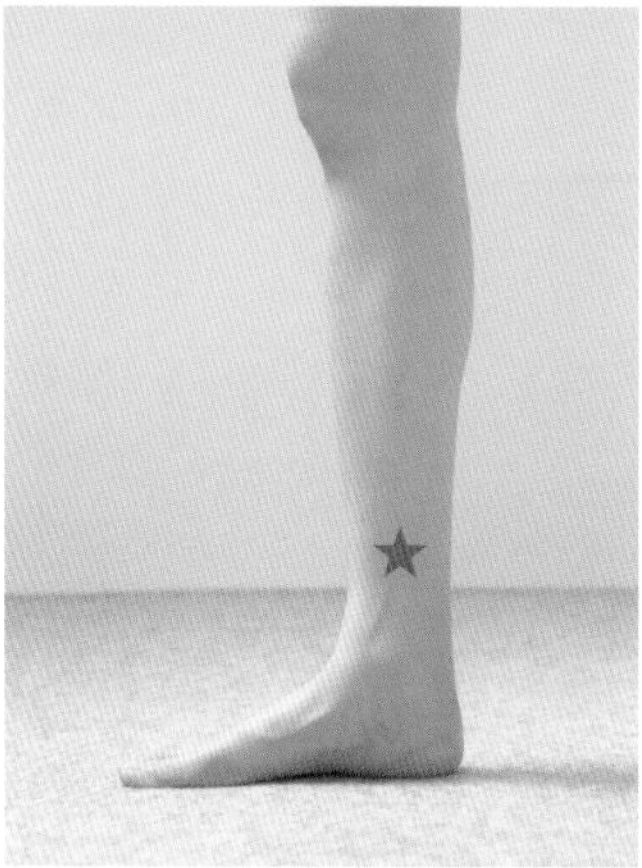

ここにある

内くるぶしの中心から、指幅4本ほど上がる。体の内側の皮膚は外側に比べると薄いので、やけどに注意！

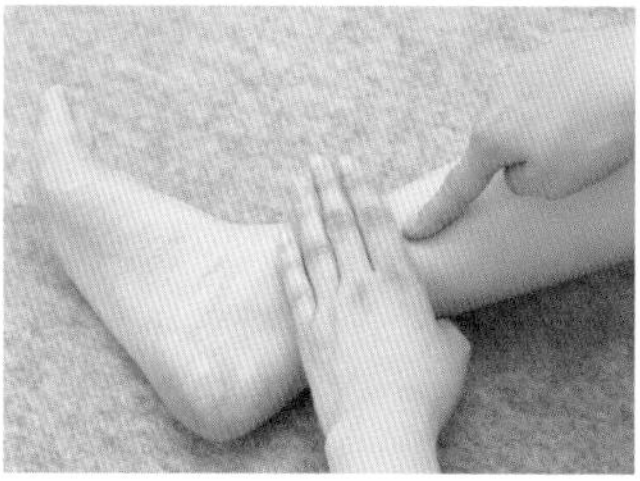

見つけるコツ

骨のうしろを押すと、圧痛が感じられます。

ツボ2　Ⓑのタイプ　エネルギーが湧き出すツボ

㉕ 湧泉〈ゆうせん〉

生殖器系、泌尿器系を操り、冷えの特効穴とも呼ばれる湧泉。生命の源を司り、その名のとおりエネルギーが湧き出し、体に活力を与えるツボです。Ⓑばかりでなく、Ⓒのタイプにも威力を発揮します。

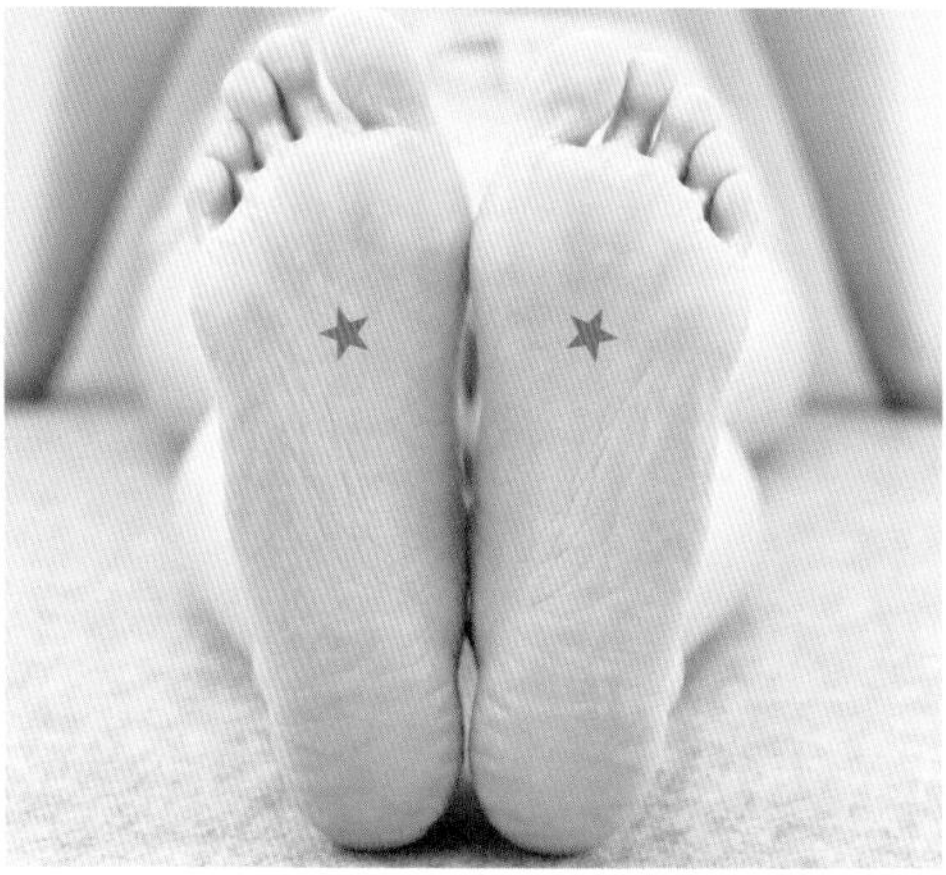

ここにある

足のつま先からかかとまでの、約3分の1のところにできるくぼみにある。

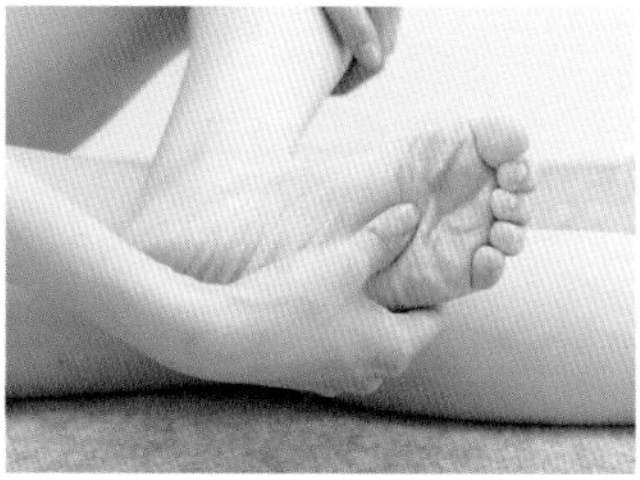

見つけるコツ

足の裏を内側に曲げ、親指でさわってくぼみを確認。

ツボ3　Bのタイプ　腎機能を回復しましょう

⑰ 太渓〈たいけい〉

太渓は、腎臓にも通じている腎経という経絡にあるツボ。刺激することで腎機能にエネルギーを与えます。Bのほかに、Cのタイプや、のぼせが感じられる「冷えのぼせ」にも効果的。

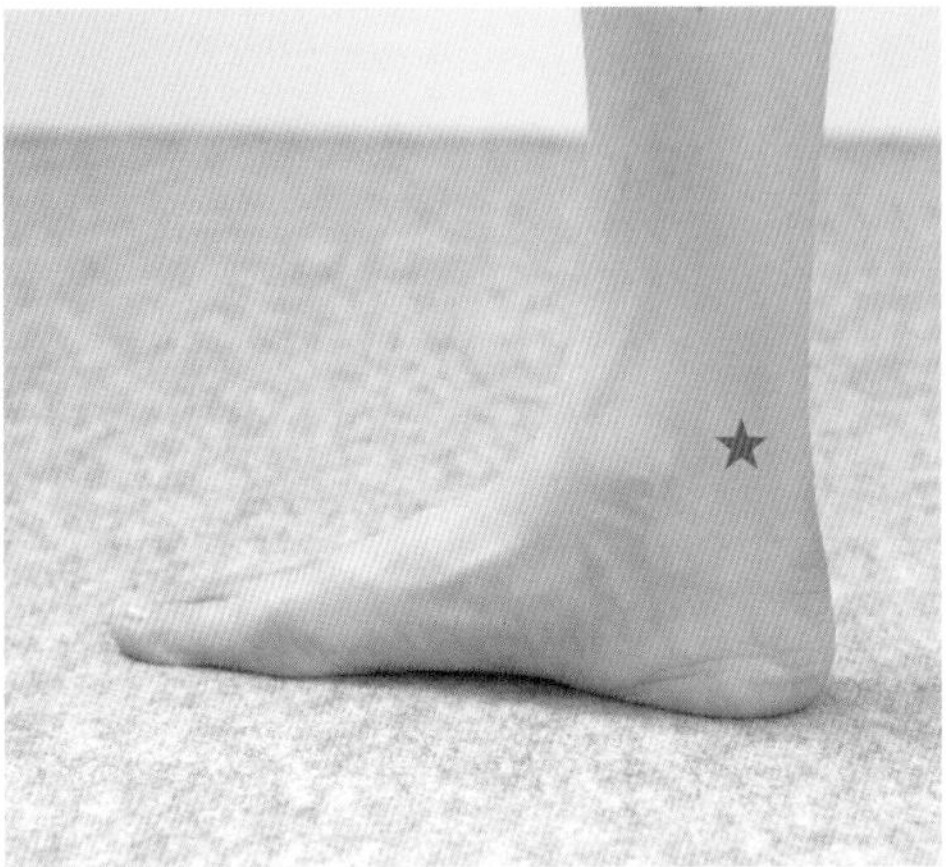

ここにある

内くるぶしとアキレス腱の間のくぼみ。

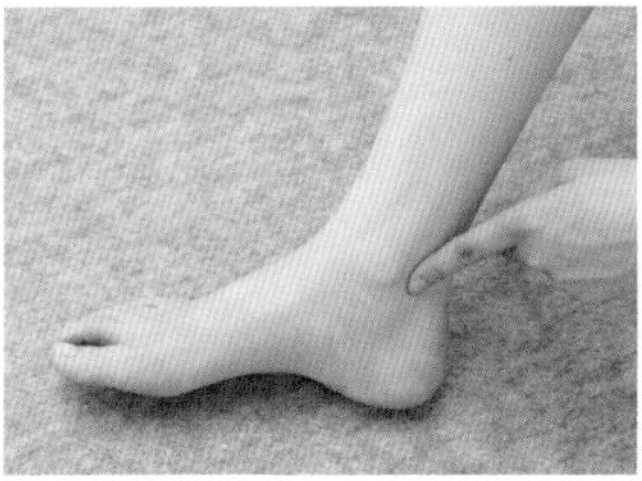

見つけるコツ

そこだけ冷たく感じたり、湿気を帯びているように感じるポイント。

ツボ4　Bのタイプ　代謝をアップさせます

⑭ 陽陵泉〈ようりょうせん〉

寒い所にいたり、冷たいものを飲むなどして体が冷えてしまった場合は、代謝をアップさせる陽陵泉で、体をあたためる力を回復させましょう。冷えによる肩こりにも効果が見られるツボです。

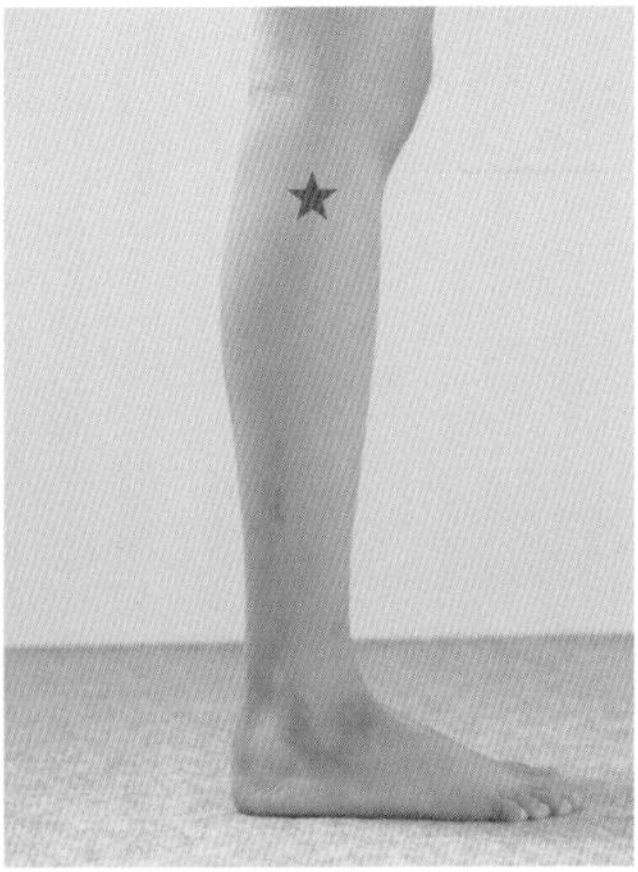

ここにある

ひざ下から外側に向かってたどるとある、飛び出した丸い骨の真下にある。

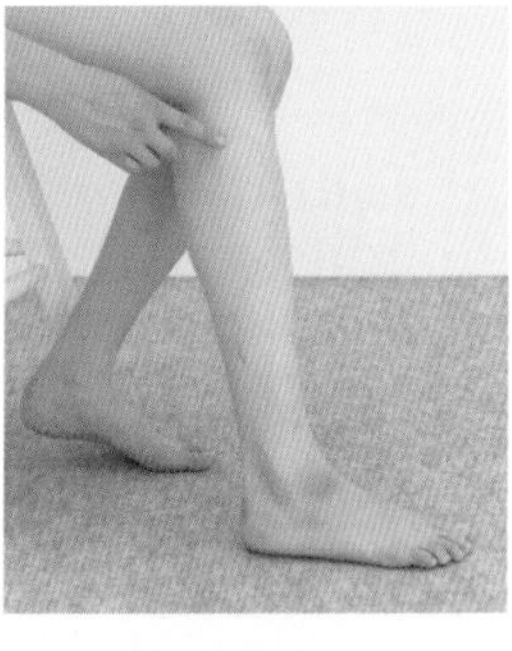

見つけるコツ

指でツボを押さえながら、足の甲を内側に向けると丸い骨が動くのがわかる。その骨の下。

ツボ5 Ⓒのタイプ 胃腸をあたためるツボ

❷ 中脘〈ちゅうかん〉

胃腸が弱って体をあたためる機能が低下してしまった状態が「冷え」。そんな場合は、胃腸の機能を整え内臓をあたためる中脘にお灸をしてみましょう。胃腸の働きが回復し、代謝もアップ。体をあたためる力が戻ってきます。

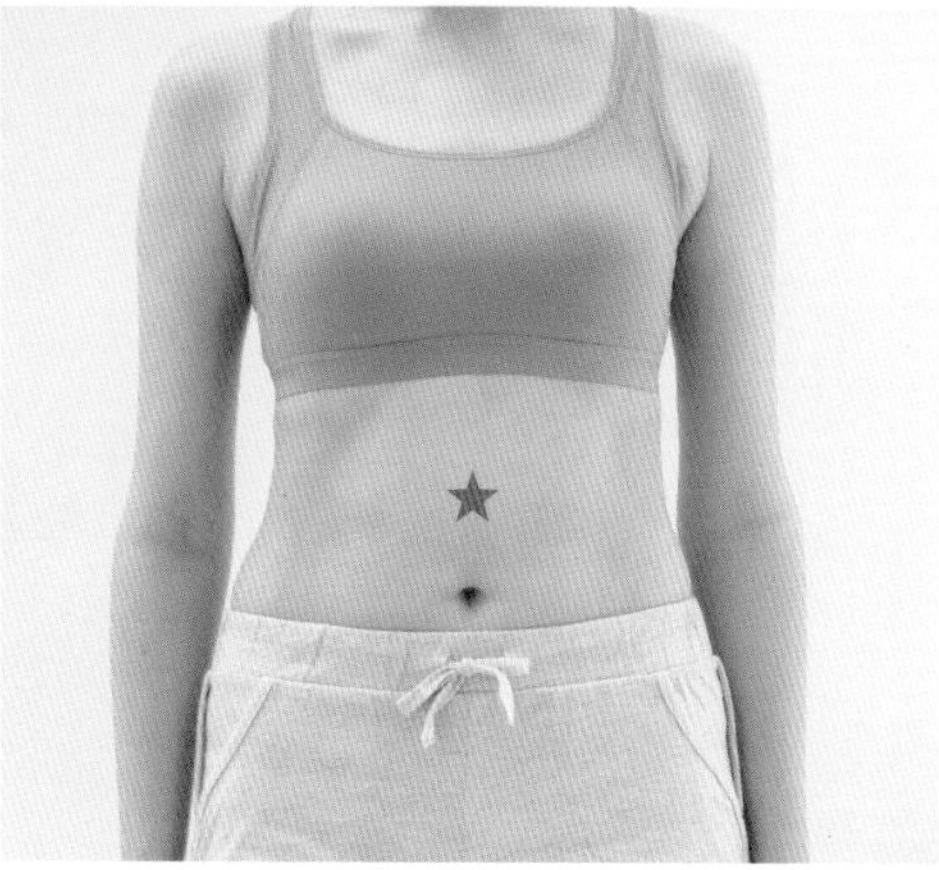

ここにある

おへそから指幅5本上がったところ。胃の中央に位置するといわれています。

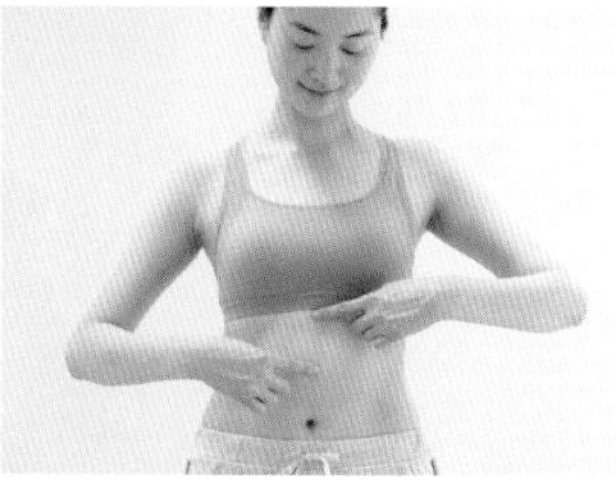

見つけるコツ

みぞおちとおへそのほぼ中間地点が目安。その近辺をさわって探します。

ツボ6 Ⓒのタイプ 腰から下の冷えに

㉔ 足臨泣〈あしりんきゅう〉

腰から下が、まるで水に浸かっているようにゾクゾク冷たく感じるような冷えなら、足臨泣にお灸を。冷えが原因となって起こる筋肉の痛みなどもやわらげます。

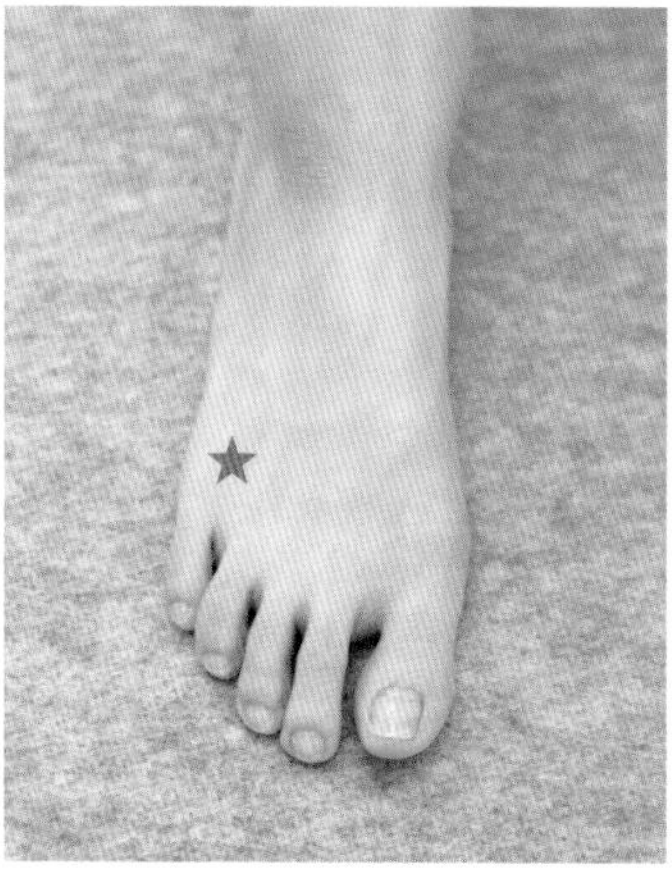

ここにある

足の甲、薬指と小指の骨が交わるところ。

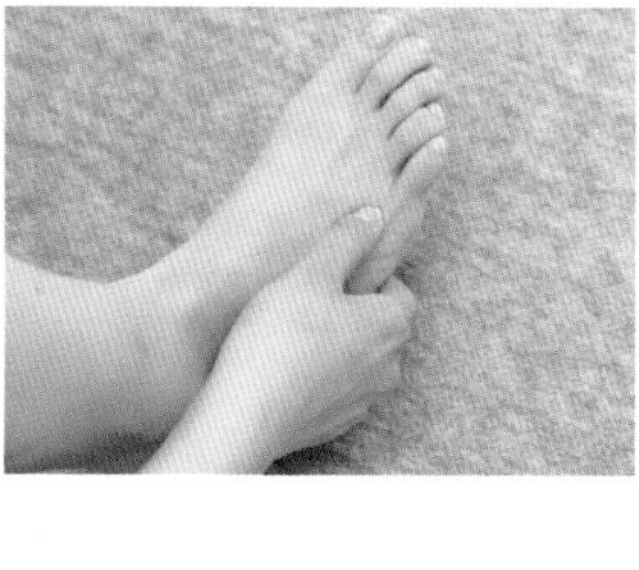

見つけるコツ

足の薬指と小指の骨と骨がぶつかる手前に、くぼみが見つかります。

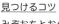

プチ不調

体のむくみ

体内の水分量を調節する機能や「水」を動かす力を強化しましょう

体外に排出される余分な水分が、細胞内にたまってしまう状態がむくみ。体の水分量を調節する機能が低下し、体内に「水」をめぐらせたり、体外へ排出する力が弱まってしまうのです。さらに、腎臓や膀胱の機能低下、風邪などによる肺機能の低下や、冷たい食べものや水分のとり過ぎもむくみの原因に。発汗を促したり、水分の代謝をよくして改善しましょう。

ただし、ひどいむくみや慢性的なむくみは、別の疾患が潜む可能性があります。医師の診察を早めに受けましょう。

●その他に効くツボ／⑲太白、⑰太渓

むくみのタイプを知ろう

お灸が効果を発揮するむくみには2つのタイプがあります。ひとつは、「一時的なむくみ」、もうひとつは「体力の衰えによるむくみ」です。まずは自分のむくみのタイプと原因を知りましょう。

チェック項目

Ⓐ一時的なむくみのタイプ

□水分や塩分をとり過ぎている。
□体を冷やす食べものや飲みものを多くとっている。
□座りっぱなしや立ちっぱなしなど、一日中、同じ姿勢をとる時間が多い。
□ホルモンの影響。（女性は、生理がはじまる前の約1週間、ホルモン濃度の関係でむくむ人が多い）。

チェック項目

Ⓑ体力の衰えによるむくみのタイプ

□疲労しがちで、なかなか元気が回復しない。
□体力が衰えてしまっている。
□冷え症である。
□運動不足で、新陳代謝が低下していると感じている。

ツボ1 Ⓐ Ⓑのタイプ 血行を促し、「水」の流れを改善

⑯ 三陰交〈さんいんこう〉

三陰交は、血行を促し新陳代謝を高めてくれる女性の味方。血行が改善されると、体の中にたまった余分な水分や老廃物の排出も、スムーズになります。

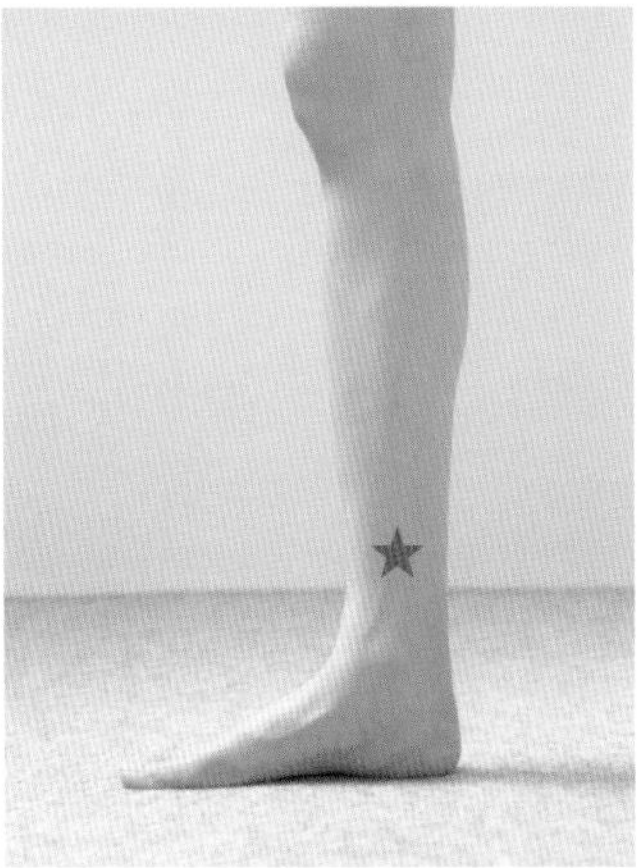

ここにある

内くるぶしの中心から、指幅4本ほど上がる。体の内側の皮膚は外側に比べると薄いので、やけどに注意！

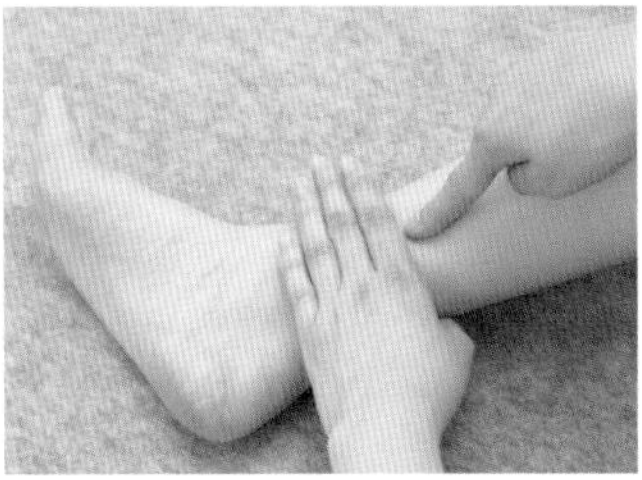

見つけるコツ

骨のうしろを押すと、圧痛が感じられます。

ツボ2 Ⓑのタイプ 胃腸の働きを助ける

❷ 中脘〈ちゅうかん〉

胃腸の働きが鈍ると、代謝が弱まりむくみが生じてきます。中脘を刺激して働きを正常に戻しましょう。代謝がアップすると、体内をめぐる「水」の流れも改善されます。

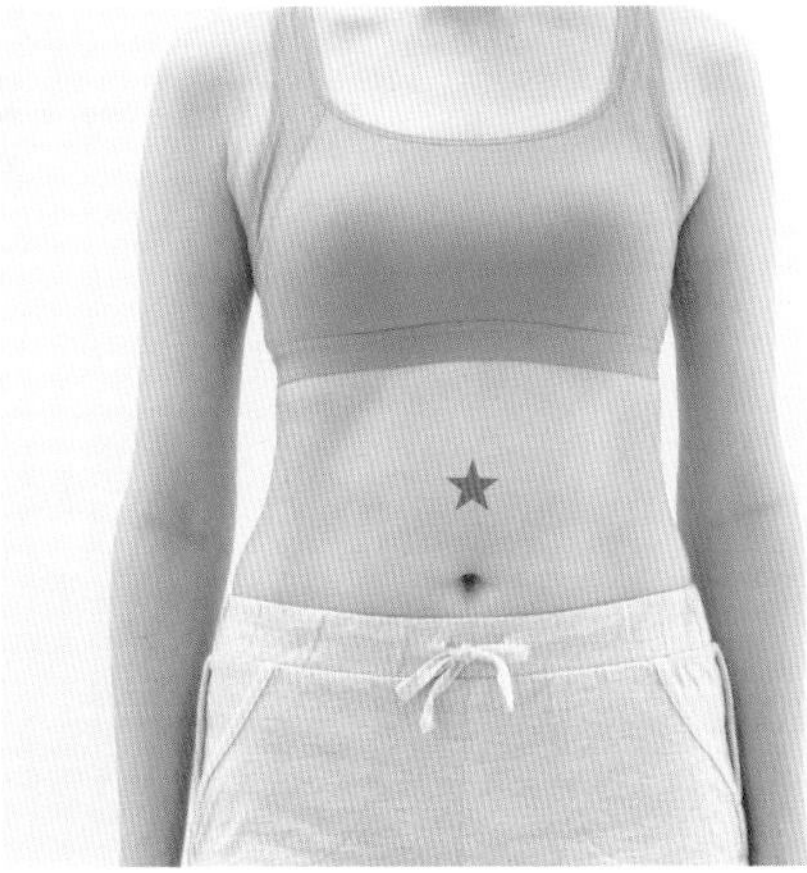

ここにある

おへそから指幅5本上がったところ。胃の中央に位置するといわれています。

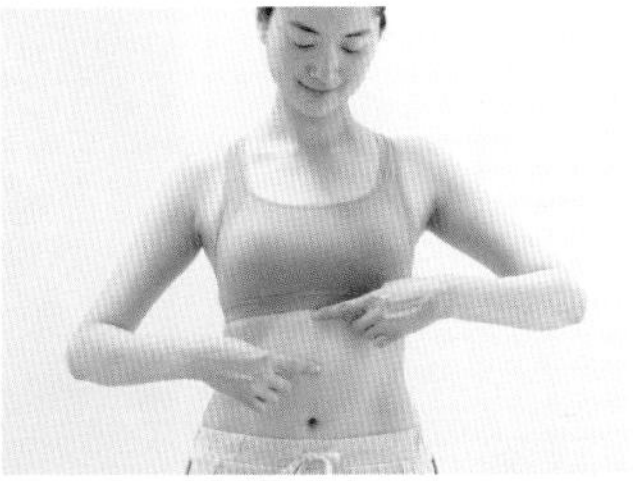

見つけるコツ

みぞおちとおへそのほぼ中間地点が目安。その近辺をさわって探します。

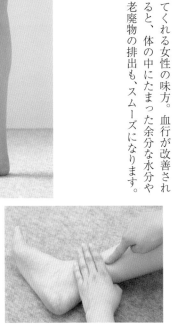

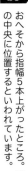

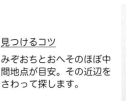

ツボ3　Bのタイプ　体を元気に整えるツボ

⑳ 足三里〈あしさんり〉

むくみはもちろん、胃腸など内臓の不調にも効き、体に活力を与えてくれるツボ。停滞する「気」と「水」の流れを促し、むくみを解消します。俳人・松尾芭蕉は、ここにお灸をして旅に出たといわれています。

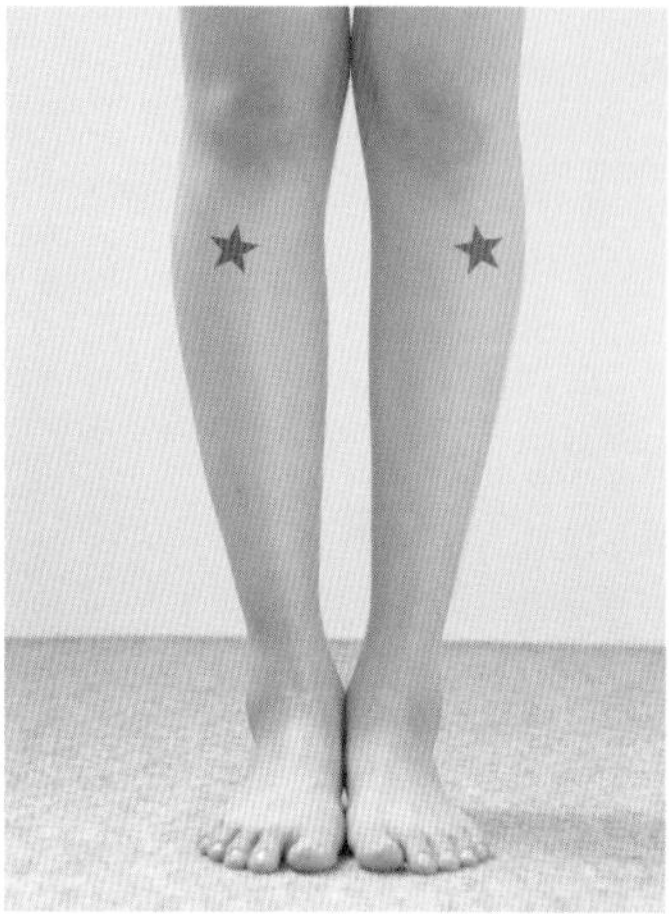

ここにある

ひざ下の外側にあるくぼみから、指幅4本下がったところ。

見つけるコツ

ひざを手で囲むように持ち、中指を伸ばして、指先があたるところ。

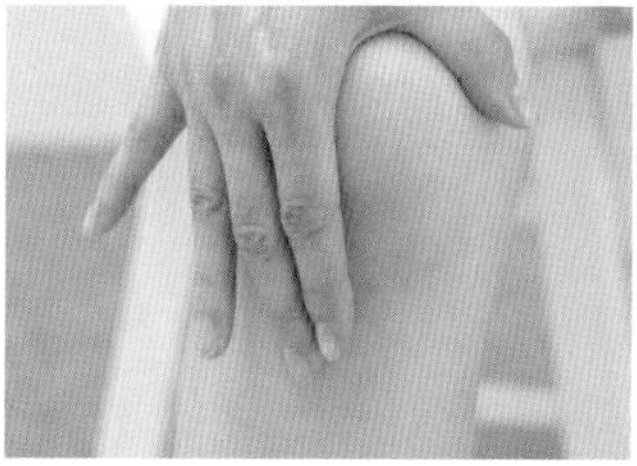

ツボ4　Bのタイプ　全身に「気」をめぐらす

㉕ 湧泉〈ゆうせん〉

「気」の湧き出る泉、という意味を持つツボです。体力が落ちているときにも威力を発揮し、全身に「気」をめぐらせ新陳代謝を活発に促します。エネルギーがみなぎる体は、むくみ知らず！

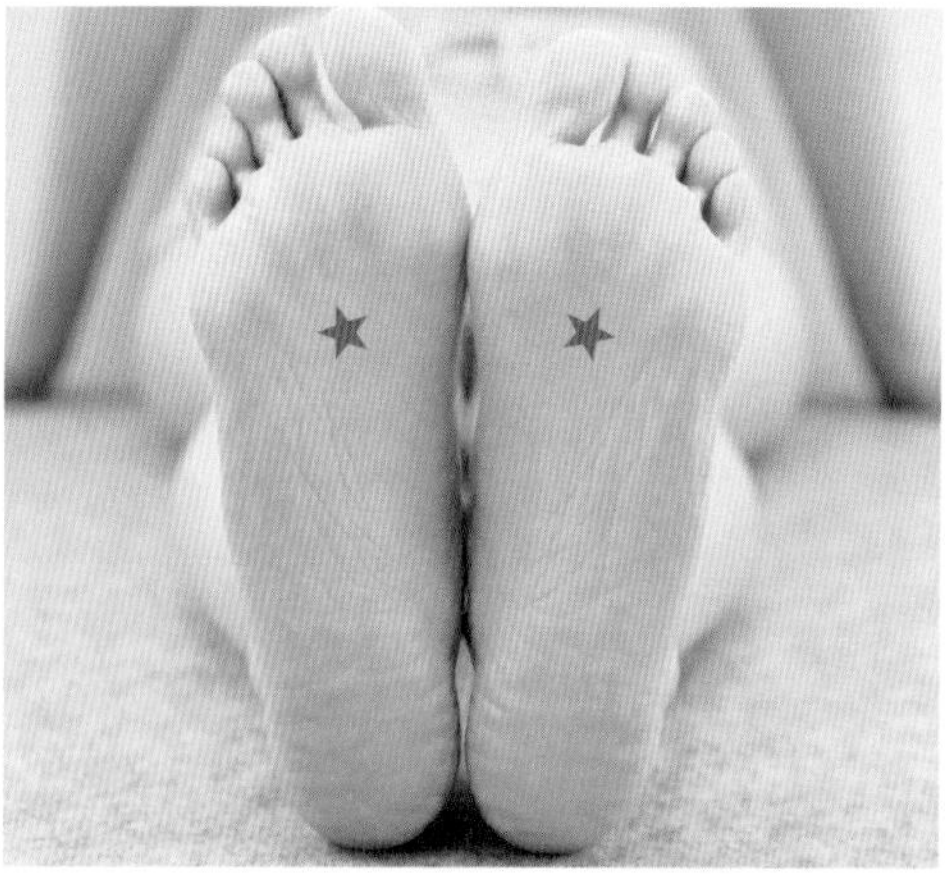

ここにある

足のつま先からかかとまで、約3分の1のところにできるくぼみにある。

見つけるコツ

足の裏を内側に曲げ、親指でさわってくぼみを確認。

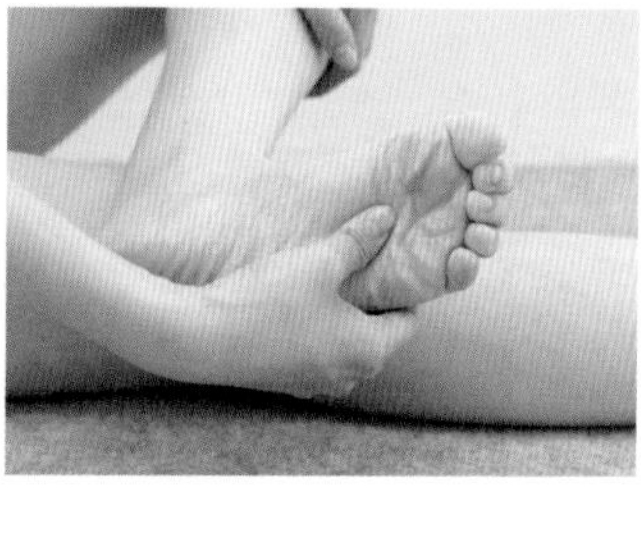

ツボ5　Ⓐのタイプ　体の基礎代謝を活性化

⑫ 合谷〈ごうこく〉

さまざまな不調を改善してくれる合谷。余分なエネルギーを燃やし、体内にたまりがちな水分や老廃物などの排出を促すなど、「代謝」に強い頼れるツボです。

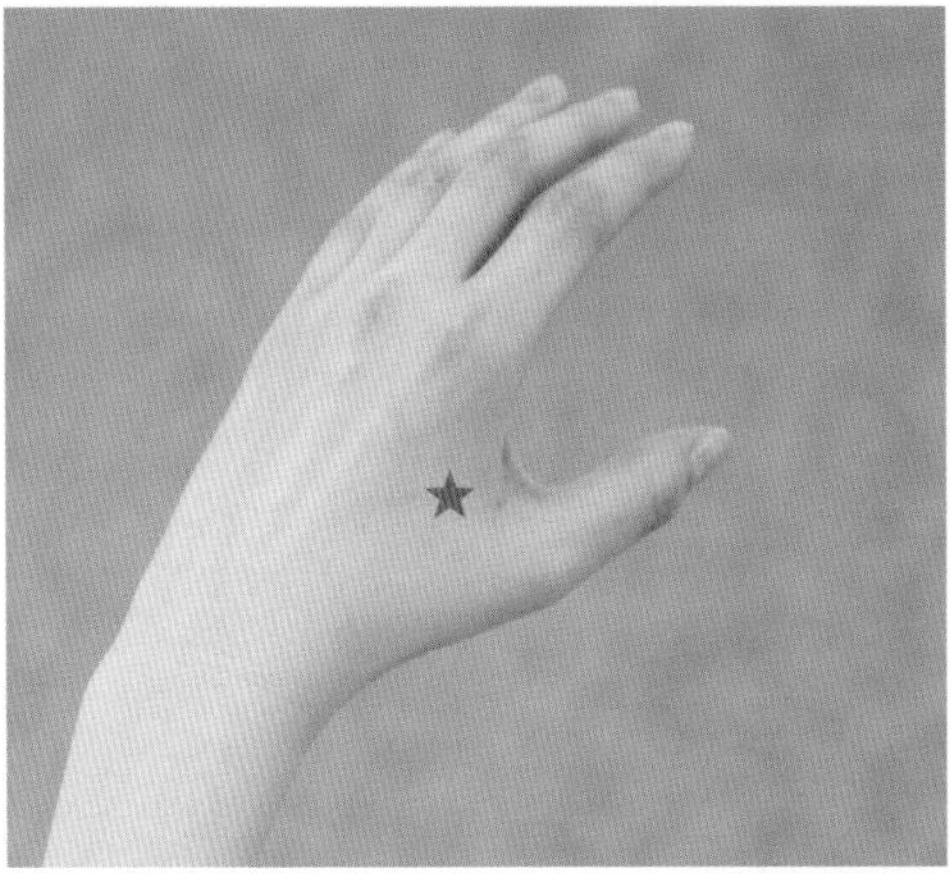

ここにある

手の甲を上にして、親指と人差し指の骨が交差した付け根から、人差し指へ向かってなでたときにあるへこみ。

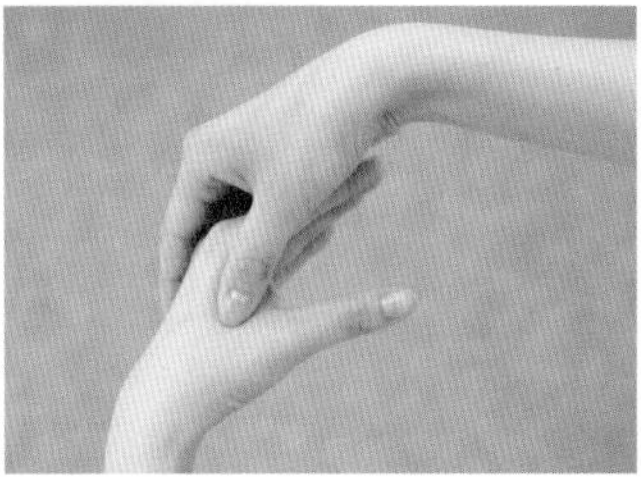

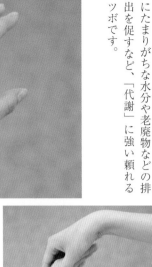

見つけるコツ

親指と人差し指の骨がぶつかる付近のくぼみ。押すと圧痛や心地よさが。

ツボ6　水分の調節機能に働きかける

⑬ 中渚〈ちゅうしょ〉

肺や「腎」の機能が低下すると、体内に水分がたまりやすくなり、むくみが生じます。中渚は、弱まった水分代謝を促してくれます。手の甲にあり、見つけやすいのもうれしい。

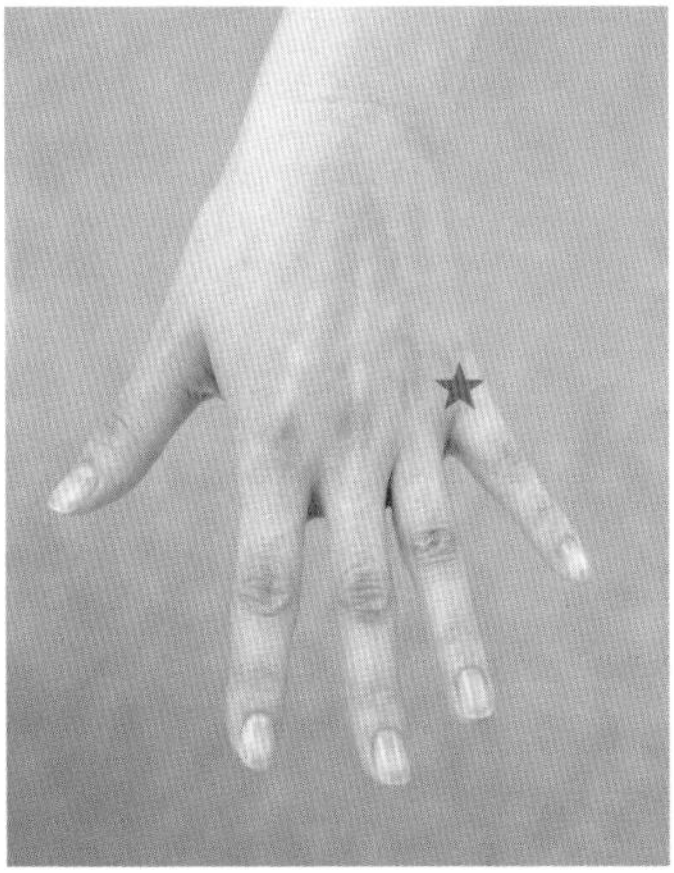

ここにある

手の甲を上にして、薬指と小指の骨の間を手首に向かって指先でふれていくと見つかるくぼみにある。

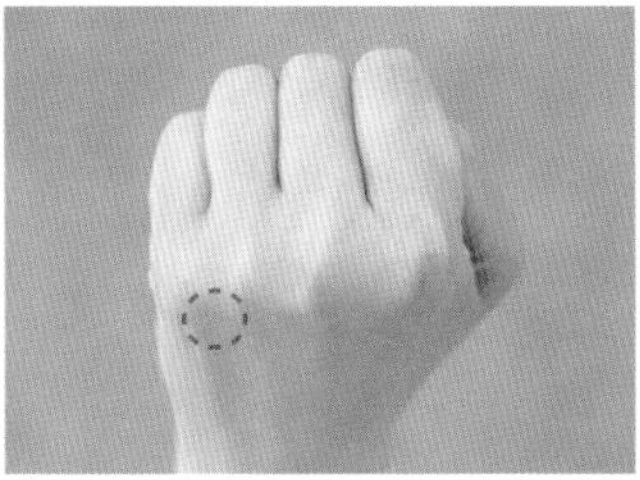

見つけるコツ

手を握ったとき、薬指と小指の関節の間にあるくぼみが目安。押すと圧痛が感じられます。

プチ不調

風邪のひきはじめ

風邪の原因となる体の中の「冷え」を退治！

風邪やインフルエンザウイルスが活発に活動するのは、寒くて乾燥した季節。冬に限らず、エアコンを使う夏にも流行が見られます。

東洋医学では、風邪は首や肩から「寒邪」や「風邪（ふうじゃ）」といった邪気が入り込んだ状態と考えられています。「風邪は万病のもと」といわれますが、ひきはじめの時期にこれらの邪気を退治してしまうことが大切です。呼吸器系の水分代謝を改善させたり、体をあたため、「気」のめぐりを整えることで、早い時期に体調を回復させましょう。

●その他に効くツボ／⑰太渓、⑭陽陵泉

ツボ1　体に「陽」のエネルギーを

㉗大椎〈だいつい〉

手足に伸びる経絡と交わる大椎は、体に陽のエネルギーを取り込み、邪気から守ってくれるツボ。ゾクゾクッと寒気を感じたら、まず刺激したいポイントです。風邪の「予防」に効果大！

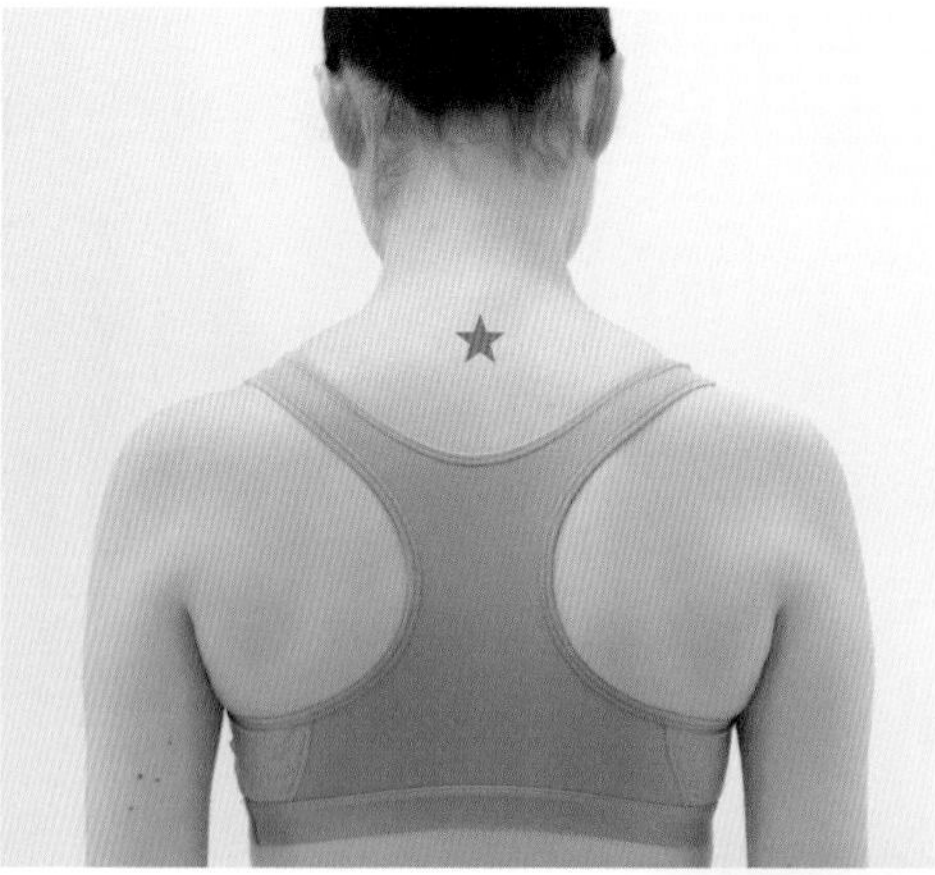

ここにある

首のうしろにある、大きく飛び出た骨の真下。

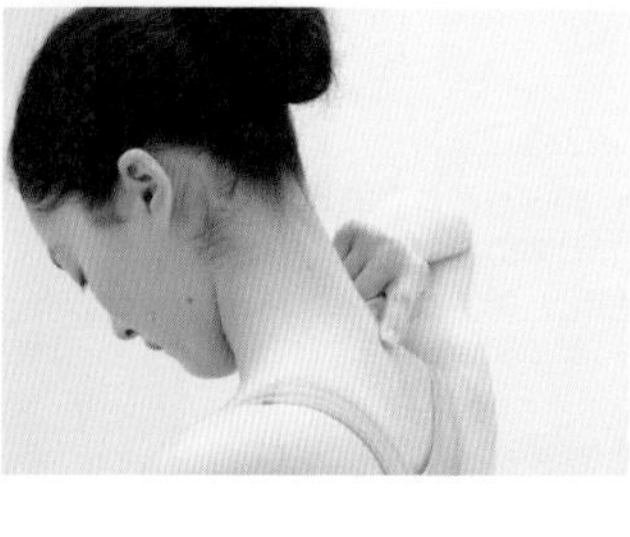

見つけるコツ

あごを引いて、頭を前に。首のうしろに飛び出た骨の真下にあります。

ツボ2　抵抗力をアップさせる

⑫ 合谷〈ごうこく〉

万能ツボの合谷は、肺の機能を改善し、風邪のひきはじめにも活躍。全身の抵抗力を高め、「気」のめぐりを促します。邪気に負けず、これ以上風邪を進行させないための心強い味方です。

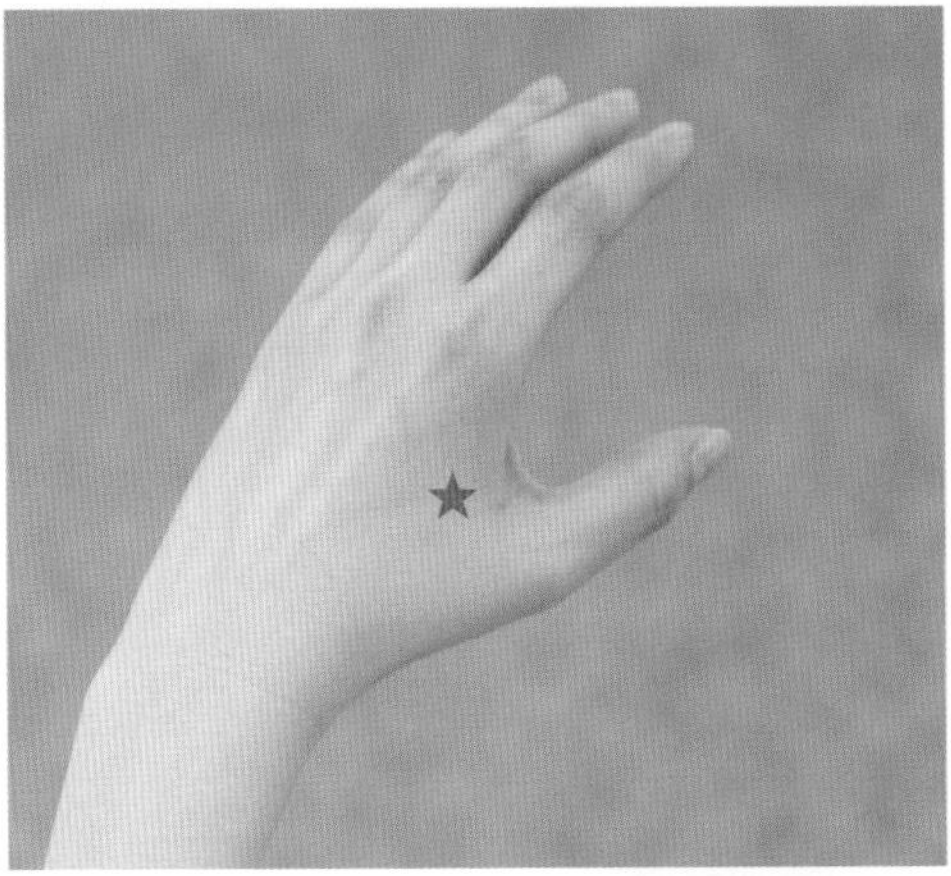

ここにある

手の甲を上にして、親指と人差し指の骨が交差した付け根から、人差し指へ向かってなでたときにあるへこみ。

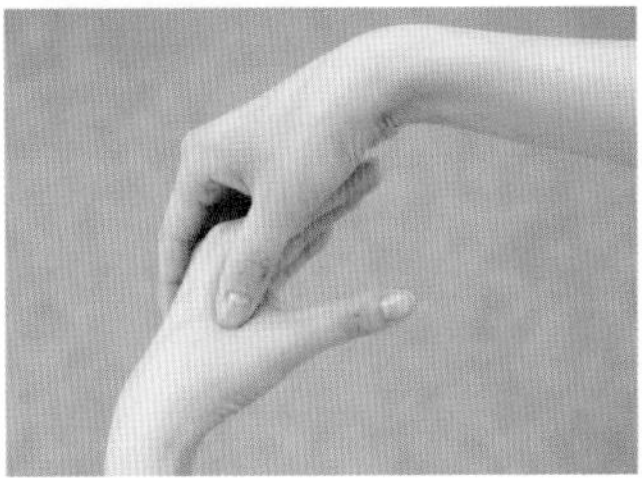

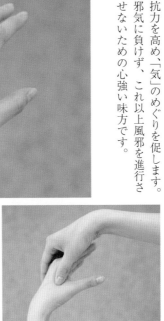

見つけるコツ

親指と人差し指の骨がぶつかる付近のくぼみ。押すと圧痛や心地よさが。

ツボ3　せきがつらいときに

⑪ 太淵〈たいえん〉

ぜんそくや花粉症などにも効果がある太淵。肺の機能をアップさせ、呼吸器系の症状を改善します。のどの痛みや、せきの症状を鎮め、鼻水などにも効果的。ゴホッときたら、太淵にお灸を。

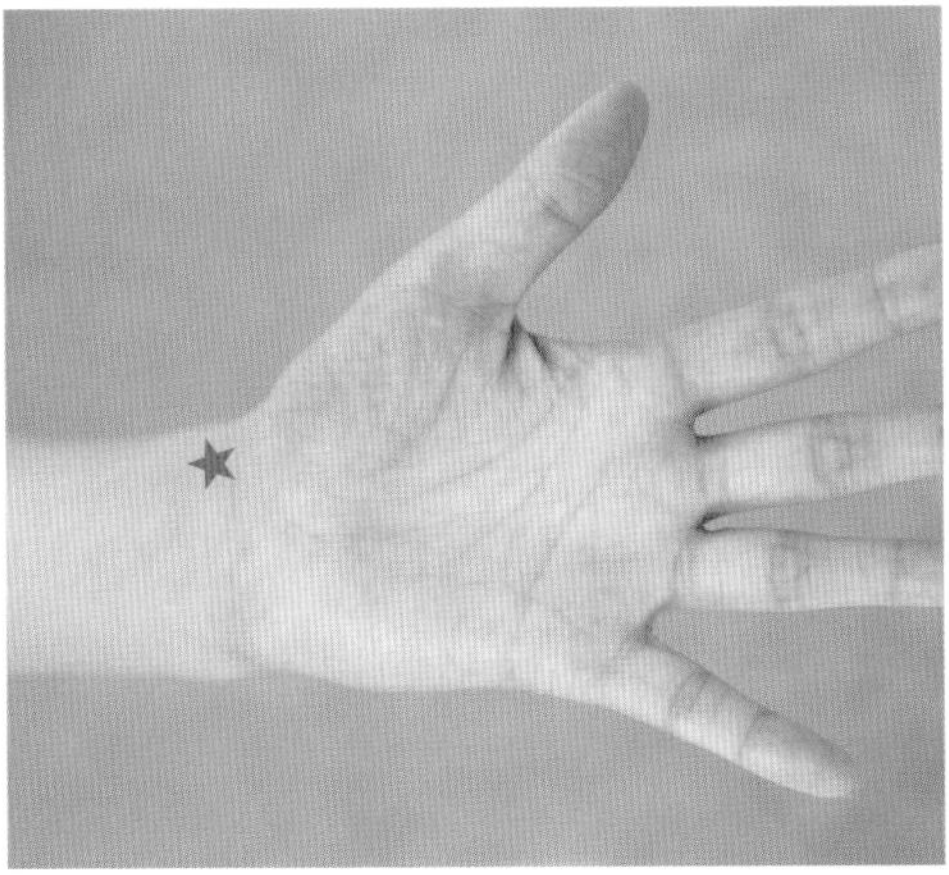

ここにある

手首の内側にできる横じわの親指側。脈を打っているポイントです。

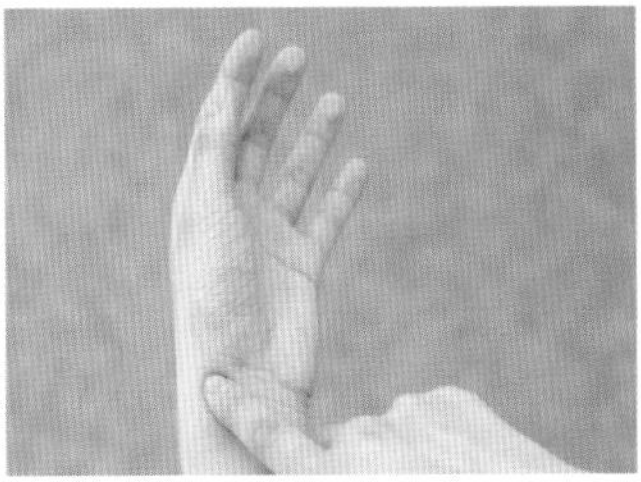

見つけるコツ

横じわの親指付近を指でさわります。脈を感じたら、そこが太淵。

食欲不振・胃もたれ

健康な胃腸で、元気いっぱいの体に

大好きなメニューを前にしても、食欲が出ない……。食欲不振の原因として、冷たいもののとり過ぎや、暴飲暴食など食生活の乱れが考えられます。また、胃がズーンともたれる症状として、冷えや胃下垂、胃の中の水分が過剰になっている場合が考えられます。消化機能に働きかけたり、内臓をあたためることで改善しましょう。

生きる源となる大切な食事。毎日楽しく、おいしくいただきたいものです。そのためにも、お灸で胃に元気を取り戻しましょう。

●その他に効くツボ／㉙胃兪、⑥曲池、⑯三陰交

ツボ1　胃腸の不調に効く！

⑳足三里〈あしさんり〉

万能ツボの足三里は消化機能をアップさせ、低下していた消化と排泄の働きをスムーズに働くよう促してくれます。胃もたれや吐き気、下痢、便秘などの症状に効果的です。

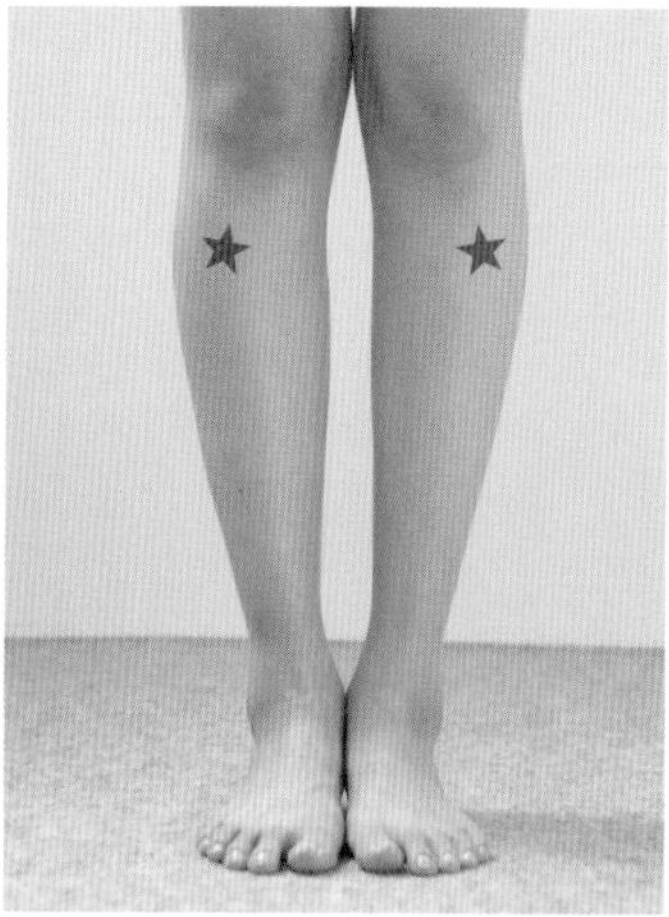

ここにある

ひざ下の外側にあるくぼみから、指幅4本下がったところ。

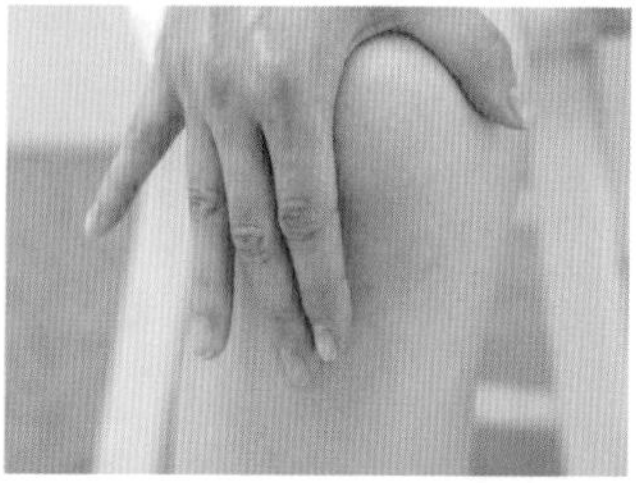

見つけるコツ

ひざを手で囲むように持ち、中指を伸ばして、指先があたるところ。

ツボ2　お腹の調子を整える

⑲ 太白〈たいはく〉

胃のもたれや膨満感などのほか、下痢や便秘などにも効くツボ。胃腸に働きかけ、お腹の調子を整えてくれます。また、このツボには「血」の流れをスムーズに改善する働きもあります。

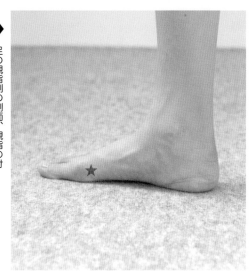

ここにある

足の親指側の側面、親指の付け根にあるツボ。出っ張った骨のすぐ下のくぼみが目安。

見つけるコツ

足の親指側の側面をやさしくさわってみましょう。くぼみが見つかります。

ツボ3　食欲増進にも効果的

❷ 中脘〈ちゅうかん〉

胃腸障害によく効くツボが中脘。消化器系の働きを整え、健康の維持と食欲増進にも役立ちます。食欲不振のほか、お酒を飲み過ぎて、胃がもたれているような症状にも効果的です。

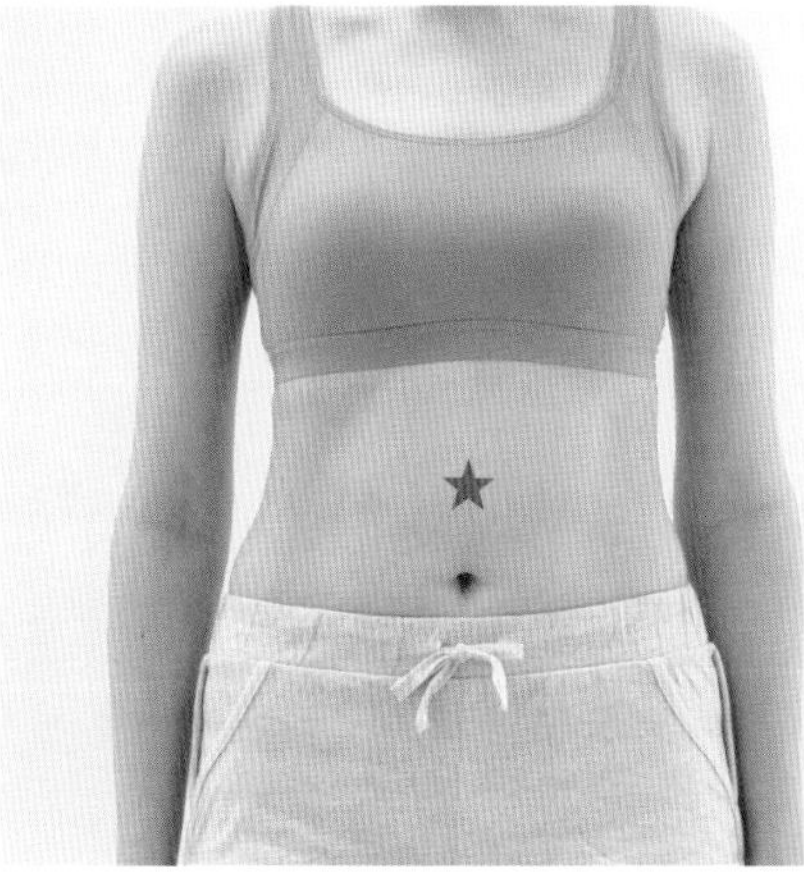

ここにある

おへそから指幅5本上がったところ。胃の中央に位置するといわれています。

見つけるコツ

みぞおちとおへそのほぼ中間地点が目安。その近辺をさわって探します。

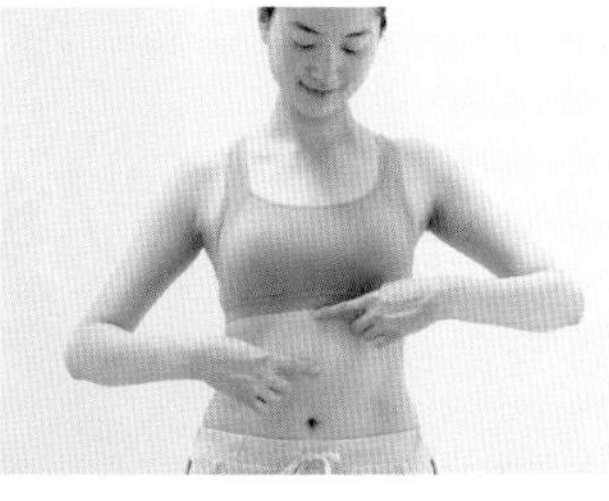

プチ不調

疲れ目

肩こりなど、目以外の不調が原因のことも

パソコンや、携帯電話などの小さな画面を長時間見つめることが多い現代の生活。目の疲れには、目の調節機能の低下や肩こりなど、目以外の原因が関与していることも。集中して見つめることで、目の周囲の筋肉が緊張し、血行が悪くなり、調節機能が衰えたり、肩や首がこったりするのです。

パソコンを1時間使ったら、5～10分遠くを眺めて目にも休息を。蒸しタオルをのせて、目のまわりの血行を促すのも効果的です。

●その他に効くツボ／⑯三陰交

ツボ1　あらゆる疲れ目に効果的

⑫合谷〈ごうこく〉

パソコンなど、長時間の作業による肩こりに効くのが合谷です。さらに、合谷は頭部の不調にも万能といわれるツボ。目の疲れだけでなく、視力の回復機能アップにも威力を見せます。

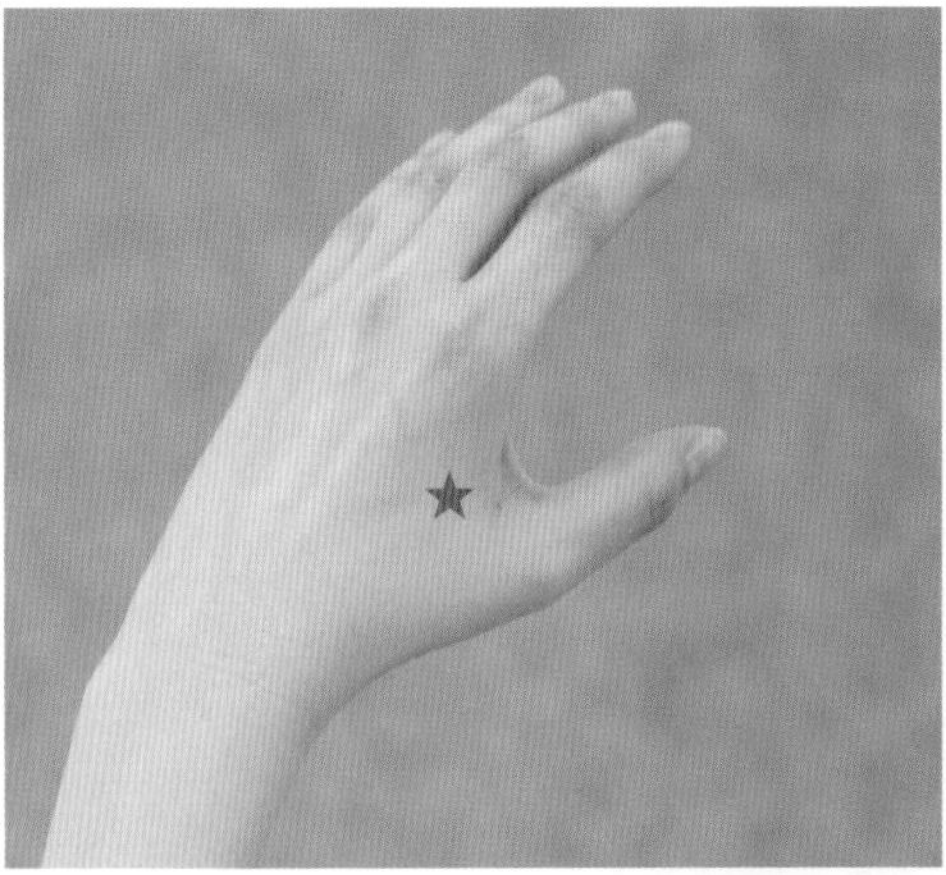

ここにある

手の甲を上にして、親指と人差し指の骨が交差した付け根から、人差し指へ向かってなでたときにあるへこみ。

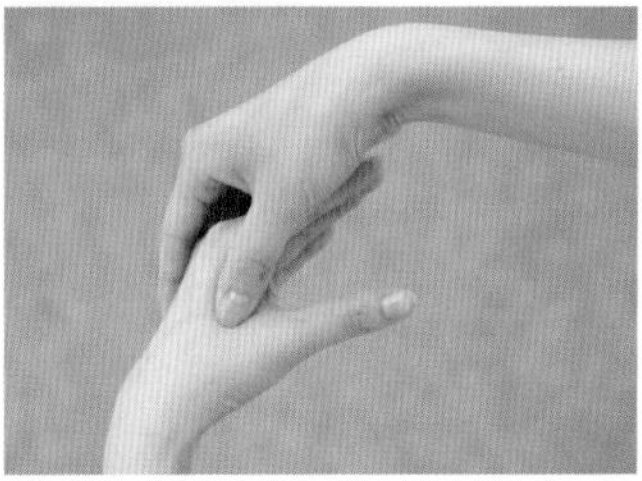

見つけるコツ

親指と人差し指の骨がぶつかる付近のくぼみ。押すと圧痛や心地よさが。

ツボ2　目に滋養を補給します

㉓ 太衝〈たいしょう〉

肝機能を司る経絡「肝経」にある太衝。自律神経にも働きかけるので、視力の回復を助けるツボとして活躍します。また、目の不快な症状に伴って起こる、頭痛や食欲不振なども改善。

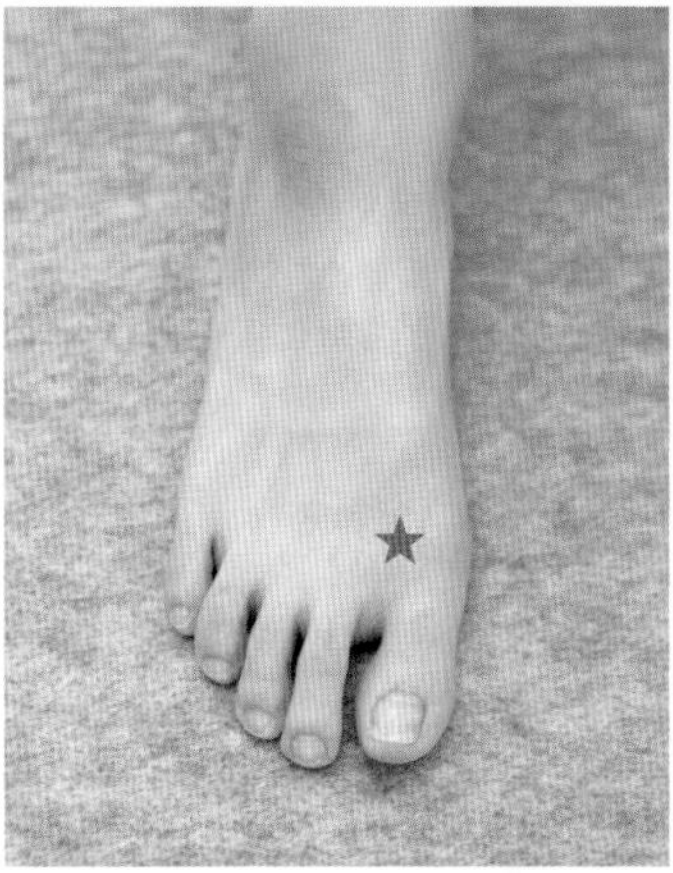

ここにある

足の甲の、親指と人差し指の骨が交わるところをさわると見つかるくぼみにある。

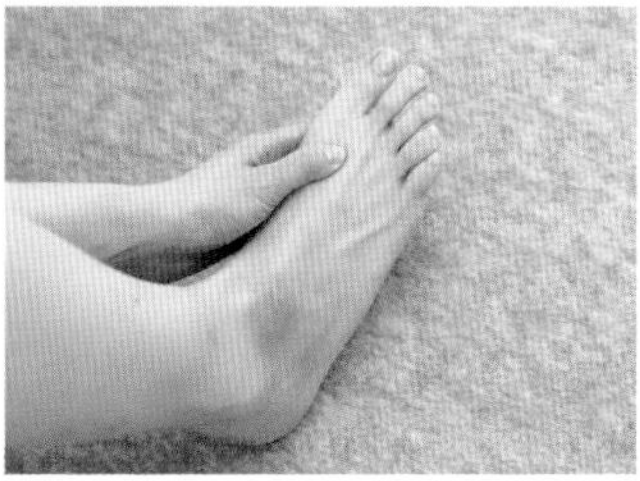

見つけるコツ

足の親指の骨をたどります。付け根付近のくぼみをていねいにチェック！

ツボ3　つらい肩こりも改善！

❻ 曲池〈きょくち〉

視力の低下はもちろん、目の充血や痛みにも効くのが曲池。肩こりにも有効なツボなので、こりがほぐされるにつれて、目の疲れも治まっていきます。この曲池も、合谷や三陰交と並ぶ万能ツボです。

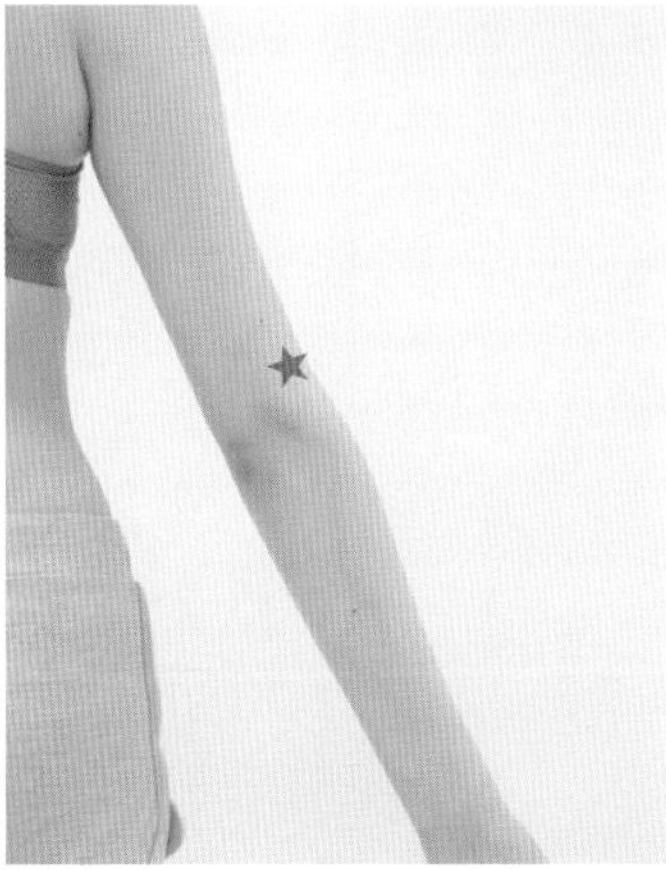

ここにある

ひじの関節の内側。親指側にあり、押すと圧痛を感じる。

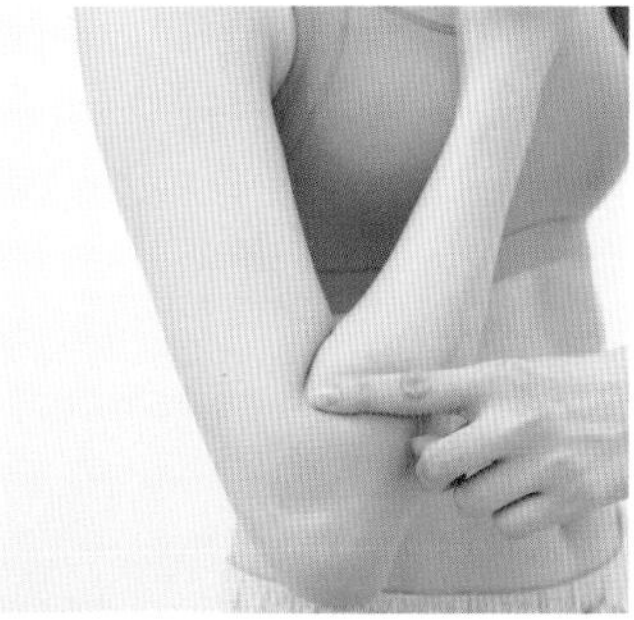

見つけるコツ

腕をじゅうぶんに曲げたときにできる、横じわのおわり。

花粉症・アレルギー

ゆっくり時間をかけて体質改善を目指しましょう

春になるとぐしゅぐしゅ……。花粉症やアレルギー性鼻炎による鼻水や鼻づまりは、うっとうしく気分も憂うつ。また、それに伴う頭痛や倦怠感などの症状も困りもの。そこで、鼻やのどなど、それぞれの不快な症状にダイレクトに働くツボを活用しましょう。

お灸は、その人が持つ自然治癒力の回復が目標のひとつ。じっくりつづけて体のバランスを整えましょう。秋頃からスタートすれば、花粉がピークを迎える春には変化を感じられるでしょう。

●その他に効くツボ／⑰太渓

ツボ1　鼻水のほか、のどの痛みもやわらげます

⑫合谷〈ごうこく〉

万能ツボと呼ばれる合谷は、ここでも大活躍。頭痛や目の充血、のどの痛みを緩和してくれます。「気・血」の働きを高めるので、花粉症の症状のほか、風邪による鼻水や鼻づまりにも効果的。

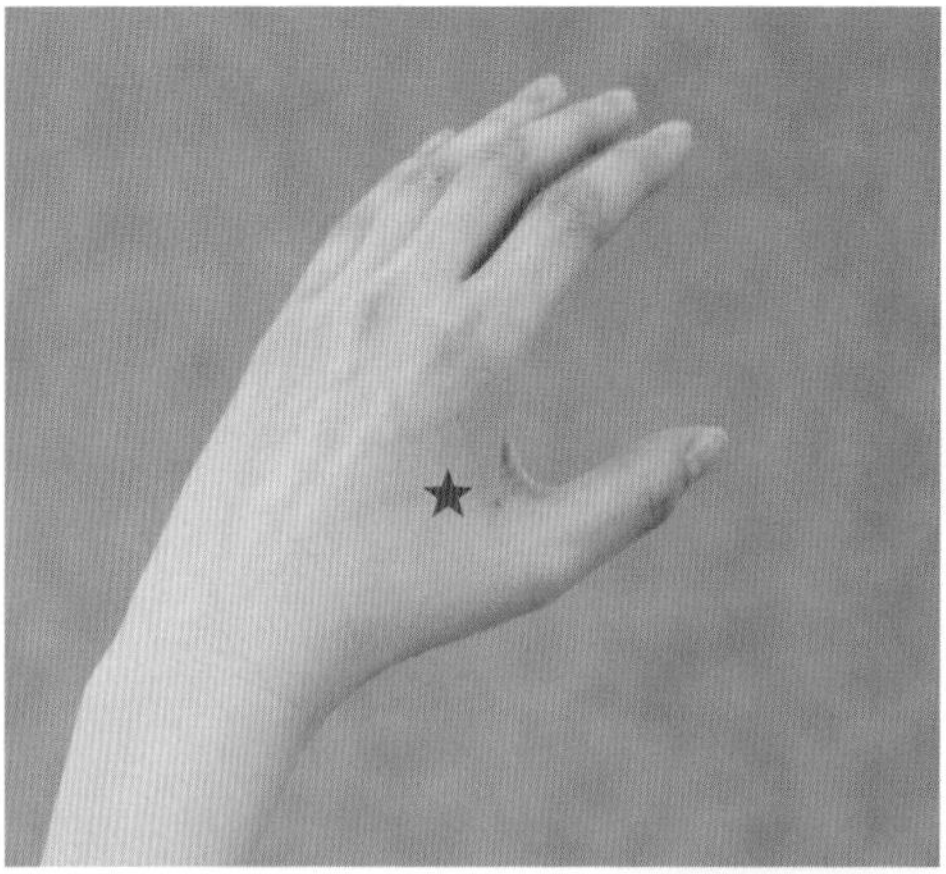

ここにある

手の甲を上にして、親指と人差し指の骨が交差した付け根から、人差し指へ向かってなでたときにあるへこみ。

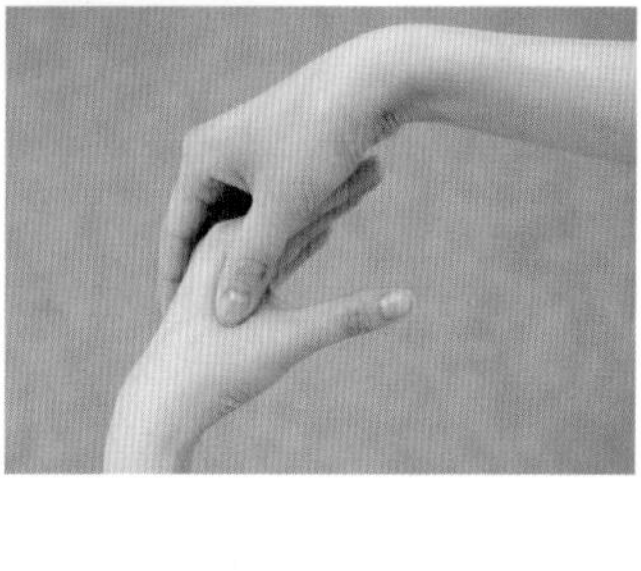

見つけるコツ

親指と人差し指の骨がぶつかる付近のくぼみ。押すと圧痛や心地よさが。

ツボ2　日ごろからお灸をして抵抗力をアップ

⑳足三里〈あしさんり〉

「気・血」の流れを整え、体に元気をもたらしてくれるツボが足三里。抵抗力を高めるので、日ごろからお灸をしておくと、花粉症の症状をやわらげる予防ツボとしても活用できます。

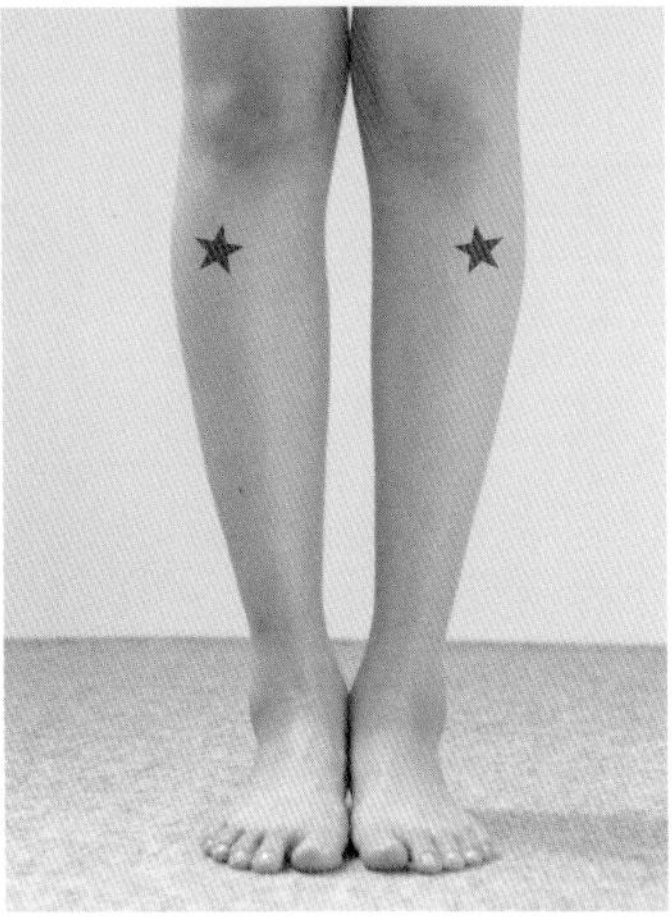

ここにある

ひざ下の外側にあるくぼみから、指幅4本下がったところ。

見つけるコツ

ひざを手で囲むように持ち、中指を伸ばして、指先があたるところ。

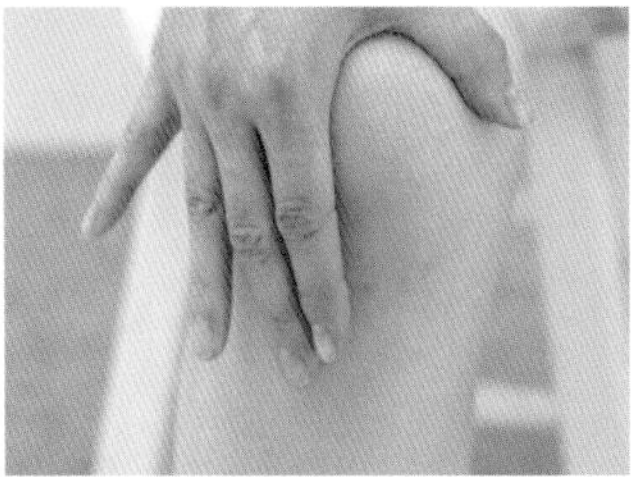

ツボ3　鼻の不調に威力を発揮

⑪太淵〈たいえん〉

ぜんそくなど、呼吸器系の症状に効く太淵は、花粉症や鼻炎にも効果的なツボです。アレルギーに限らず、風邪による鼻の不調も緩和してくれるので、覚えておきたいツボのひとつ。

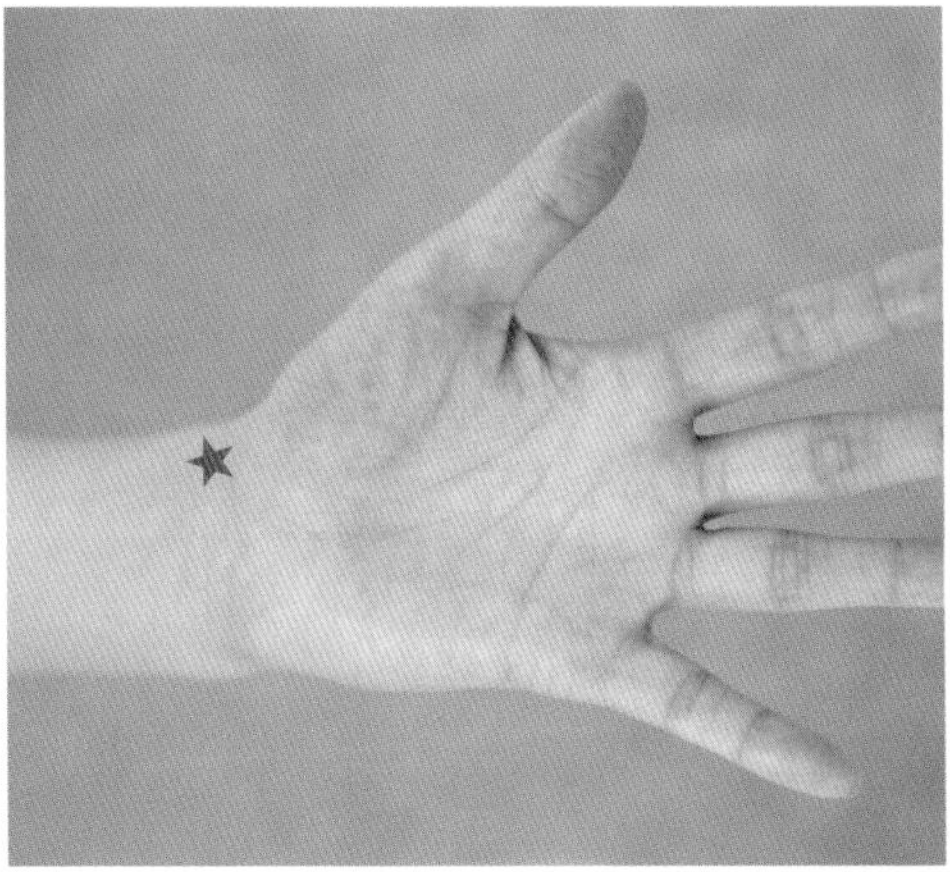

ここにある

手首の内側にできる横じわの親指側。脈を打っているポイントです。

見つけるコツ

横じわの親指付近を指でさわります。脈を感じたら、そこが太淵。

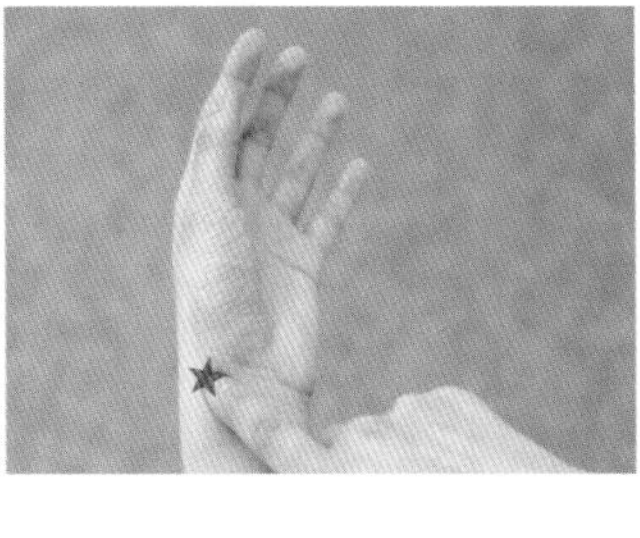

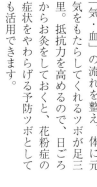

肩こり

硬い、痛い……。つらい症状を緩和しましょう

長時間、同じ姿勢でパソコンに向かったあと、かちかちに硬くなってしまった肩は本当につらいものです。東洋医学ではこれを、肩から首の筋肉の血行が悪くなっている状態、ストレスや緊張などで「気」が滞っている状態、風邪や筋違いなどによる状態、と3つに分けて対処します。

また、肩こりはふだんの「姿勢」や、動作の「くせ」にも大きく関係します。正しい姿勢を心がけ、ストレッチを行うなど、肩こりを寄せつけない生活を意識してみましょう。

●その他に効くツボ／⑥曲池、⑳足三里、⑭陽陵泉、⑫合谷

ツボ1　慢性的な肩こりにも

㉘肩井〈けんせい〉

「肩」が名前につく肩井。ツボの位置も肩のそばにあり、ダイレクトにこりをほぐします。慢性的な肩こりや、首や背中の痛みも緩和してくれるので、肩の不調に、まず試したいツボです。

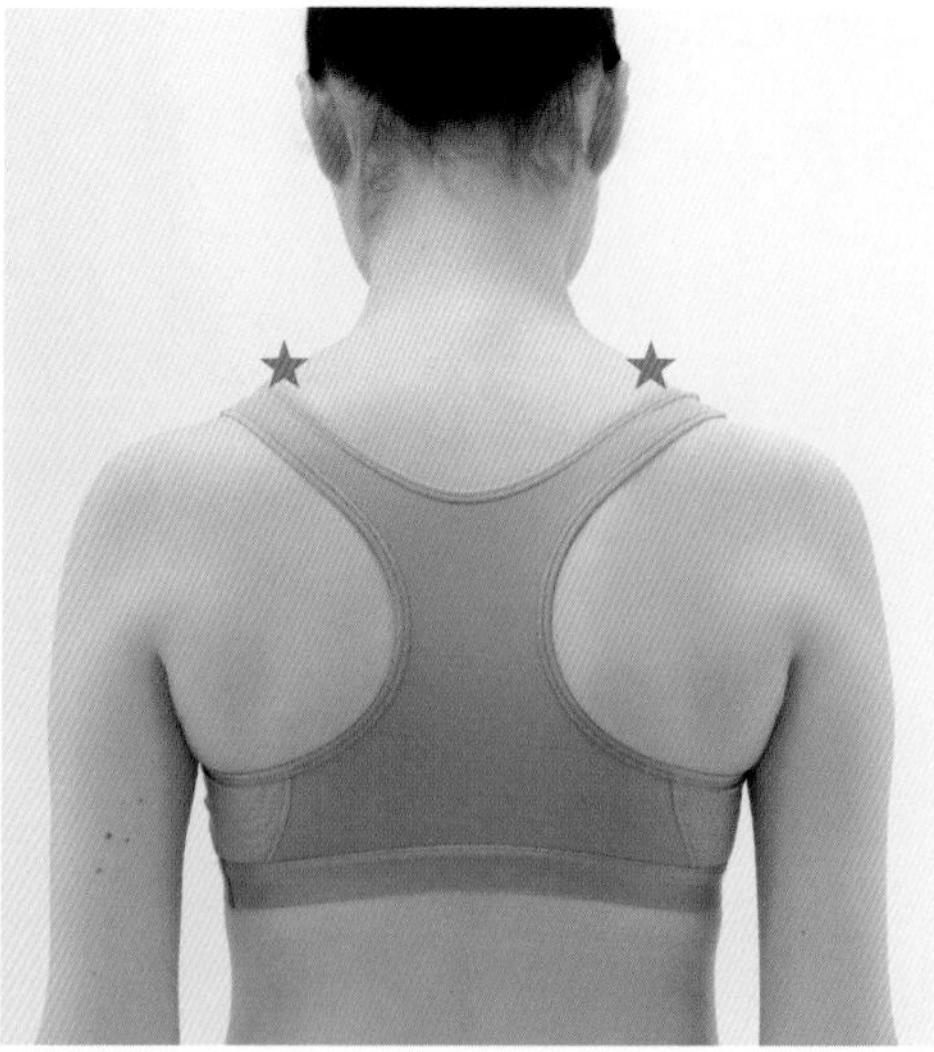

ここにある

肩のライン上にあり、首筋と、肩先のちょうど真ん中あたりの位置。

見つけるコツ

首のうしろに出っ張る骨と、肩先の骨を結んだ線の中央を意識して探します。

ツボ2　イライラも鎮めてくれます

㉓ 太衝〈たいしょう〉

「気」の流れを活発に促してくれる太衝。ここを刺激すると、「気」と「血」の流れがスムーズになります。イライラなど、精神的作用からくる肩こりにも効果的。頭痛もやわらげてくれます。

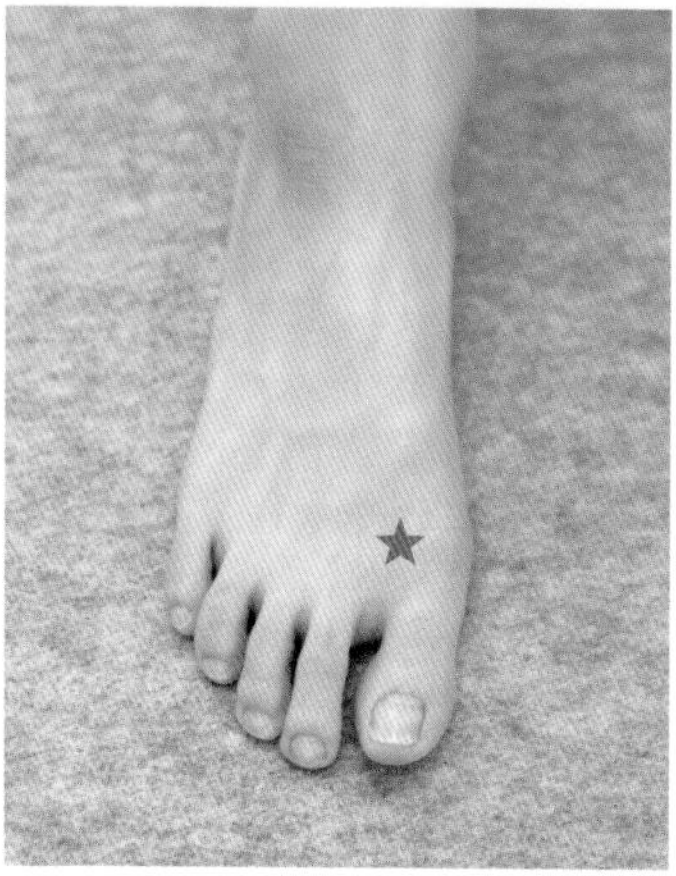

ここにある

足の甲の、親指と人差し指の骨が交わるところをさわると見つかるくぼみにある。

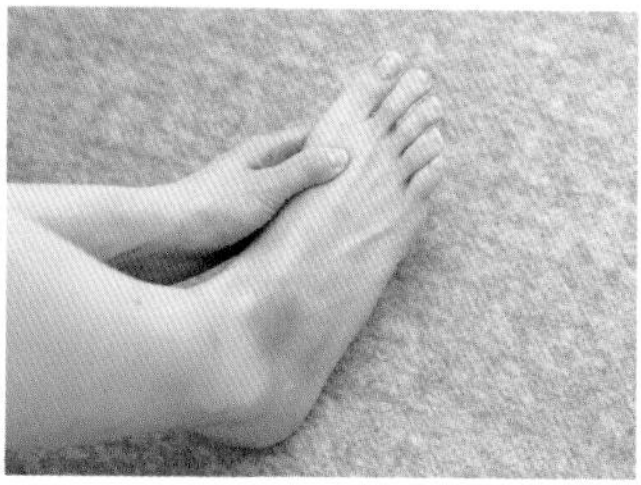

見つけるコツ

足の親指の骨をたどります。付け根付近のくぼみをていねいにチェック！

ツボ3　頑固な肩こりもほぐします

❼ 少海〈しょうかい〉

ひじの関節の内側にある少海は、肩から背中、首などのこりを緩和してくれます。とくに、肩甲骨付近のこりには効果的。また、ツボが位置するひじ付近の痛みもやわらげます。

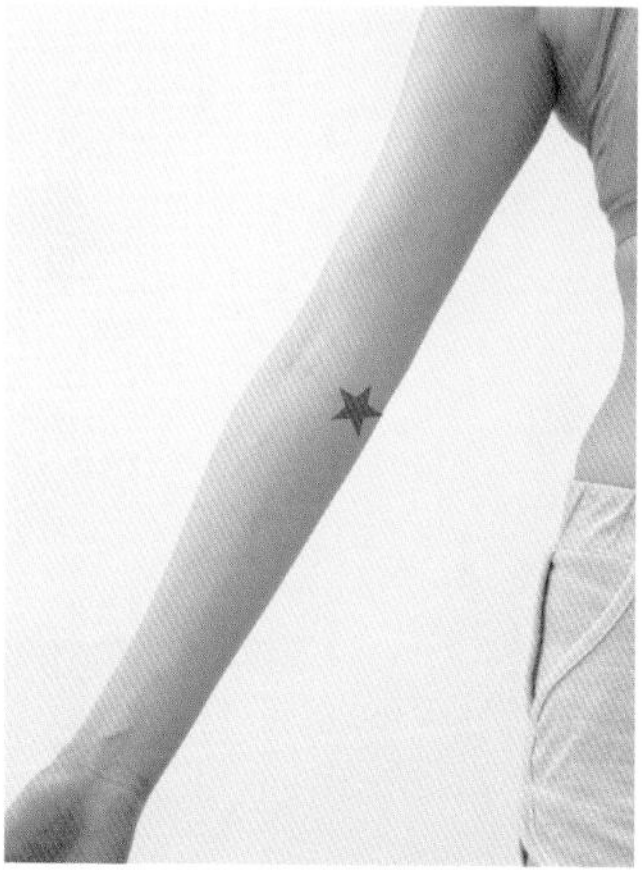

ここにある

関節の内側、小指側にある。

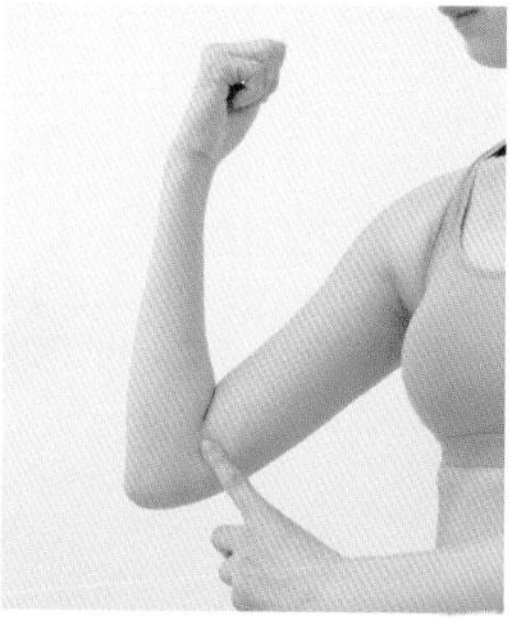

見つけるコツ

腕を曲げたときにできる、内側のしわのおわり。押すと、圧痛があります。

プチ不調

腰痛

腰痛が改善すると、背筋も自然に伸びます

上半身をしっかりと支える腰椎。それを支える筋肉の負担も相当なものです。東洋医学における腰痛の原因は「冷え」、余分な水分の影響による「筋肉の縮み」、腎臓や生殖器を司る「腎」の気の不足が挙げられます。
また、その症状も慢性的なもの、ぎっくり腰など急性的なものに分けられます。前者は、体をあたためたり、水分代謝を活発にしてケア。後者は、まずは、局部を安静に保つことが大切です。

●その他に効くツボ／⑰太渓、㉚腎兪

ツボ1　慢性・急性、両方のケースに活躍

⑮崑崙〈こんろん〉

腰痛はもちろん、頭痛や肩や背中のこり、坐骨神経痛などにも効果的なのが崑崙です。腰痛なら、慢性・急性どちらのタイプにも頼れるツボ。「気」のめぐりをスムーズに促す作用もあります。

ここにある

外くるぶしとアキレス腱の間にある、くぼみの中。

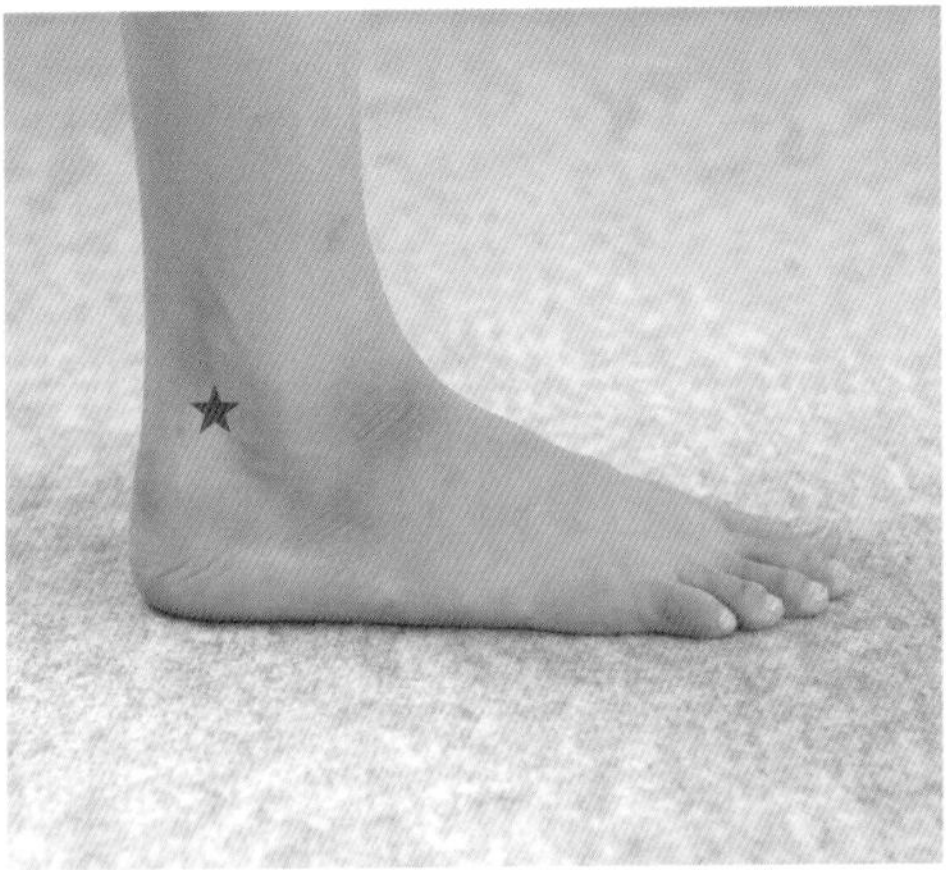

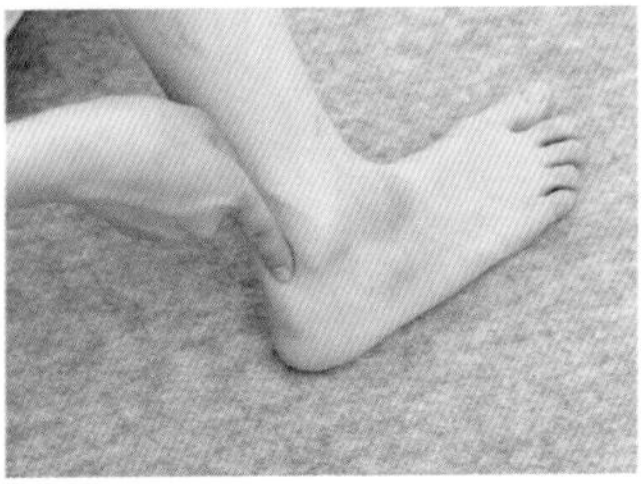

見つけるコツ

外くるぶしとアキレス腱の間を探します。比較的見つけやすいツボ。

ツボ2　体をあたため、痛みを緩和

⑭ 陽陵泉〈ようりょうせん〉

代謝を高め、体をあたためてくれる陽陵泉は、腰痛にも効果的。慢性的な腰痛はもちろん、急性の腰痛にも活躍。「寒邪」（60ページ）に入られた風邪の症状や、頭痛にも使われるツボです。

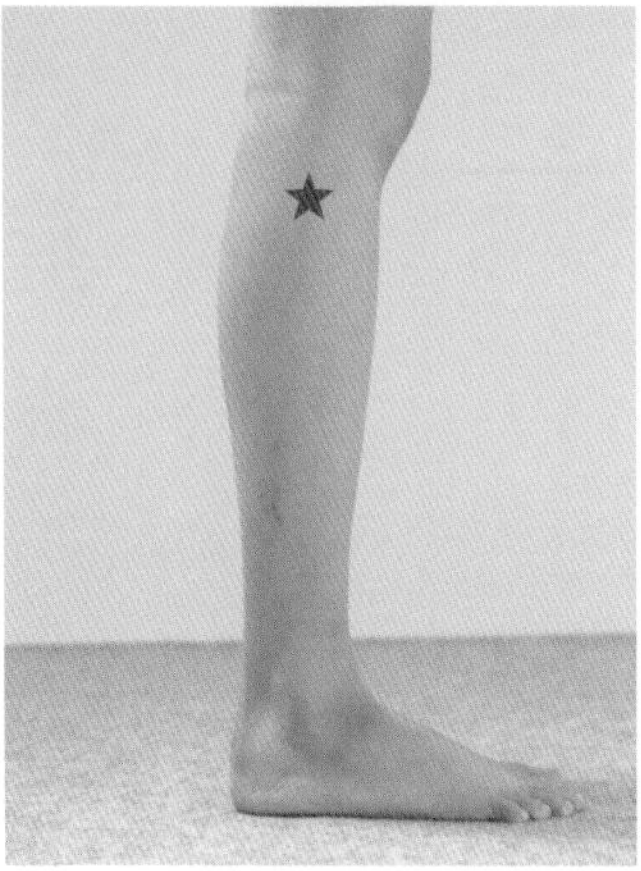

ここにある

ひざ下から外側に向かってたどるとある、飛び出した丸い骨の真下にある。

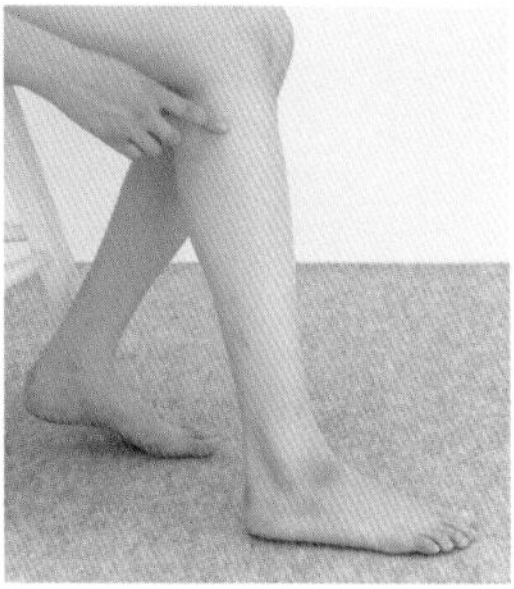

見つけるコツ

指でツボを押さえながら、足の甲を内側に向けると丸い骨が動くのがわかる。その骨の下。

ツボ3　急激な腰の痛みに

㉒ 承山〈しょうざん〉

筋肉の引きつりや痛みを緩和する承山。ぎっくり腰や、殿部や仙骨部が痛む腰痛に効果的です。元気を養う「腎気」を補う効果もあります。なお、急激な痛みがあるときに、患部をもんだり押すのはNG。

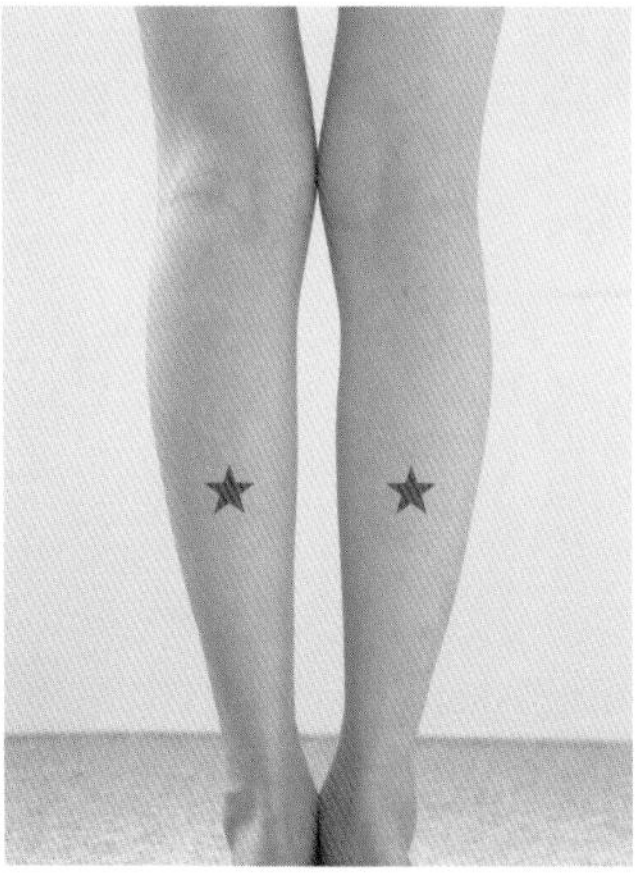

ここにある

アキレス腱上にあり、アキレス腱とふくらはぎの筋肉の境い目にある。

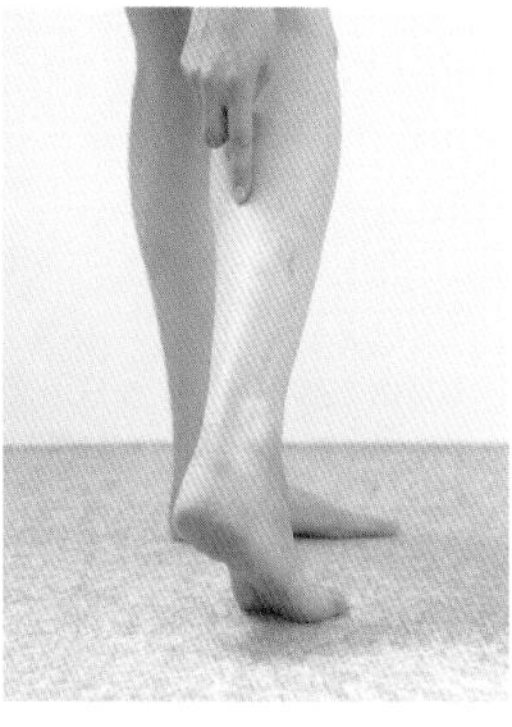

見つけるコツ

かかとからアキレス腱をたどり、ふくらはぎの中央付近で指がとまるポイントを探す。

胃痛

食生活の乱れやストレスが胃を痛める

疲労がたまったり、ストレスを感じたときなどに胃がシクシク痛むことがありませんか？　生まれつき胃腸が弱い場合もありますが、暴飲暴食や冷えも原因となるケースが多いのです。

また、胃腸は精神的な影響を大きく受けやすい臓器。「気」の流れを滞らせるストレスやイライラも、胃の痛みを引き起こします。そんなときは、生活を見つめ直し、ストレスの原因を取りのぞくことも大切です。

●その他に効くツボ／⑲太白、⑳足三里

ツボ1　痛みや胸やけなど、胃の不調に

㉙ 胃兪〈いゆ〉

胃兪は、胃に関わる経絡上にあるツボ。胃痛や胸やけを緩和します。消化を促進するので、減退していた食欲も回復。げっぷが出たり、なんとなくお腹が張る……といった症状にも効果的です。

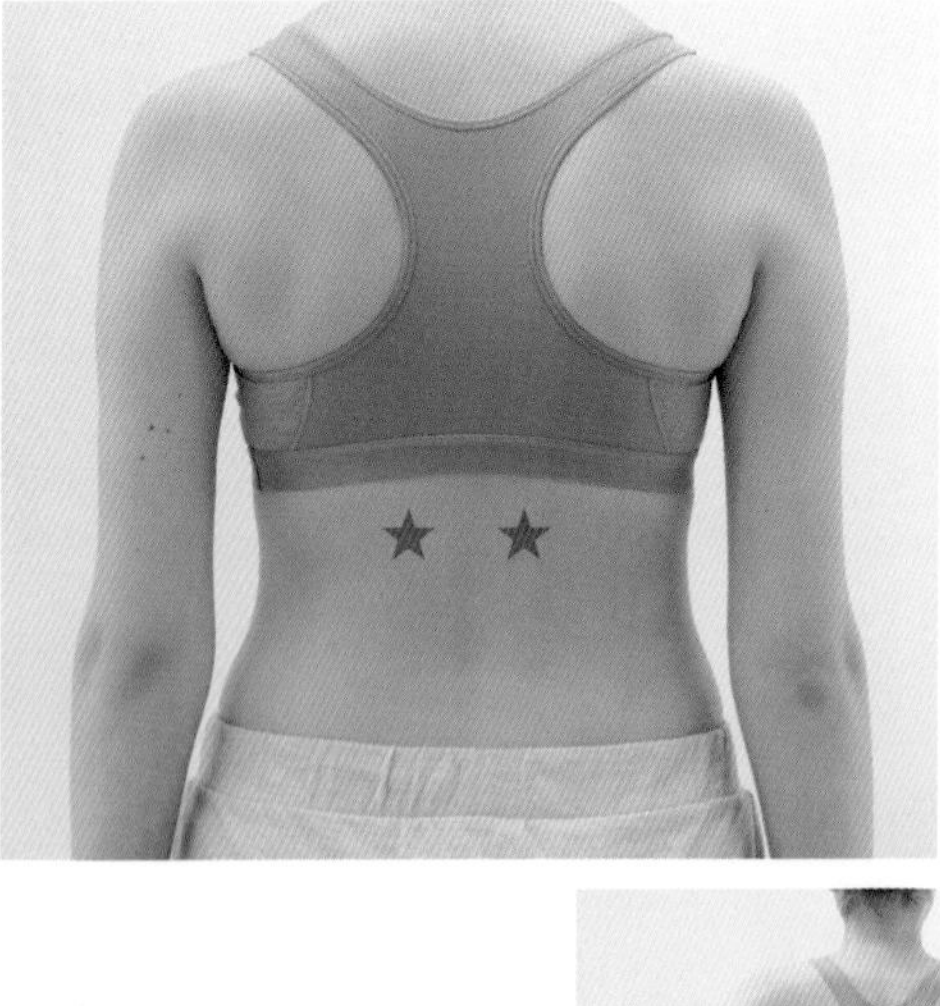

ここにある

ウエストのいちばん細くくびれた部分の背骨から、上に指幅3～4本、左右に指幅2本離れたポイントにある。

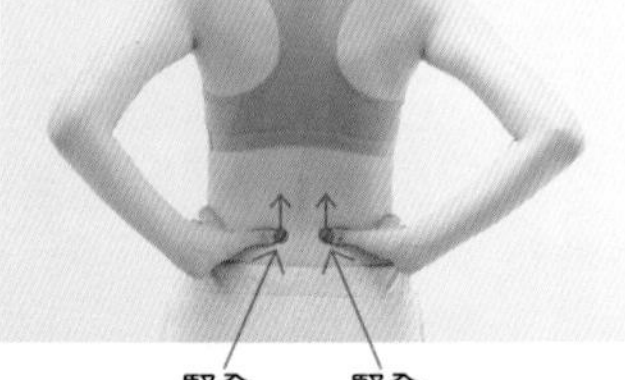

見つけるコツ

㉚腎兪（85ページ）から上に指幅３～４本上がったあたりを探します。

頭痛

筋肉のこりや冷え、ストレスなども頭痛の原因

頭が重く感じたり、ズキンズキンと脈を打つように痛む頭痛は、気力まで奪います。重大な疾患の可能性もあるので、専門医を受診することが大切ですが、とりたてて疾患がないときはお灸を試してみましょう。
頭痛は、肩や首のこり、ストレス、冷えや血のめぐりの滞りなどが原因となって起こります。また、疲労や姿勢も頭痛の原因となることもあるので、一度生活を見直してみましょう。

●その他に効くツボ／⑥曲池、⑮崑崙、㉔足臨泣、⑭陽陵泉、肩のこりからくる頭痛⑫合谷、⑮崑崙

ツボ1　筋肉のこわばりからくる頭痛に

㉘ 肩井〈けんせい〉

肩や首のこりがひどくなると頭痛を引き起こします。そのこりをほぐし、筋肉の緊張を解いて頭痛を緩和してくれる肩井。「気」のめぐりをスムーズに整える効果もあります。

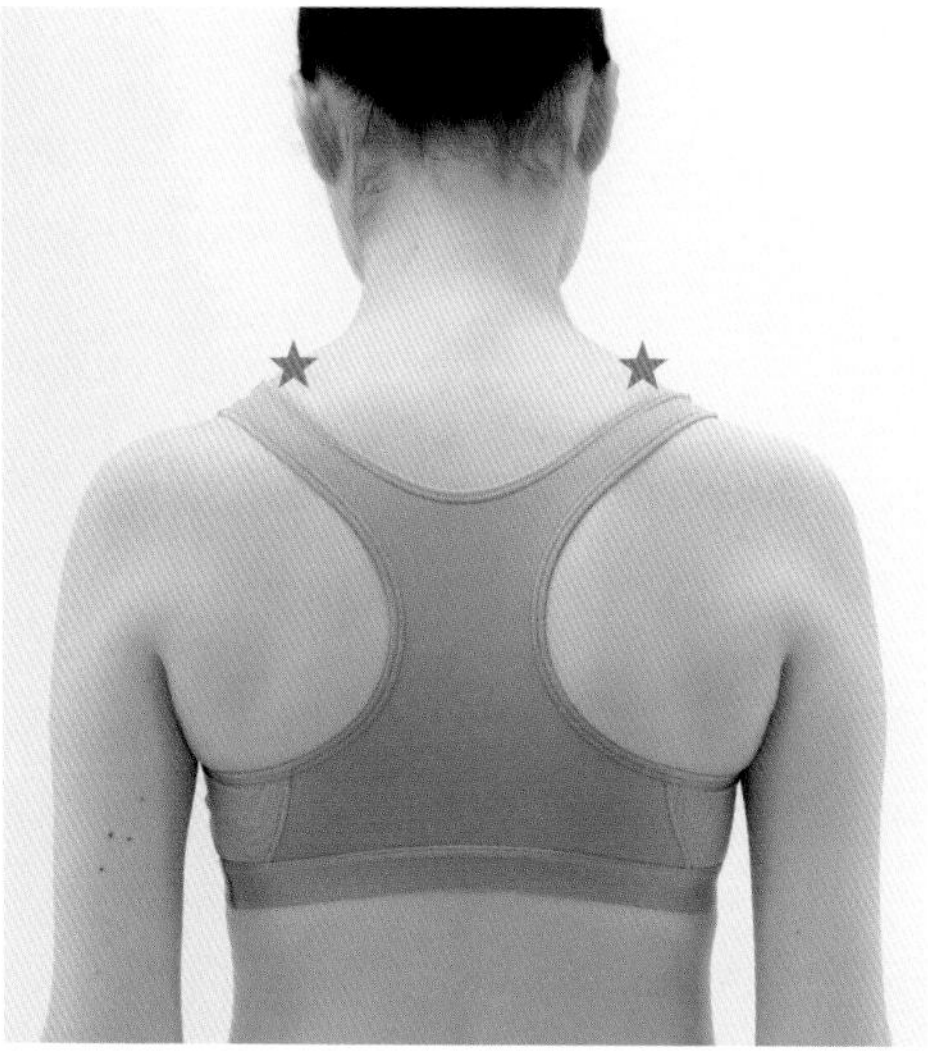

ここにある

肩のライン上にあり、首筋と、肩先のちょうど真ん中あたりの位置。

見つけるコツ

首のうしろに出っ張る骨と、肩先の骨を結んだ線の中央を意識して探します。

便秘・ガス腹

腸の働きを促進し サイクルを整えましょう

女性に多く見られる便秘。2、3日に一度でも、不快感がなく規則的に排便があればいいのですが、1週間以上間があいたり、残便感がある症状は便秘です。ガスがたまりやすく、常にお腹が張っているような症状も、便秘がまねいているケースが多いのです。

これらの不快な症状は、腸内の水分不足を解消したり、腸の運動機能を回復させることで改善されます。いつもお腹がすっきりとした状態でいられるように、お灸で腸を整えましょう。

●その他に効くツボ／⑫合谷、⑥曲池、⑳足三里、⑧内関

ツボ1　便を押し出す力を助けます

⑨神門〈しんもん〉

排便リズムが整っていないタイプに効果的なツボが神門。自律神経に作用して、腸の緊張をやわらげ、働きを回復させます。腸の運動が活発になれば、排便がスムーズに。

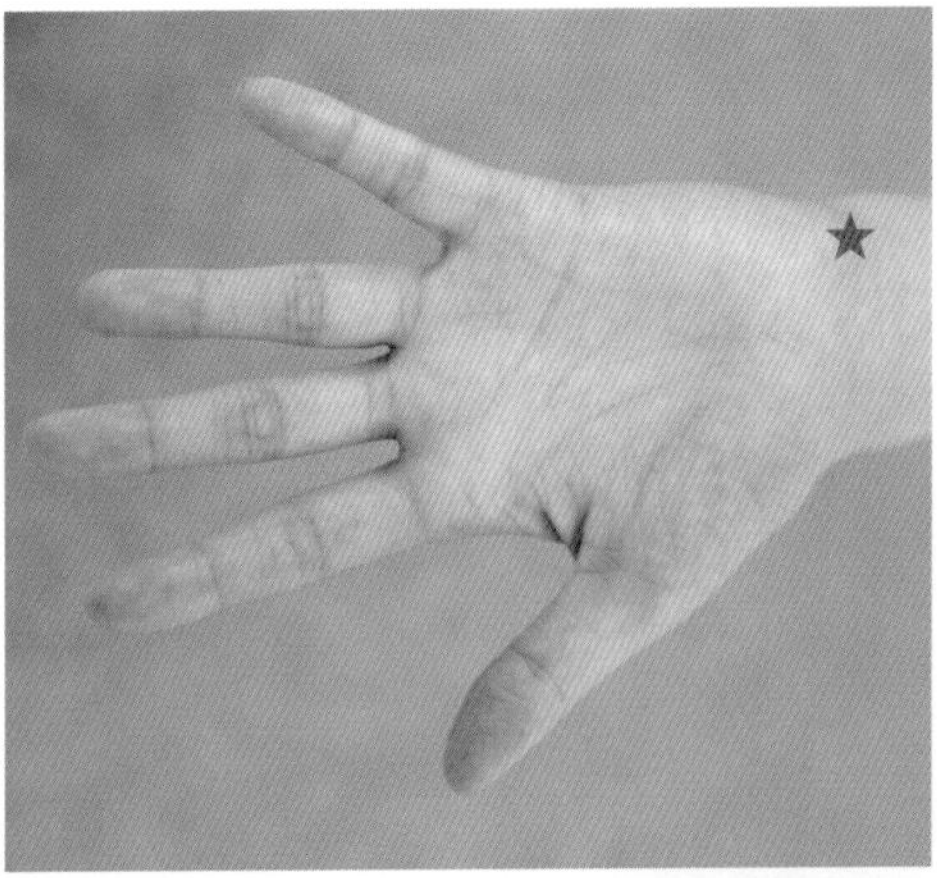

ここにある

手首の内側にできる横じわの小指側にあるくぼみ。

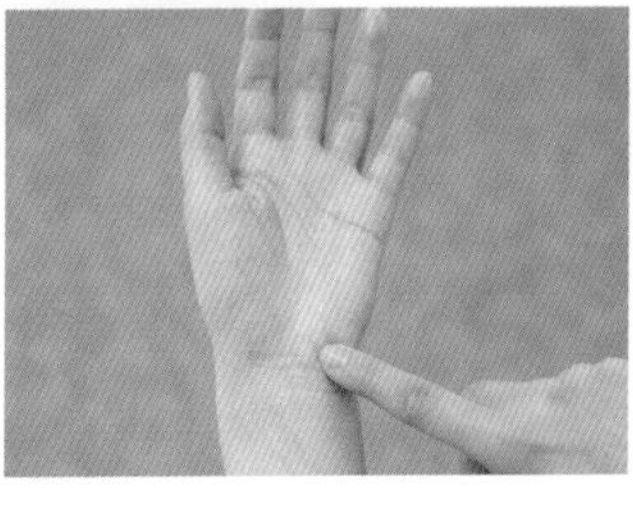

見つけるコツ

小指側の手首のしわを押さえ、手首を前後に動かしたときに指のあたる骨の、すぐ上にあります。

ツボ2　大腸の機能を回復させる

❸天枢〈てんすう〉

胃腸に活力を与える天枢を刺激して、大腸の機能を回復させましょう。慢性的な便秘の症状も緩和し、お腹の張りもやわらげます。消化不良などにも効果的で、胃腸全般を整えます。

ここにある

おへその両脇、指幅3本ずつ離れたポイント。

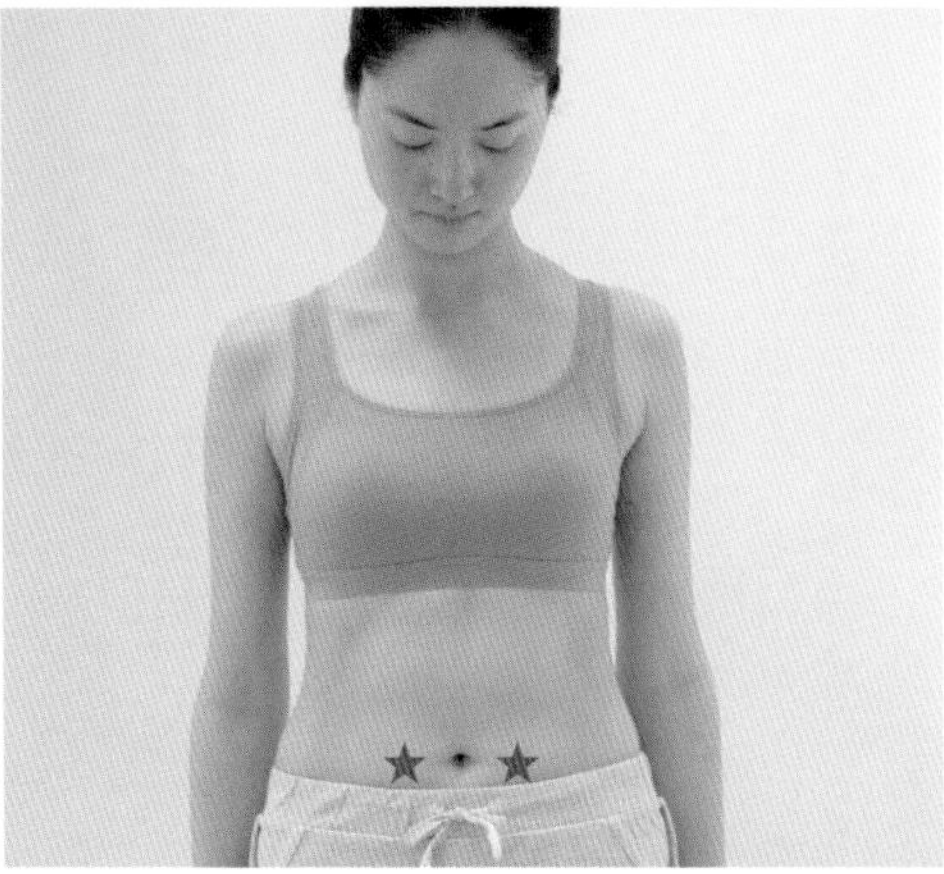

見つけるコツ

おへそから、左右にそれぞれ指幅3本ずつずらした部分を探します。

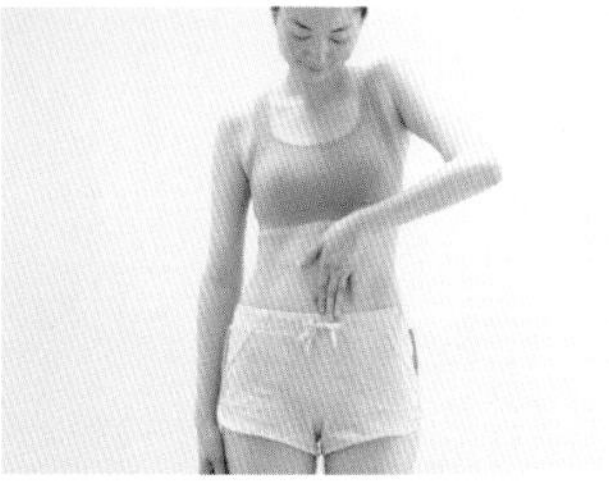

ツボ3　たまりやすいガスをすっきり

❷中脘〈ちゅうかん〉

便秘はもちろん、お腹が張る膨満感も解消してくれる中脘も、胃腸全般の働きを助けてくれるツボです。そのほか、消化器系にも作用するので、胃痛などにも効果を発揮します。

ここにある

おへそから指幅5本上がったところ。胃の中央に位置するといわれています。

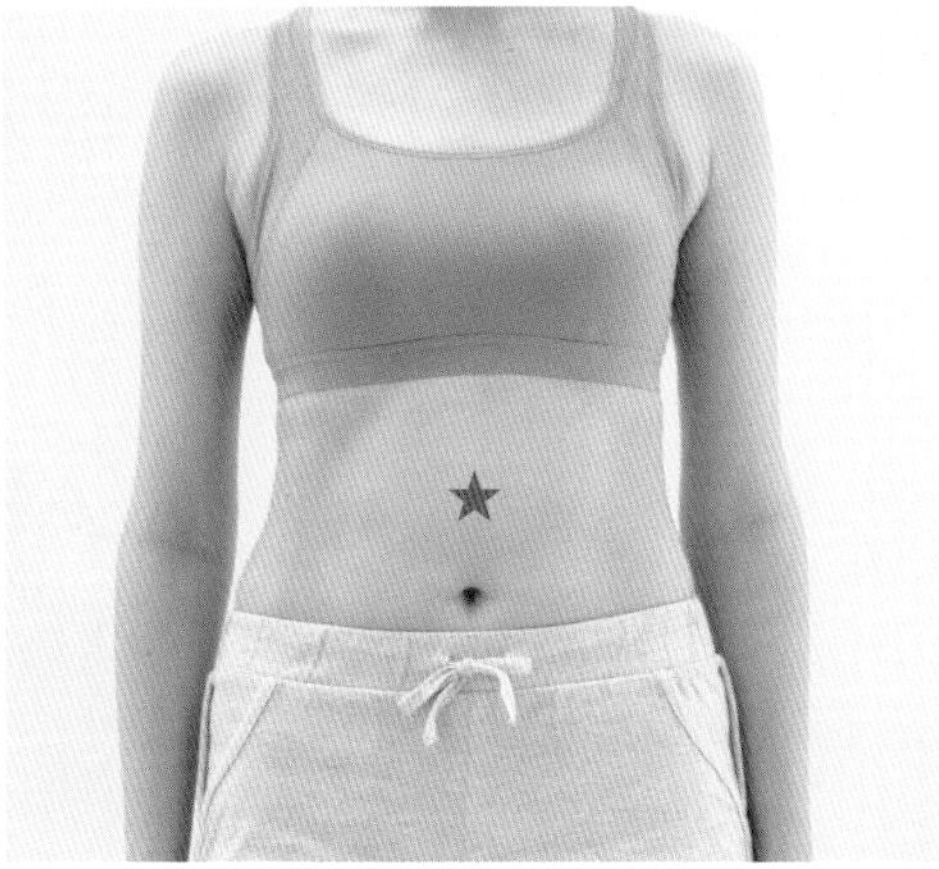

見つけるコツ

みぞおちとおへそのほぼ中間地点が目安。その近辺をさわって探します。

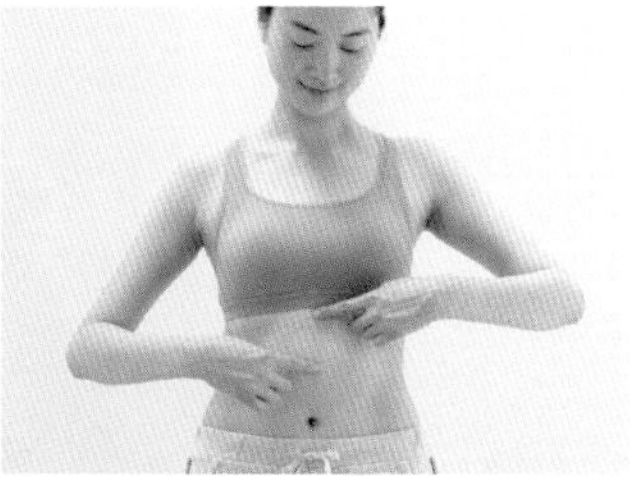

腹痛・下痢

冷えや暴飲暴食、ストレスなど原因はさまざま

きゅーっとお腹が痛くなり、トイレに急ぐ……。下痢の症状は、もともと胃腸が弱い場合もありますが、そのほか、体の冷えや冷たいもののとり過ぎ、水分代謝の悪化や油ものの過剰摂取など、さまざまな原因が考えられます。胃腸機能を高めたり、水分の代謝を改善するなど、原因に適したツボを刺激して対処しましょう。また、胃腸は精神的なストレスの影響を受けやすい臓器でもあります。胃腸の緊張をやさしくほぐしてあげるのも効果的です。

●その他に効くツボ／胃腸が弱い場合④関元、㉚腎兪、辛いものの食べ過ぎ・お酒の飲み過ぎ⑳足三里

ツボ1　腹痛をやわらげる

❸天枢〈てんすう〉

便秘に効果的なツボ（75ページ）として紹介した天枢は、胃腸全般に働きかけ、下痢などの腹痛もやわらげてくれます。ストレスなど、精神的な原因による腹痛にも効果的。

ここにある

おへその両脇、指幅3本ずつ離れたポイント。

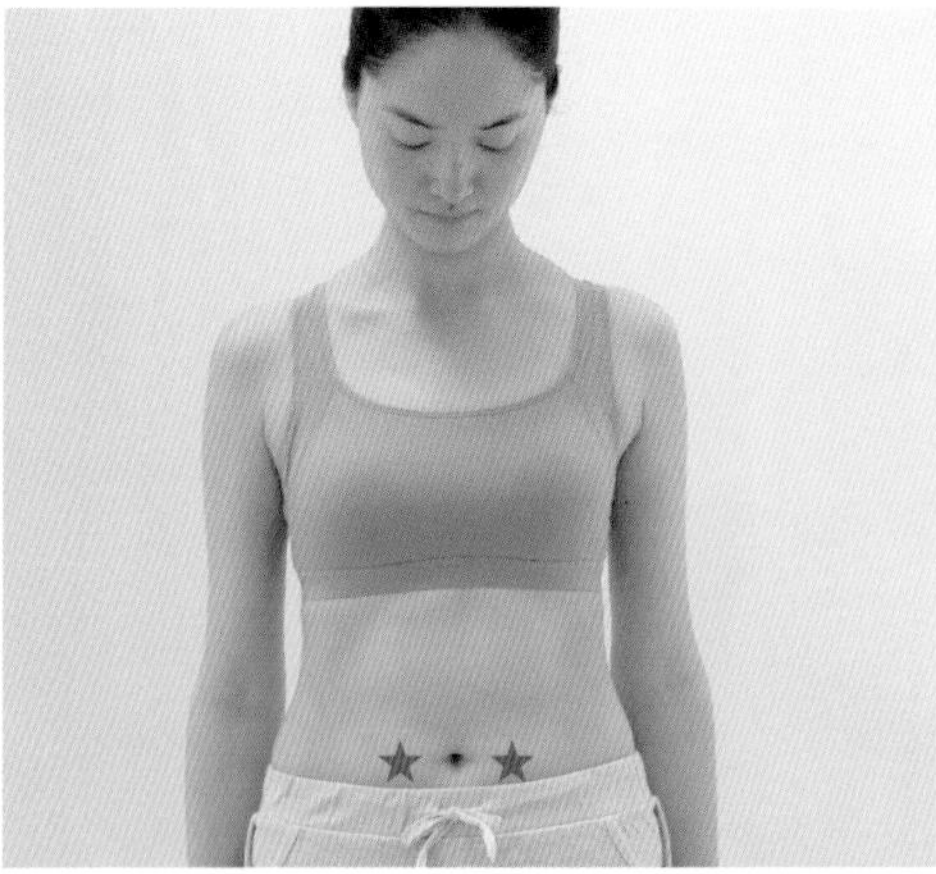

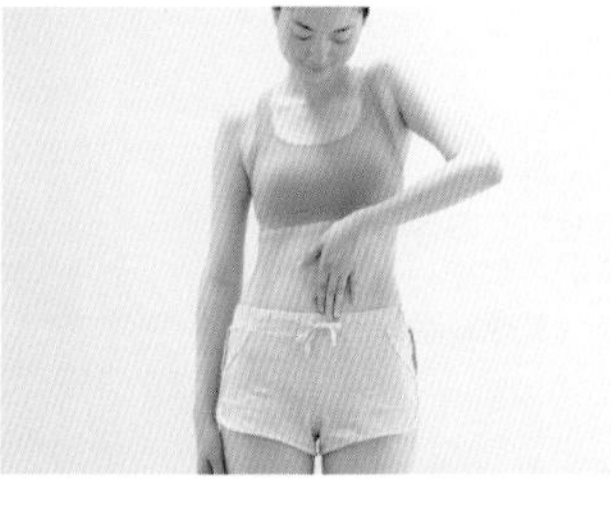

見つけるコツ

おへそから、左右にそれぞれ指幅３本ずつずらした部分を探します。

ツボ2　胃腸をいたわるツボ

❷中脘〈ちゅうかん〉

胃腸が弱く、腹痛や下痢を繰り返すなら中脘がおすすめです。ここは便秘にも効果を発揮するツボ。胃腸の機能を回復してくれるので、ストレスなどで弱まった胃腸もケアできます。

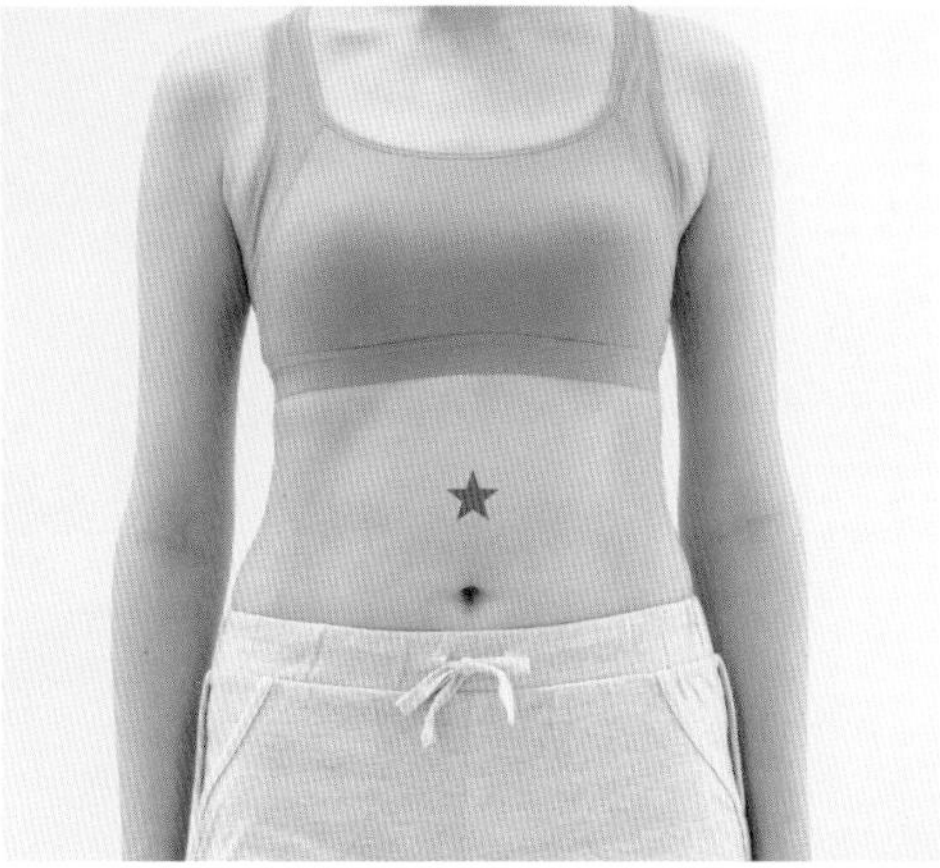

ここにある

おへそから指幅5本上がったところ。胃の中央に位置するといわれています。

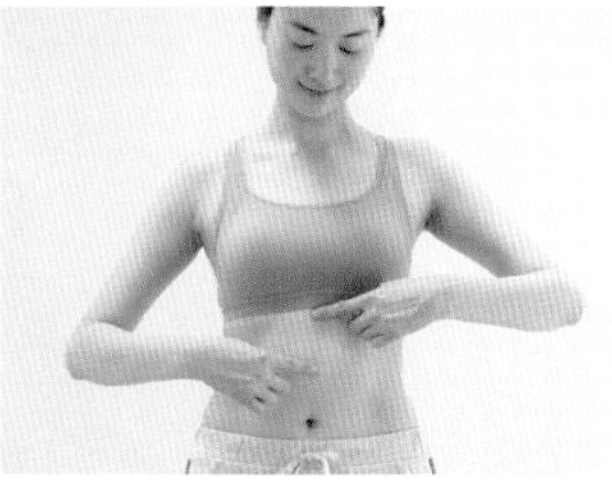

見つけるコツ

みぞおちとおへそのほぼ中間地点が目安。その近辺をさわって探します。

ツボ3　お酒が好きな人に最適なツボ

⑫合谷〈ごうこく〉

辛い食べものや油分の多い食べものとり過ぎ、お酒の飲み過ぎによる腹痛や下痢なら合谷にお灸をしてみましょう。万能ツボの合谷には鎮痛効果もあり、つらい痛みを緩和してくれます。

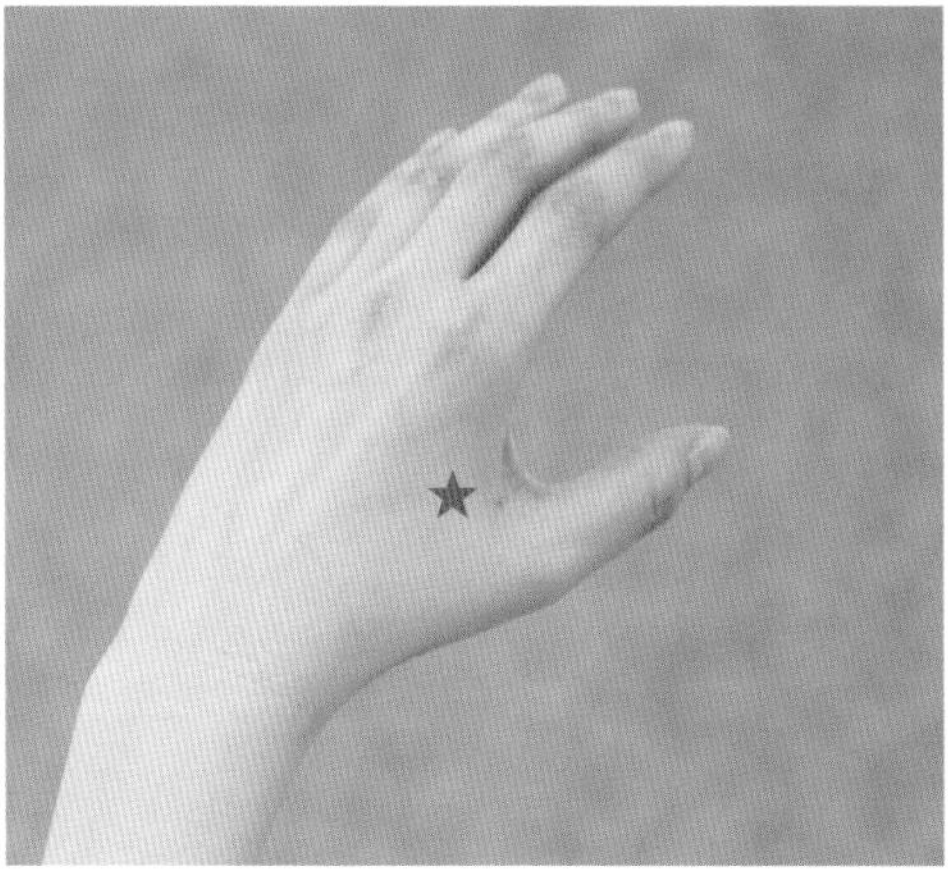

ここにある

手の甲を上にして、親指と人差し指の骨が交差した付け根から、人差し指へ向かってなでたときにあるへこみ。

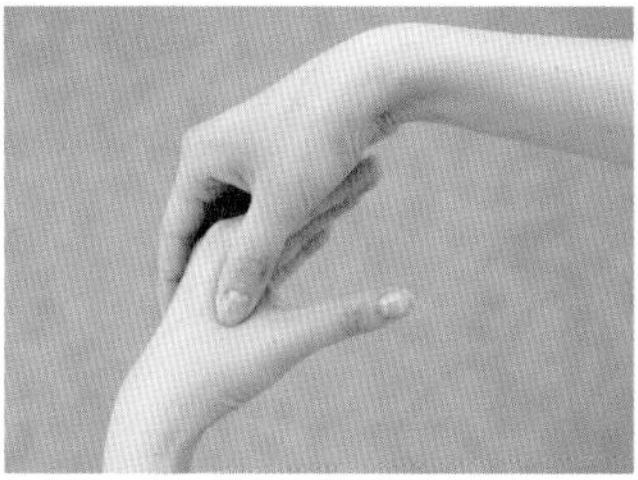

見つけるコツ

親指と人差し指の骨がぶつかる付近のくぼみ。押すと圧痛や心地よさが。

プチ不調

痔

ふだんの生活習慣もチェックしてみましょう

トイレが憂うつになる痔。便秘を繰り返したり、「気」が滞ったり、肛門部がうっ血すると痔になりやすくなります。また、運動不足や偏った食事、長時間座ったままのデスクワークなど、生活習慣がまねく場合も。辛い食べもののとり過ぎも、痔を引き起こしやすくなるので注意しましょう。

痔には、血行を整え、痛みを取りのぞくツボにお灸をすることで対処しましょう。しかし、切れ痔や細菌による痔には、医師の診察が必要となります。

●その他に効くツボ／百会（ひゃくえ、頭頂部の中央。頭髪への引火の恐れがあるため、本書では紹介していませんが、百会にお灸をする場合は温灸がおすすめです）

ツボ1　「血」の流れを促進して痛みを緩和

㉒ 承山〈しょうざん〉

腰痛に効果のある承山。肛門周辺の「血」の流れも促進させるので、スムーズな排便を促します。承山は、足のむくみも解消してくれるツボ。疲れも取りのぞきます。

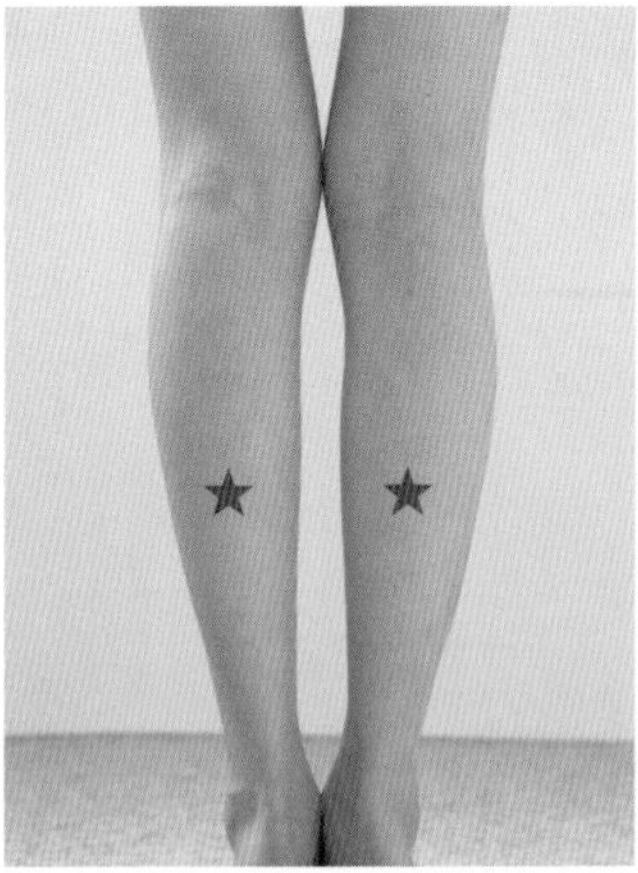

ここにある

アキレス腱上にあり、アキレス腱とふくらはぎの筋肉の境い目にある。

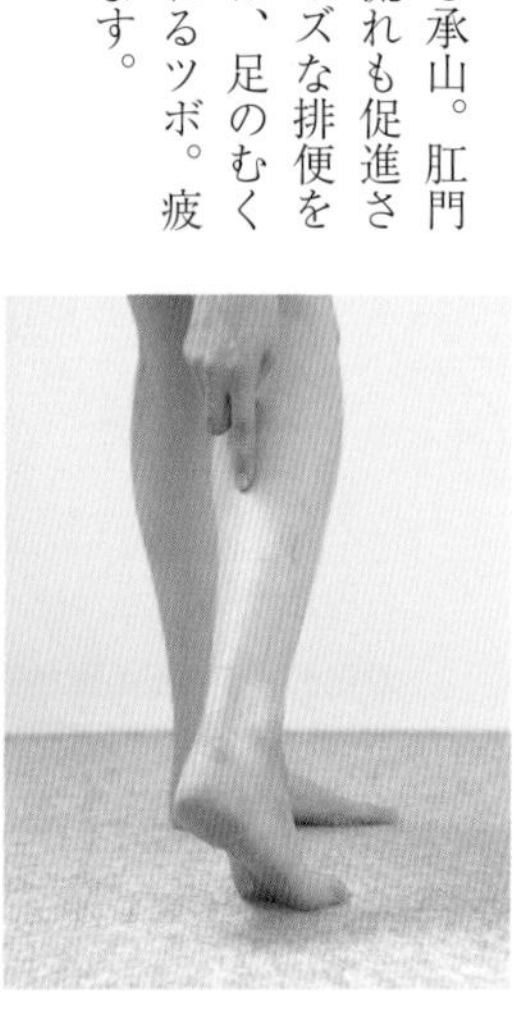

見つけるコツ

かかとからアキレス腱をたどり、ふくらはぎの中央付近で指がとまるポイントを探す。

ツボ2　「養生穴」とも呼ばれるツボ

⑳ 足三里〈あしさんり〉

足三里は、消化器系を整え、「気・血」のめぐりを促してくれます。痔の原因のひとつである肛門周囲に滞っていた血も、足三里にお灸をすることで血行が促されて痔の改善へと向かいます。

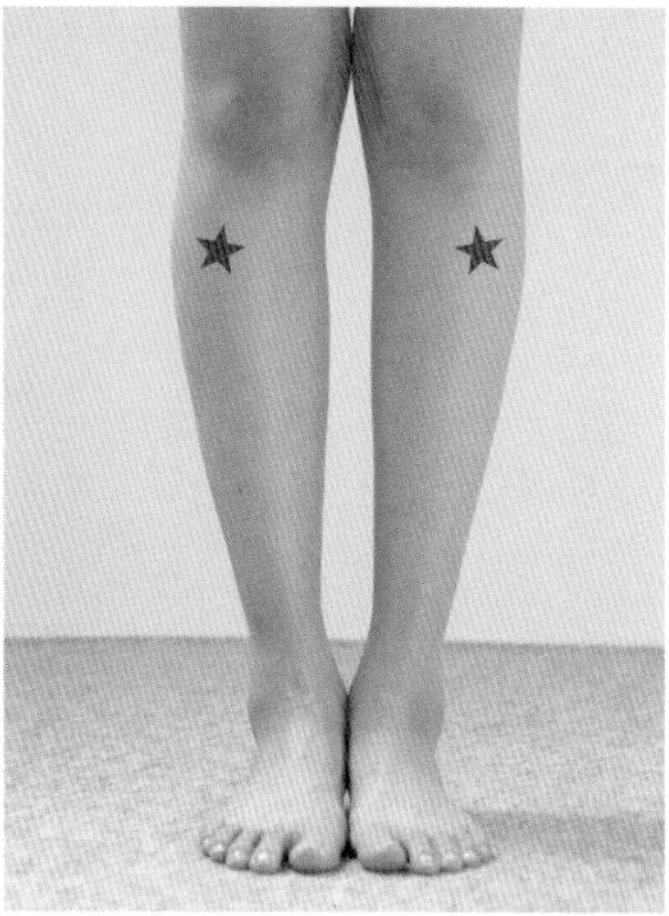

ここにある

ひざ下の外側にあるくぼみから、指幅4本下がったところ。

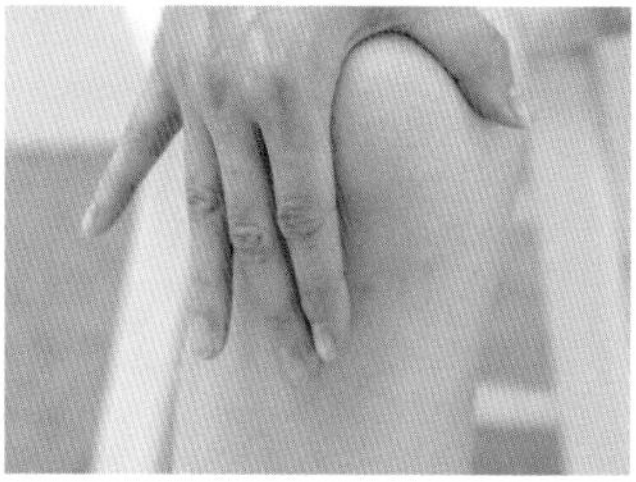

見つけるコツ

ひざを手で囲むように持ち、中指を伸ばして、指先があたるところ。

ツボ3　冷えによる症状を改善

㉛ 次髎〈じりょう〉

お尻まで冷たくなってしまっている人に最適なツボが次髎。「血」の流れを促進し、内臓機能を回復させます。また、リラックス効果もあるので、痔の原因となる精神的な緊張もほぐします。

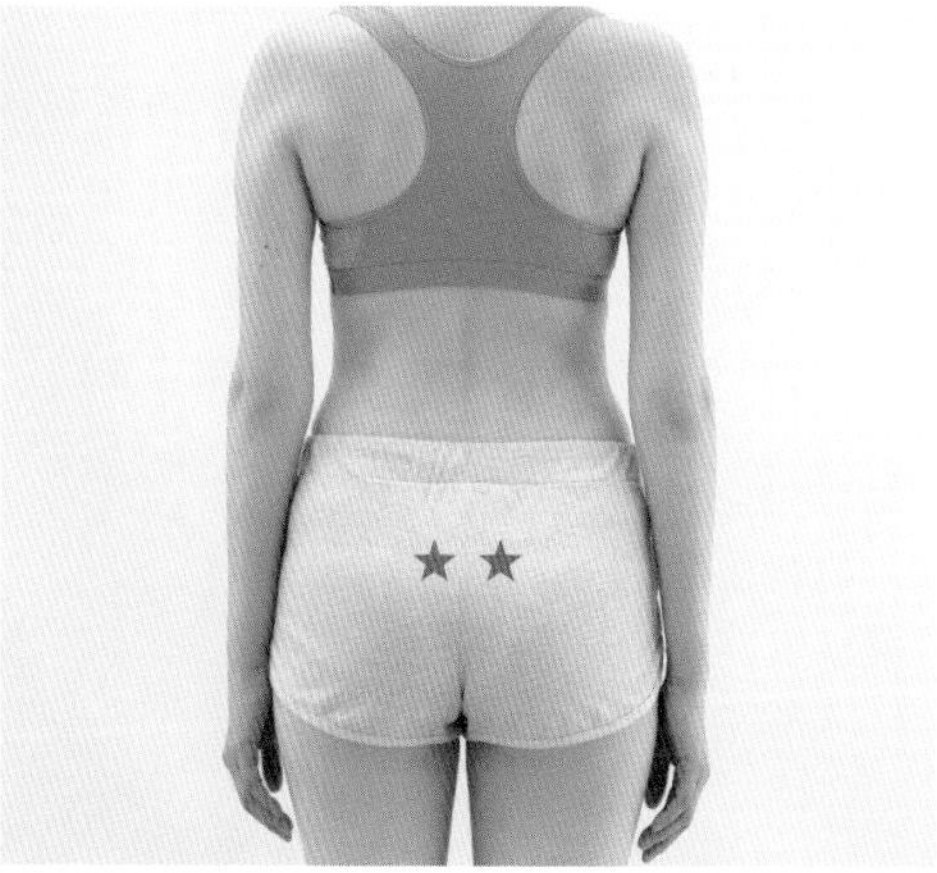

ここにある

お尻の上にある、上から2つ目のくぼみが次髎。

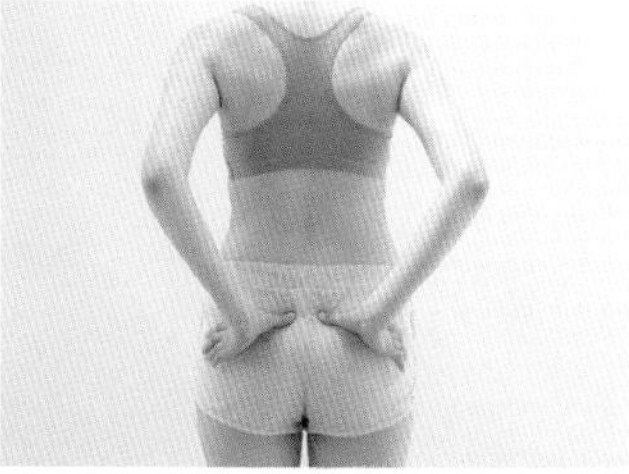

見つけるコツ

親指を仙骨の上に、ほかの指は骨盤を包み込むようにあて、親指で骨盤を内側に向かってたどり、へこんでいる部分を探します。

めまい

「血」や「水」の流れを改善し、「気」を安定させましょう

椅子から立ち上がったらクラクラした、目の前が急に暗くなった……。こんな立ちくらみや、めまいの経験はありませんか？　東洋医学では、「血」の流れがスムーズでなかったり、ストレスによって「気」が不安定な状態であることなどが、めまいの原因として考えられます。めまいや立ちくらみを感じたときは、無理に動かず、座ったり横になるなど、まずは安静にすることを心がけましょう。

●その他に効くツボ／㉘肩井

ツボ1　突然のめまいに！

㉓ 太衝〈たいしょう〉

自律神経、精神機能などの高ぶりを鎮める働きのある太衝は、急なめまいに効果的です。このツボは、手足は冷たいのに頭だけが熱く、ぼーっとのぼせたような状態になる「冷えのぼせ」にもおすすめです。

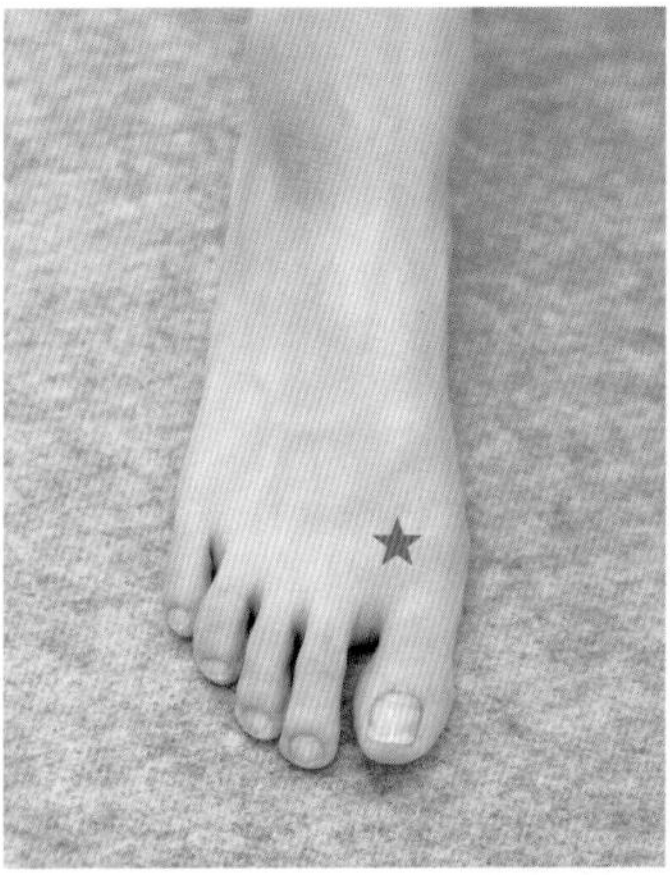

ここにある

足の甲の、親指と人差し指の骨が交わるところをさわると見つかるくぼみにある。

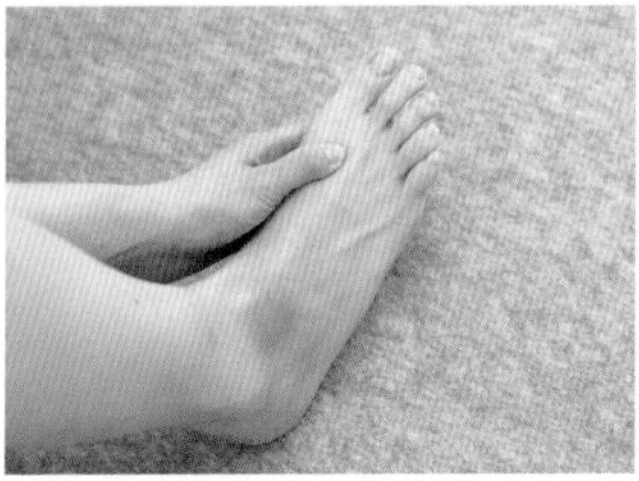

見つけるコツ

足の親指の骨をたどります。付け根付近のくぼみをていねいにチェック！

ツボ2　不快なめまいをこのツボで撃退

❽ 内関〈ないかん〉

手首の上にあり、比較的見つけやすい内関は、乗り物酔いなどの予防としても有名なツボ。急なめまいや立ちくらみを解消してくれます。イライラなど精神の高ぶりを鎮める効果も。

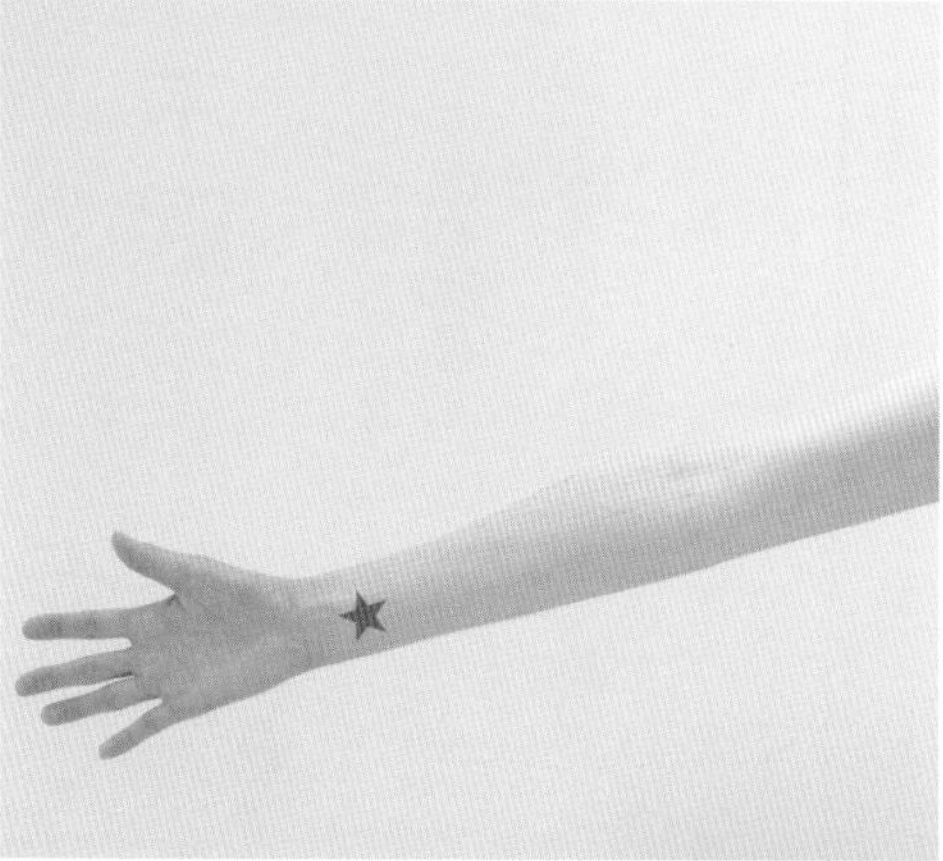

ここにある

手首の横じわから、指幅3本ひじ方向に寄ったところがポイント。

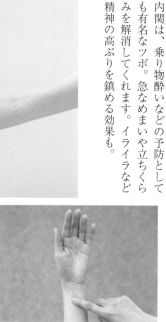

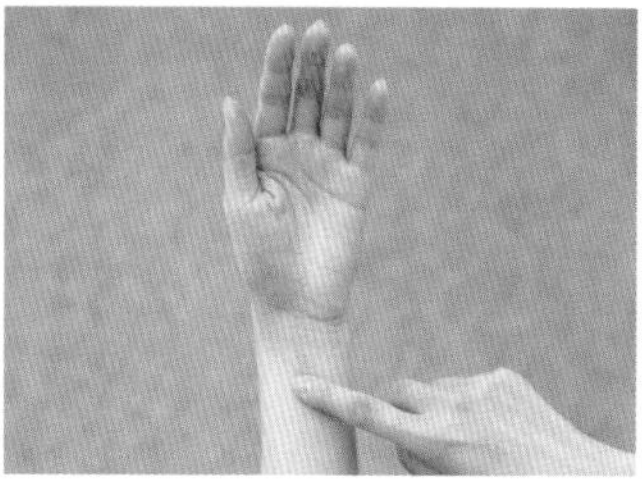

見つけるコツ

手をぐっと握ったり開いたりしたときに出る2本の腱《けん》の間の、手首から指幅3本のところが内関。

ツボ3　急な症状に対応するツボ

⓭ 中渚〈ちゅうしょ〉

「血」や「水」の流れを促してくれる中渚。ここを刺激することで全身の「気・血・水」のめぐりが改善されます。施灸だけでなく、急なめまいや立ちくらみに効くツボとして覚えておくと、いざというとき便利です。

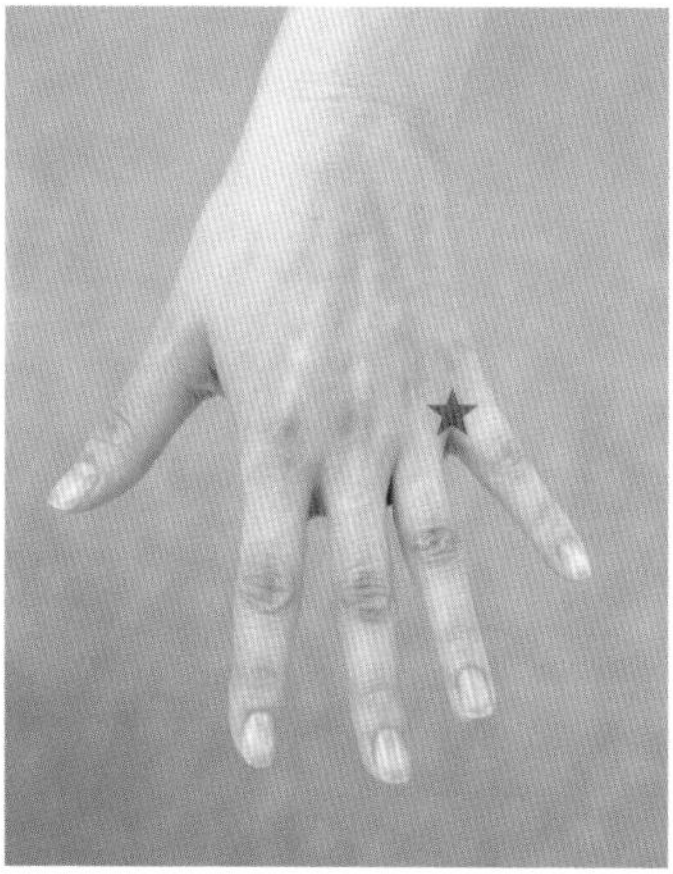

ここにある

手の甲を上にして、薬指と小指の骨の間を手首に向かって指先でふれていくと見つかるくぼみにある。

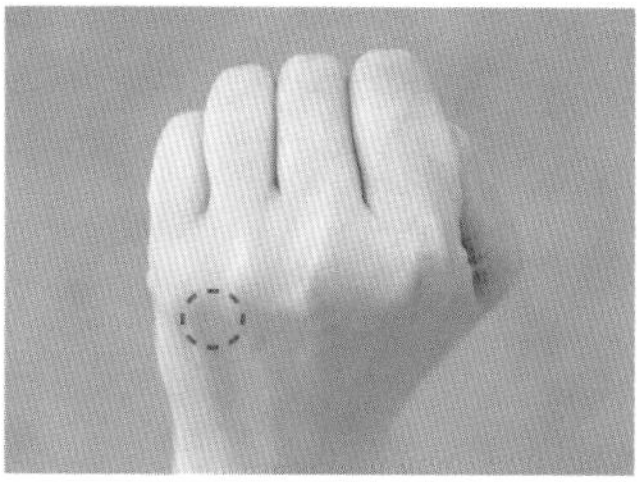

見つけるコツ

手を握ったとき、薬指と小指の関節の間にあるくぼみが目安。押すと圧痛が感じられます。

不眠

いろいろなタイプの不眠を改善

「よく眠れた」という充実感がなく、朝から倦怠感を伴う不眠。ひとことで不眠といっても、とろとろと眠りが浅く、常に夢を見ているような感じがしたり、すぐに目が覚めてしまい、夜中何度も起きてしまう、また、布団に入ってもなかなか寝つけず、入眠の時間が遅いなど、さまざまなタイプがあります。「気・血・水」の流れを整え、緊張をほぐすことで対処しましょう。ストレスや不安など、精神的な負担も不眠の原因に。ぐっすりと深い眠りにつけるよう、リラックスを心がけましょう。

●その他に効くツボ／⑨神門、㉓太衝、⑧内関、⑯三陰交

ツボ1　どのタイプの不眠にも効果あり

㉖失眠〈しつみん〉

その名のとおり、「眠りを失う」ときに威力を発揮、不眠の特効ツボとして知られる失眠。本を読んでいるうちに頭が冴えてしまったり、ストレスをためて眠れないときにも効きます。

ここにある

かかとのちょうど真ん中。

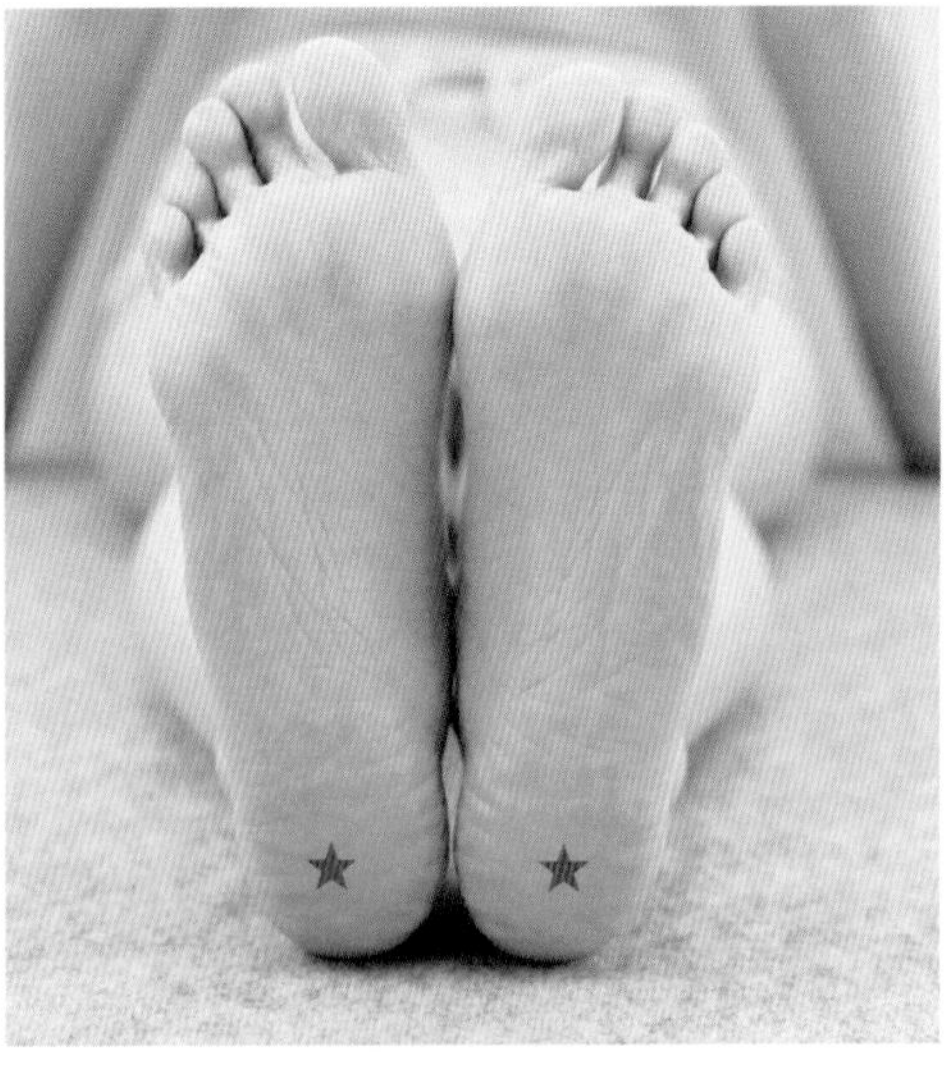

見つけるコツ

皮膚の厚いかかとですが、かかとの「中央」を目安に探すとピン！　とくるポイントが。

ツボ2　眠りが浅い人におすすめ

❷ 中脘〈ちゅうかん〉

胃腸の機能全般に働きかける中脘は、乱れたホルモンのバランスを調整してくれる働きもあります。「気・血」のめぐりも整い、一晩ぐっすりと深く眠れるよう導いてくれます。

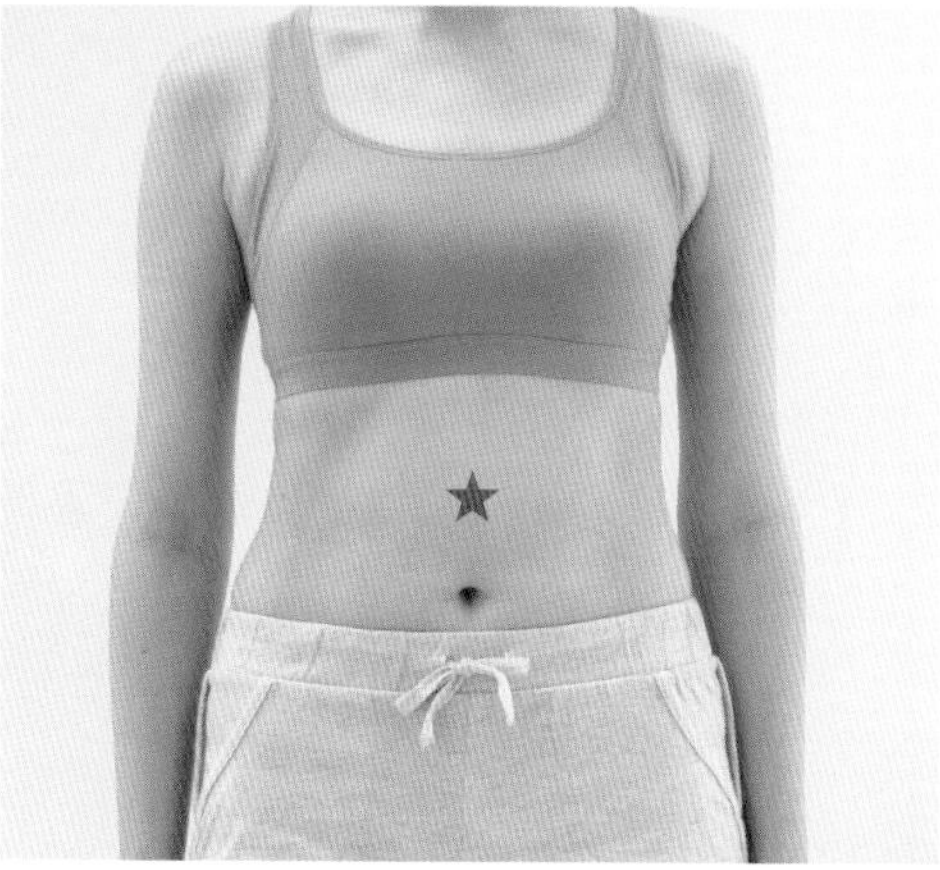

ここにある

おへそから指幅5本上がったところ。胃の中央に位置するといわれています。

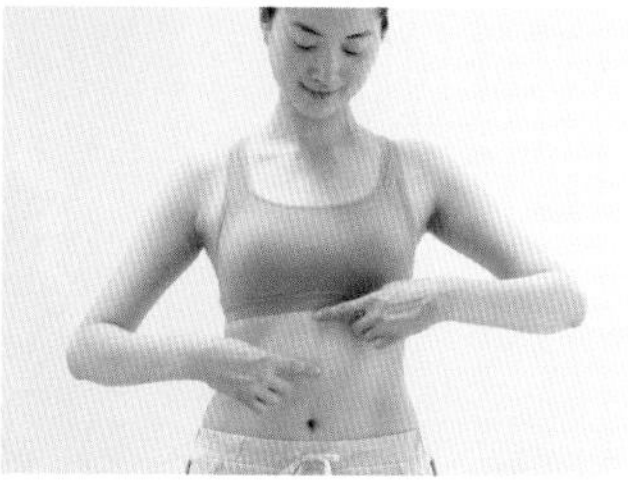

見つけるコツ

みぞおちとおへそのほぼ中間地点が目安。その近辺をさわって探します。

ツボ3　寝つきが悪い、目覚めの悪いときに試したい

⓱ 太渓〈たいけい〉

元気を補ってくれる太渓は、弱まりがちな「腎」の気を養い、全身の「気・血」の流れを促します。夜、なかなか寝つけないときはもちろん、冷えによる不眠や、目覚めの悪い朝にも効果的です。

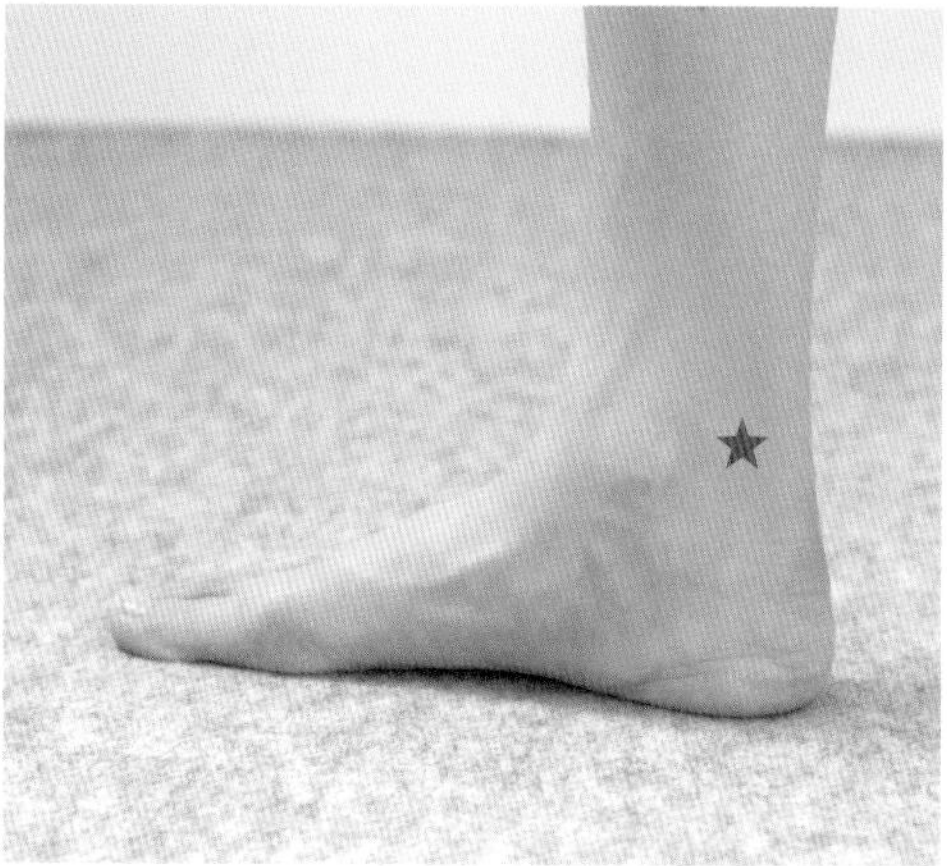

ここにある

内くるぶしとアキレス腱の間のくぼみ。

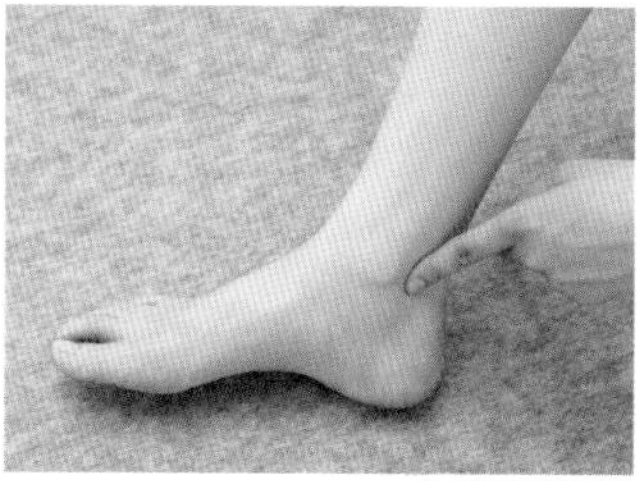

見つけるコツ

そこだけ冷たく感じたり、湿気を帯びているように感じるポイント。

プチ不調

朝起きられない

すっきりした目覚めを迎えるために

朝から疲れを感じたり、なにもする気にならない……。こんな経験は誰にでもあるものです。一時的な現象なら心配はありませんが、これがつづくとつらいものです。

すっきりと布団から抜け出せないのは、充実した眠りが得られず、体に疲れが残っていたり、ストレスなど精神的に緊張や不安を抱えていることも原因と考えられます。また、不規則な生活も快適な眠りの妨げに。お灸を取り入れて、さわやかな目覚めを手に入れましょう。

●その他に効くツボ／⑭陽陵泉

ツボ1　気力をアップさせるツボ

⑰ 太渓〈たいけい〉

太渓は、腎経絡のパワーが流れるツボ。体にエネルギーを与え、「気・血」のめぐりを整えてくれます。新陳代謝も高まるので、疲労回復に効果的。体から疲れがとれれば、頭もすっきり！

ここにある

内くるぶしとアキレス腱の間のくぼみ。

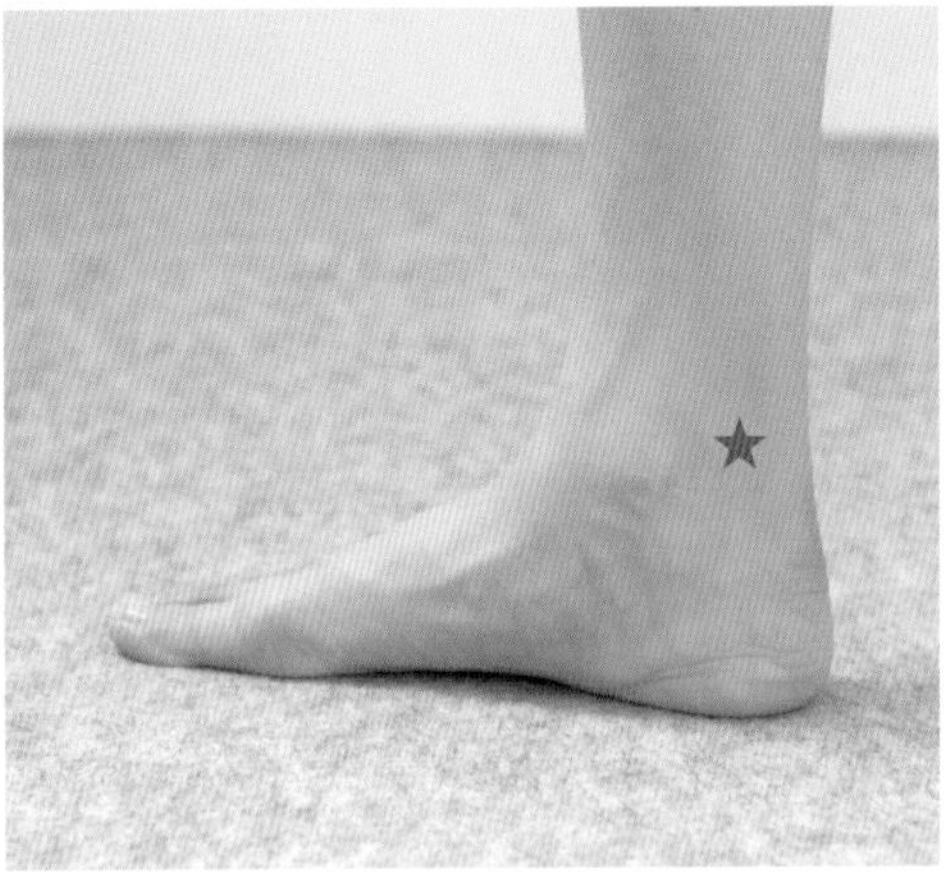

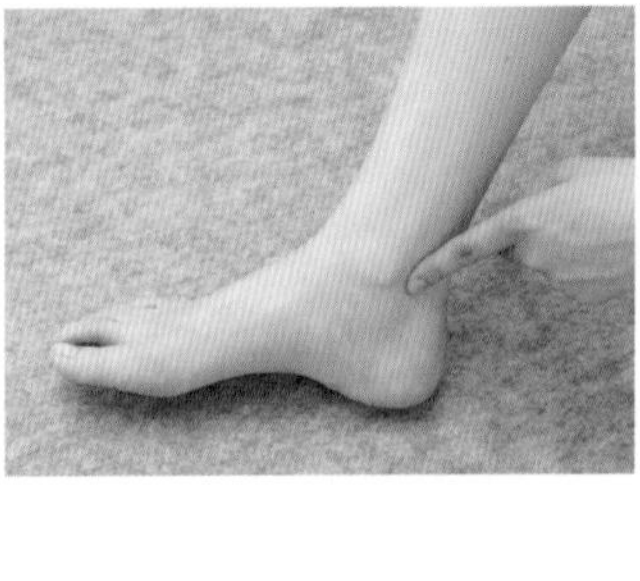

見つけるコツ

そこだけ冷たく感じたり、湿気を帯びているように感じるポイント。

ツボ2　気力をみなぎらせる

⑳ 足三里〈あしさんり〉

体に元気と抵抗力をつけてくれる足三里。気力がないときや、疲労感が残っている体をシャキッとさせてくれます。血圧を安定させる働きもあるので、緊張をほぐす効果も！

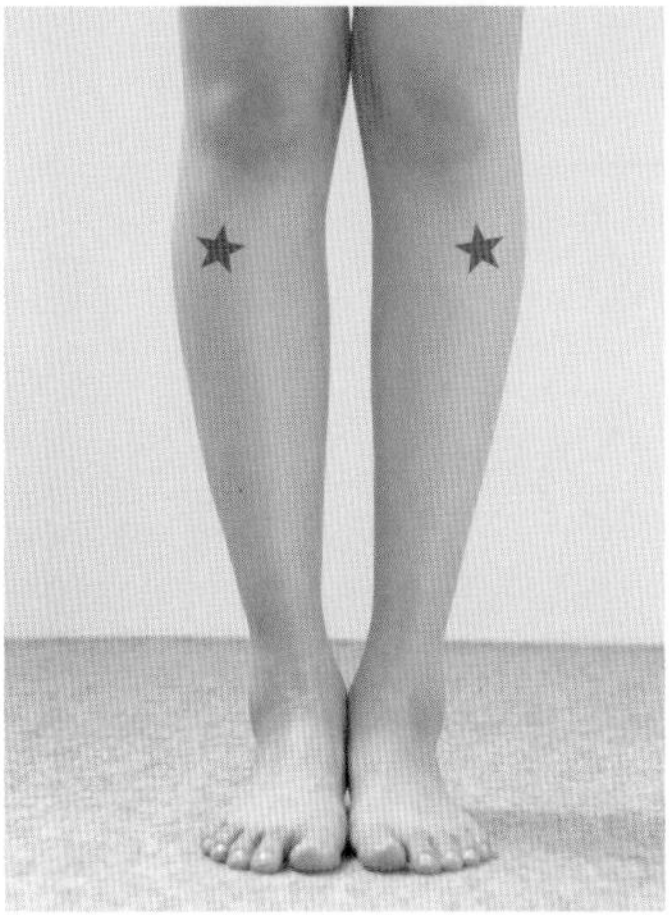

ここにある

ひざ下の外側にあるくぼみから、指幅4本下がったところ。

見つけるコツ

ひざを手で囲むように持ち、中指を伸ばして、指先があたるところ。

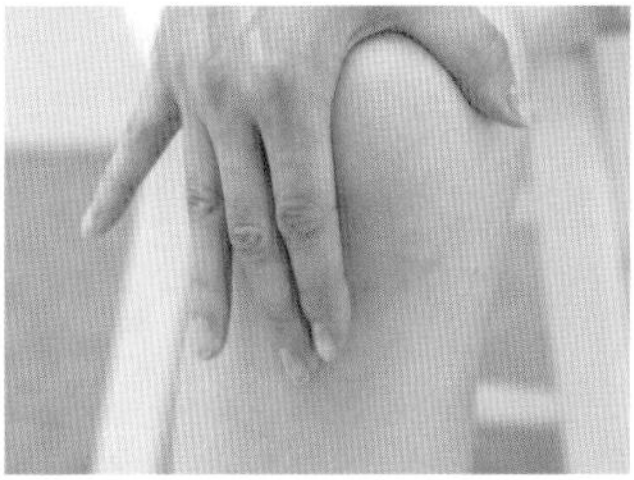

ツボ3　だるさが抜けないときに

㉚ 腎兪〈じんゆ〉

「腎気」が弱まると、疲れやすくなり気力も低下してしまいます。そこで、「腎気」の回復に効果的な腎兪をケアしましょう。だるい、倦怠感があるなどの寝起きの悪さを一掃してくれます。

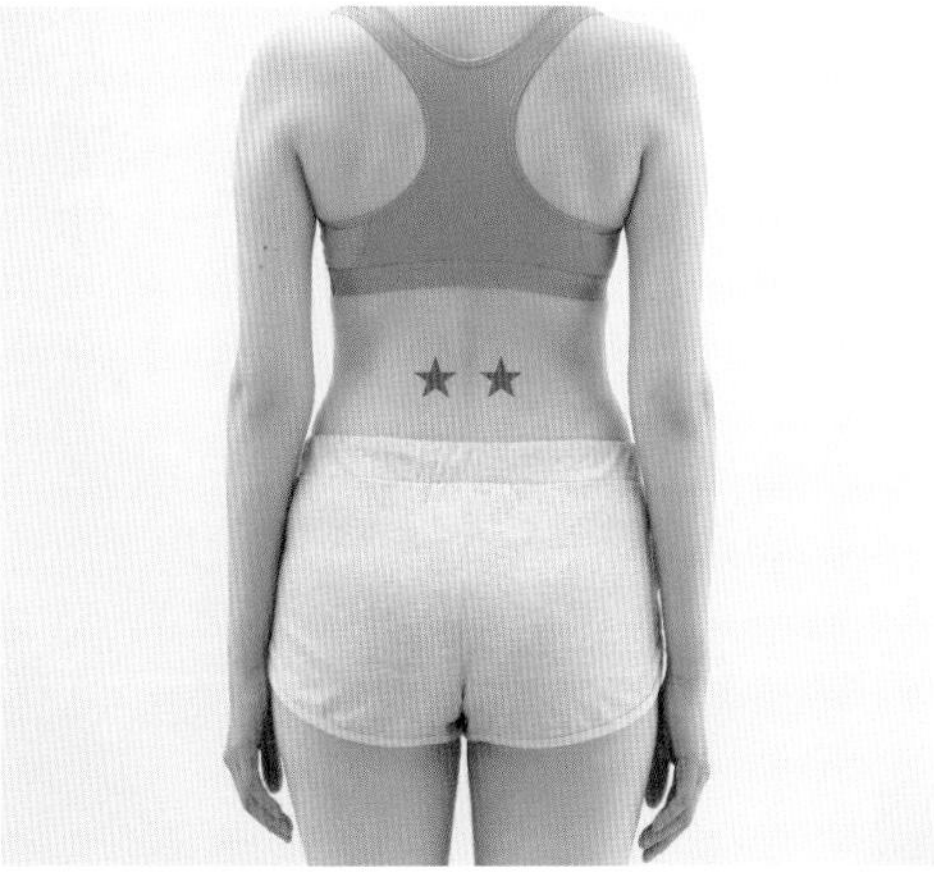

ここにある

ひじの位置と同じ高さの背骨から、左右指幅2本分外側にあるポイント。

見つけるコツ

ウエストラインと同じ位置にある背骨の横を、指でたどってみましょう。

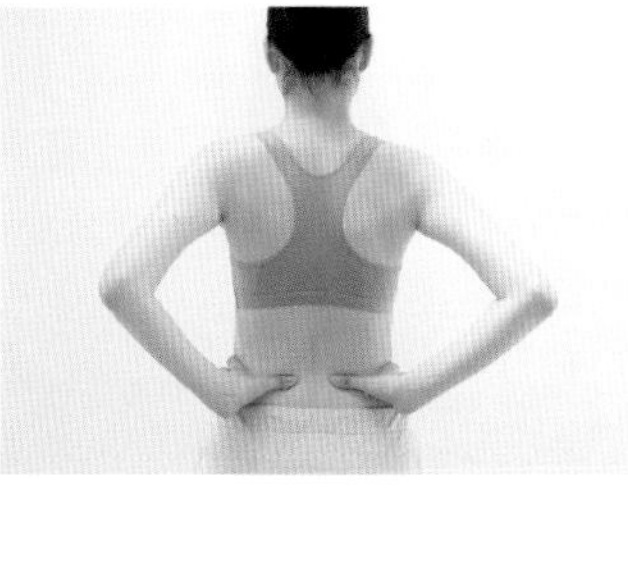

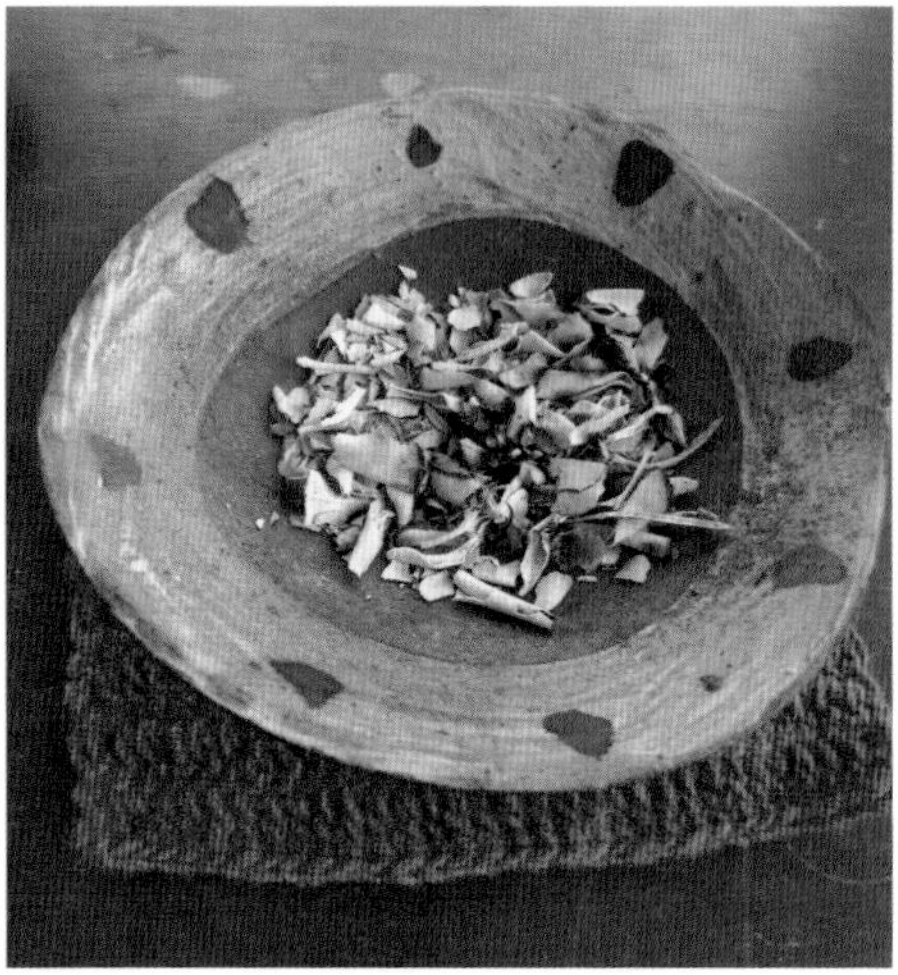

お灸の煙も好きだけど、ホワイトセージをたいたときの煙や香りもお気に入り。

「あたたかさ」が、心にも響くんです

OLAibiさん
（ドラマー・パーカッショニスト）

体調不良をきっかけに、お灸をスタート

お灸歴15年というオライビさん。お灸をはじめる前は、体調を崩して病院に通っていた時期がありました。

「処方された薬を飲んでいたのですが、肌が荒れるなどの副作用にずっと悩まされました。そこで、思いきって薬も通院もきっぱりとやめたんです。それから、いろいろな本を

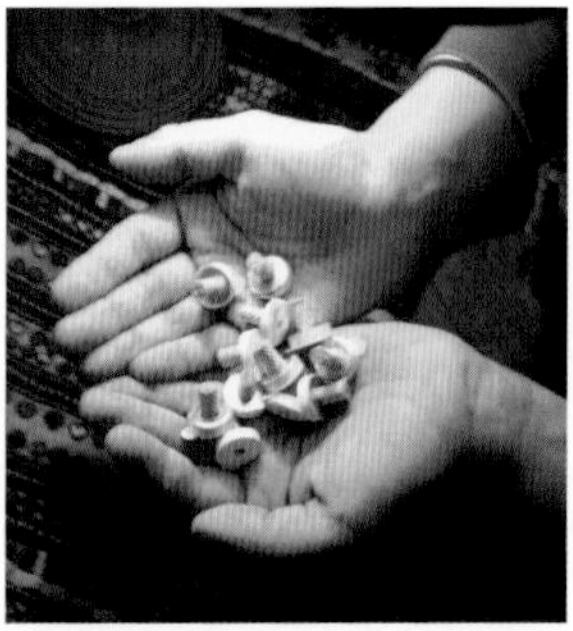

「お灸がいっぱい！」と見せてくれたのはオライビさんのお子さん。

読んだり、人の話を聞くうちに『臓器をあたためることの大切さ』を知ったんですね。体の冷えが、不調をまねく。当時の私の体調に、ずばりあてはまったんです」

そこで、もともと興味があったびわの葉を使った温熱療法を試してみることに。

「熱を利用してびわの葉のエキスを体に取り込み、体を芯からあたためるというものです。とてもよかったのですが、もっと気軽にできれば……と、めぐりあったのがお灸でした。一時的な処方ではなく、じっくり継続しながら自分の体に『ベストな状態』を覚えこませていく……お灸って、なんだかそんな感じがするんです。薬に辟易していた私にとって、まさに理想のスタイルだったんですね」

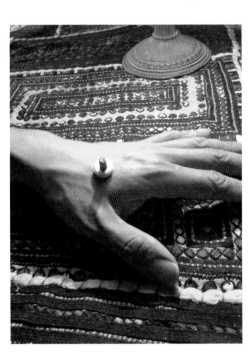

オライビさん、合谷（ごうこく）にお灸中。小さいながら、体をダイレクトにあたためるお灸。「つづけていくと、本当に変化が現れるんです」。

ふだんは友人や家族と、バンドのツアー中にはメンバーとお灸をしあうことも。「みんな『気持ちいい！』と言ってくれる。私、マッサージも好きなんです。自分がしてもらうのも、誰かをマッサージしてあげることも。お灸もそうですが、手のぬくもりなど『あたたかさ』が感じられる療法は、体はもちろん、心にも響きますよね。楽しいし、なによりリラックスできます」

日常生活でも常に「体をあたためる」ことを意識しているというオライビさん。食事も、なるべく体を冷やす食材は避けるなど、自然に知識が身についてきたそうです。「お灸と同じで、こんな気づかいや心がけを積み重ねていくことが、健康にとって大切なんだなあと思います」

お灸は「体の芯とのつながり」

お灸をはじめてから、オライビさんは「疲れにくくなった」と体の変化を実感。たとえ疲れても、回復が早くなったそうです。

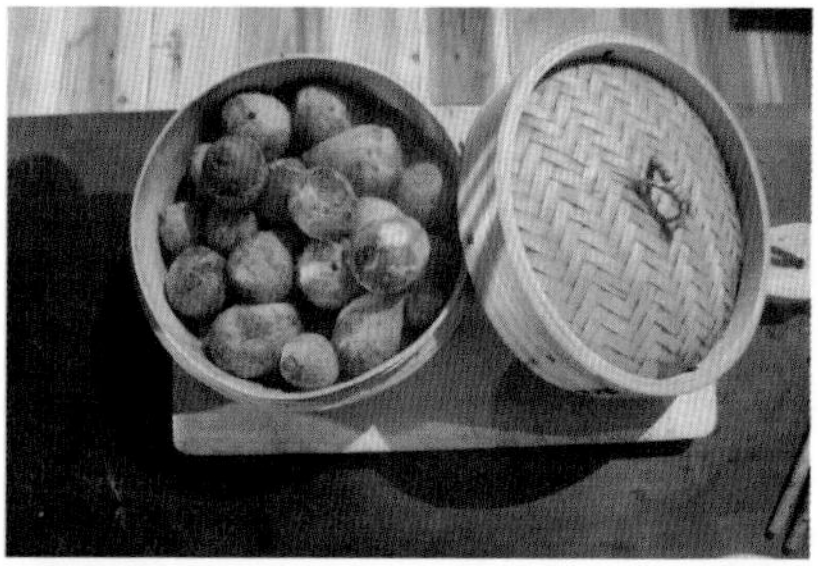

根菜類やねぎ類は、体に熱を生み出します。木箱に入れて、台所にストック。

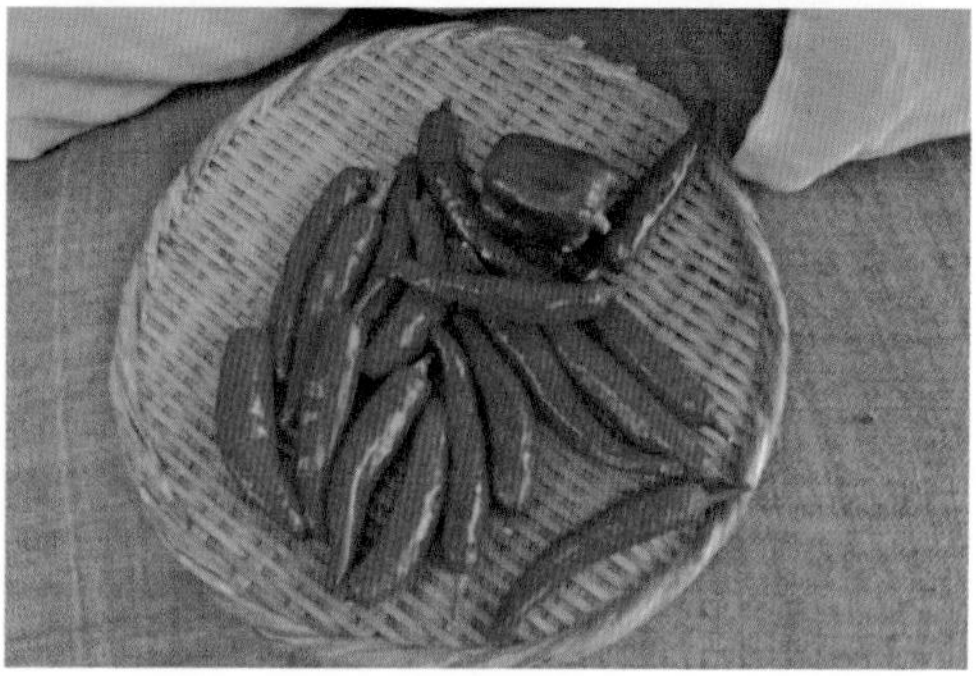

体をあたためる食材として外せないのが、真っ赤なとうがらし。どんどん活用します。

「それと、お灸をすると、私は大きな声が出しやすくなるんです(笑)。これも、お灸のメリットでしょうか。私にとって、お灸は『体の芯とのつながり』。表面的な部分だけでなく、深く芯まであたため、ゆっくりと改善していくところが好きですね。最近は、お灸もさまざまな種類が出ているようですが、私はやっぱり『煙もくもく派』。ゆったりと立ちのぼる煙をながめたり、においに包まれると心が落ち着くんです」

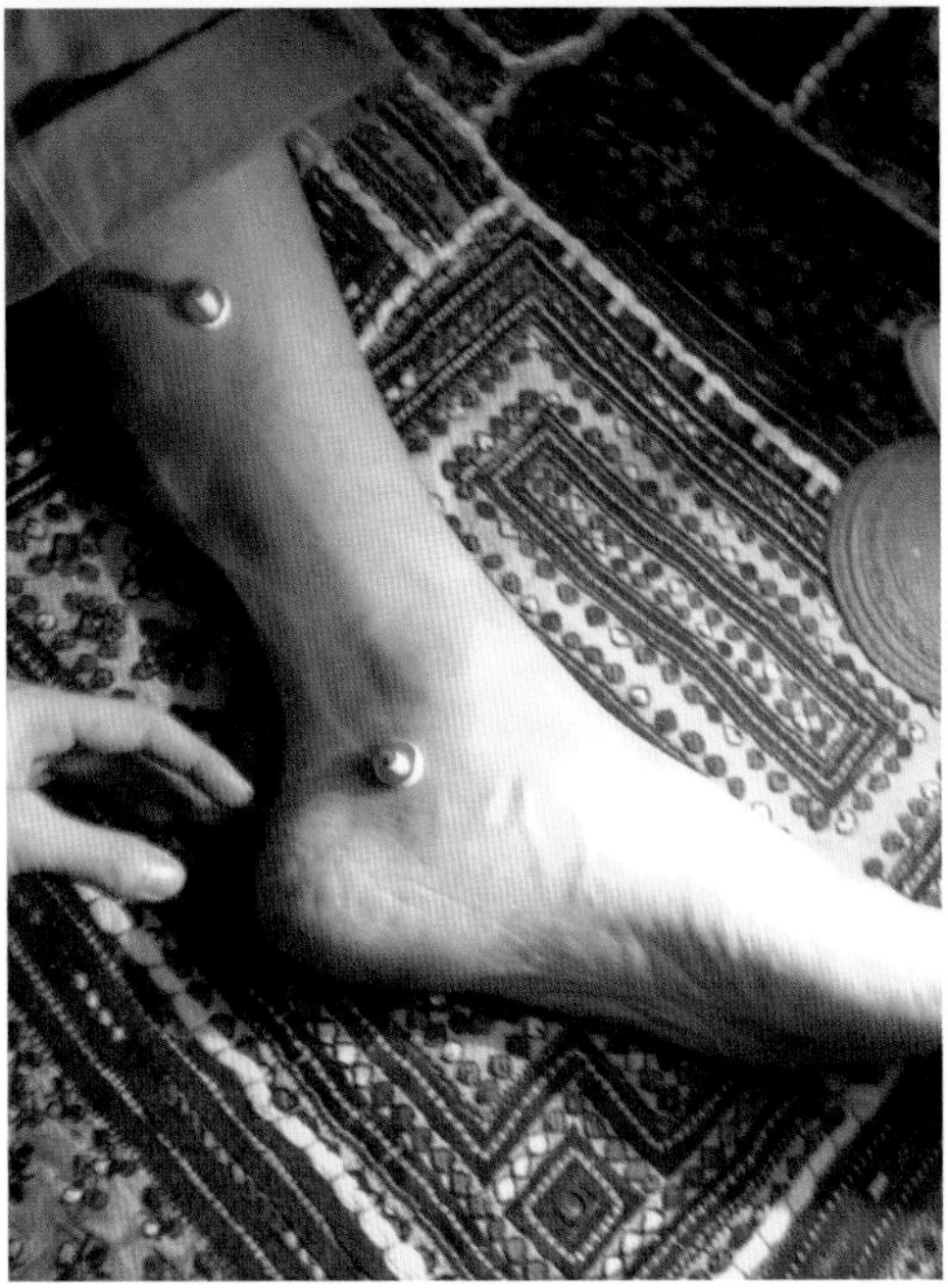

夫にもお灸をしてあげます。ゆったり会話をかわしながら、充実のひととき。

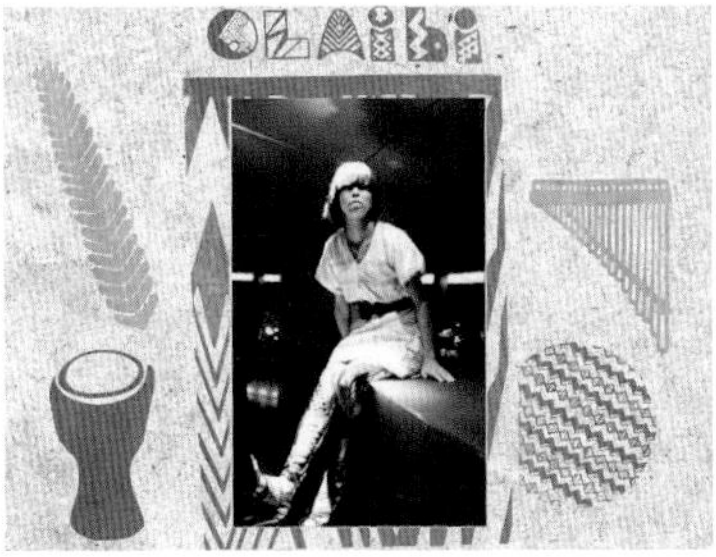

OLAibi（おらいび）ドラマー、パーカッショニスト。2002年、バンドOOIOOに参加。その後、さまざまなユニットへの参加やセッション、音楽制作など国内外で活躍中。

撮影／OLAibi

コラム3

体のねじれは、「心」にも関係があるのです

日常の動作には、人それぞれの「くせ」があり、それが積み重なると体の「ねじれ」となります。ねじれた部分は血行不良＝ツボとなり、冷えをまねき、不調を引き起こします。

実は、このねじれは、「心」と深くつながっています。たとえば、小さな子どもはとても素直で、何事も真正面に受け入れ、取り組みます。しかし、成長するにつれてだんだんとひねくれたり、思いを隠すといった行動をとるようになってきます。そんなときは、斜に構えるような姿勢になり、体や顔を真正面からは見せてくれません。心がねじれているときは、体もねじれるのです。東洋医学では「心と体は切り離せない」といわれます。「すべてを受け入れる広い心」があれば、体もねじれないということです。

そうはいっても、マイナスの感情を持たずに生きるのはとても難しいもの。でも、「ねじれている自分」に気づくだけでも、状況はかなり変化します。「あ、私ねじれているかも……」と気づき、自分の思いを整理することで、体のねじれも修正されるのです。

生きていると、ねじれが生じるもの。ちょっとおかしいな、と感じたら、自分の心を見つめてみましょう。「病は気から」なのです。

症状別　お灸のツボ

精神

気分が落ち込んだり、
小さなことでイライラしてしまう、
ストレスの反動で食べ過ぎてしまう……。
このようなことはありませんか？
お灸は心の安定にも効果を発揮します。

ストレス・イライラ

リラックス効果のあるツボを中心にケアしましょう

常に心配事や気がかりな案件を抱えていたり、忙しくて休む間もないなど、現代の私たちの生活は、ストレスやイライラと隣り合わせの状態にあります。心がほっと休まるときがないので、筋肉もずっと緊張しつづけ、どっと疲労感を覚えるなど、心だけでなく体への負担も相当なものです。

これには、疲労を取りのぞき、緊張をほぐし、リラックスを誘うケアで対処しましょう。ほっとできる「お灸タイム」をつくるだけでも、リラックス効果はばつぐんなのです。

●その他に効くツボ／⑨神門

ツボ1　ストレス解消と癒しのツボ

⑩ 労宮〈ろうきゅう〉

「疲労の館」の意味を持ち、「不老長寿のツボ」とも呼ばれる労宮。血行を促進して、ストレスや疲れを取りのぞいてくれます。なかなか抜けない倦怠感にも効果的です。

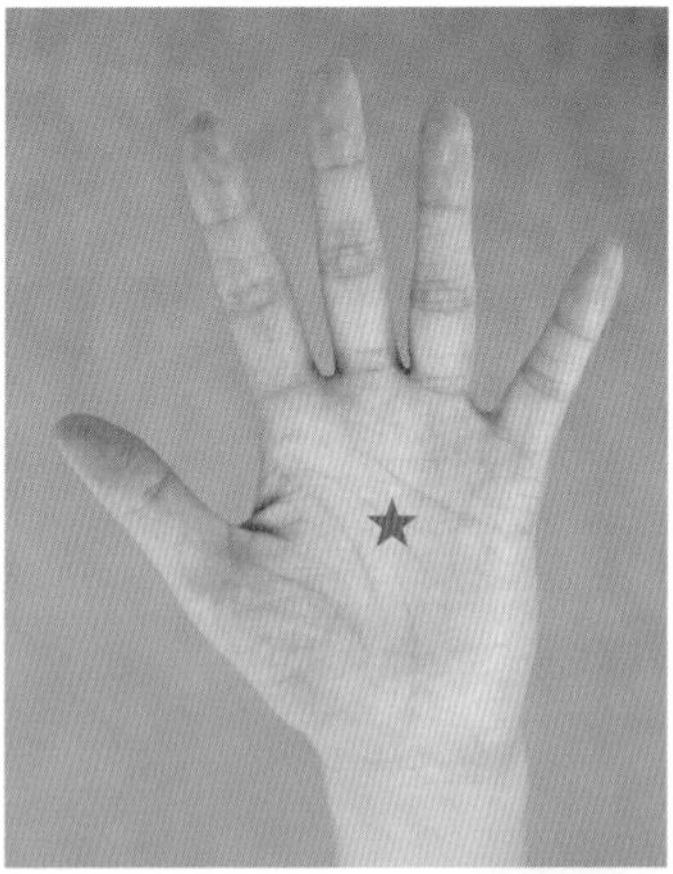

ここにある

手を軽く握ったとき、中指の先があたるところ。押すと、圧痛があります。

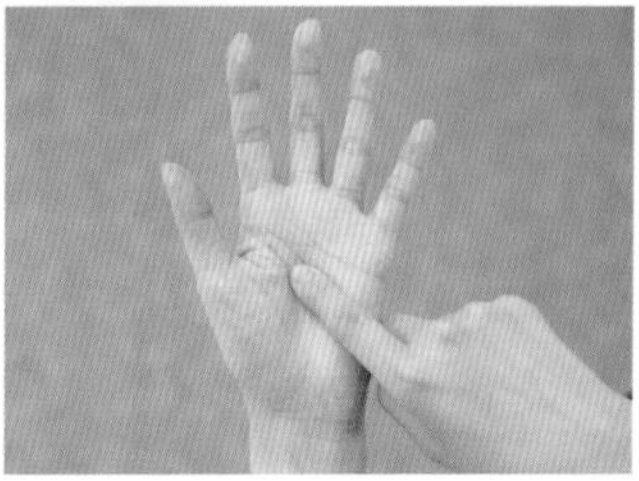

見つけるコツ

中指と薬指の骨の間をたどり、くぼみを探してみましょう。

ツボ2　血行を促し、緊張をほぐす

⑥曲池〈きょくち〉

「腎」の機能を高め、胃腸の働きを改善する曲池は、血行を促し緊張した筋肉をほぐしてくれます。のぼせも鎮めるので、イライラも撃退。ひと息ついて、ストレスを解消しましょう。

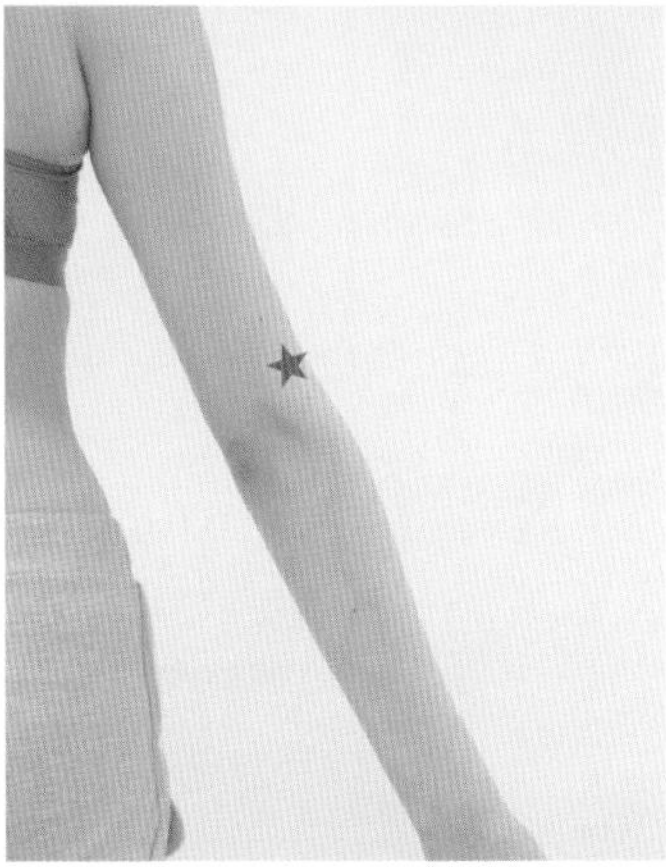

ここにある

ひじの関節の内側。親指側にあり、押すと圧痛を感じる。

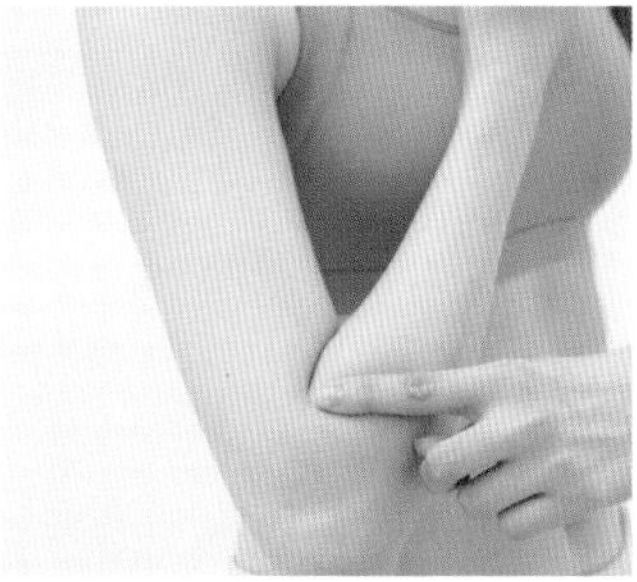

見つけるコツ

腕をじゅうぶんに曲げたときにできる、横じわのおわり。

ツボ3　心の高ぶりを鎮めるツボ

㉓太衝〈たいしょう〉

イライラは「気」を停滞させ、血圧や内臓機能の働きをそこないます。太衝は、上がった「気」を下げて高ぶった気持ちを抑えてくれるツボ。カーッときたら、ここにお灸をしてみましょう。

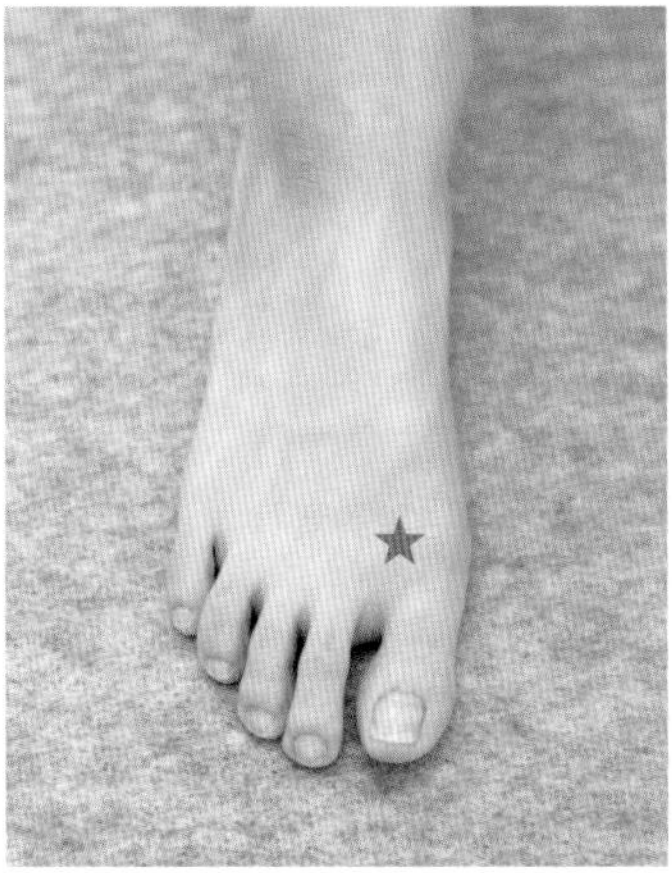

ここにある

足の甲の、親指と人差し指の骨が交わるところをさわると見つかるくぼみにある。

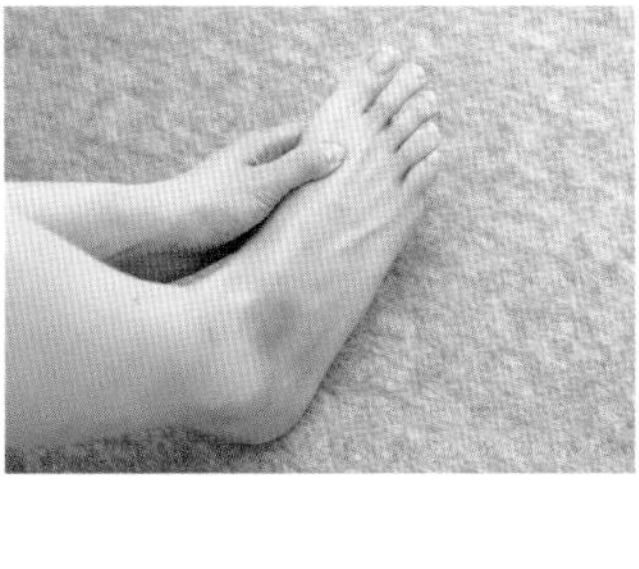

見つけるコツ

足の親指の骨をたどります。付け根付近のくぼみをていねいにチェック！

軽いうつ

心と体はしっかりとつながっています

ストレスや疲労が積み重なり、自律神経のバランスが崩れてしまうと、心も元気をなくしてしまいます。何事にもやる気が起きなかったり、気分が深く落ち込んだり……。すると、食欲もなくなり、不眠や便秘、倦怠感など体の不調を引き起こすことに。

お灸で、自律神経の調整を中心に、緊張をほぐしたり、「気」の流れを促進させるケアを。また、日ごろから休息をきちんととり、リフレッシュする機会をつくるなど、心が喜ぶ時間をとって予防しましょう。

●その他に効くツボ／⑩労宮

ツボ1　緊張をほぐし、心を落ち着かせるツボ

❽内関〈ないかん〉

イライラを鎮め、ストレスに強い内関。呼吸を整えて、心に安定をもたらしてくれるツボです。考え込んでなかなか眠れないときなどにも効果的です。乱れた血行バランスも整えてくれます。

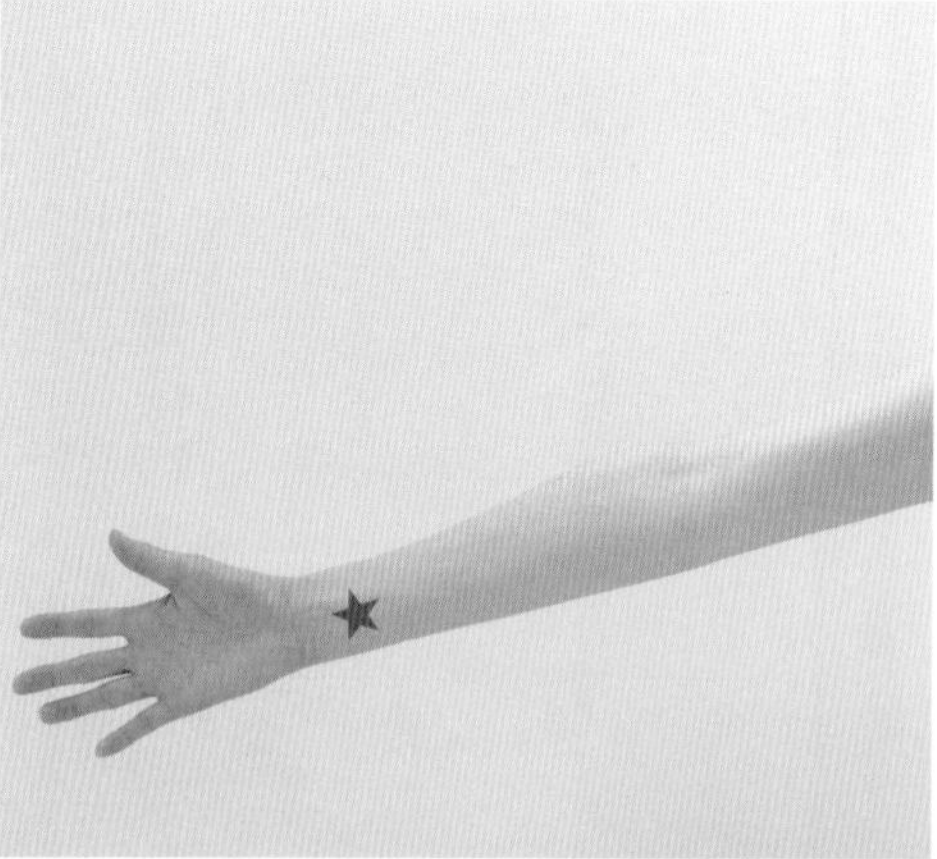

ここにある

手首の横じわから、指幅3本ひじ方向に寄ったところがポイント。

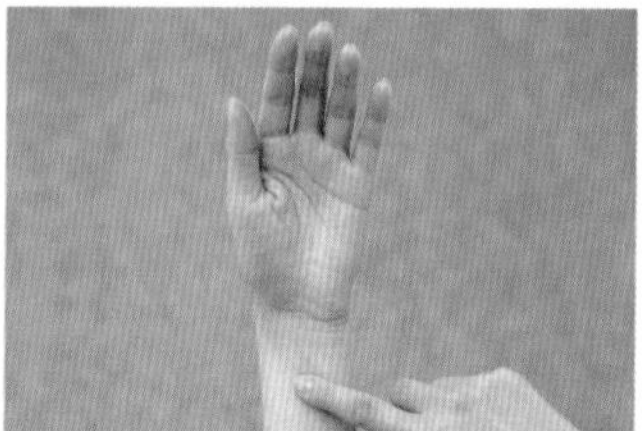

見つけるコツ

手をぐっと握ったり開いたりしたときに出る２本の腱《けん》の間の、手首から指幅３本のところが内関。

ツボ2　胸の重苦しさを緩和

❶膻中〈だんちゅう〉

循環器系に作用する膻中は、「心」にも働くツボとして有名です。緊張や不安を感じると、意識しなくても呼吸が浅くなるもの。このツボで呼吸がらくになり、気分もすっと落ち着きます。

ここにある

左右の乳頭を結んだ線の、ちょうど中央あたり。

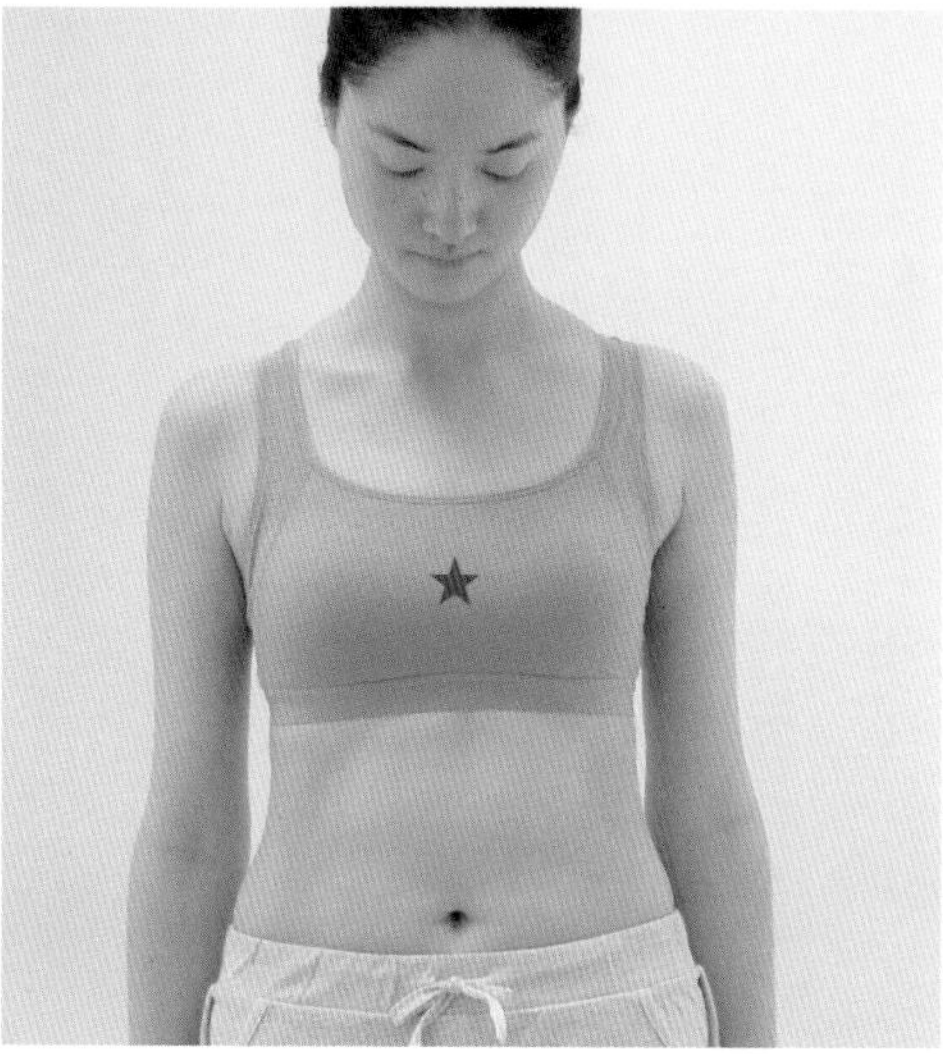

見つけるコツ

胸骨の真ん中近辺にあります。鏡を見て、位置の目安をつけてから探すと見つけやすい。

ツボ3　血行を整え、自律神経を安定させる

⑯三陰交〈さんいんこう〉

女性に万能のツボ、三陰交は、疲れた心もケアしてくれます。「血」のめぐりを整え、乱れた自律神経を改善するので、気力が出ないときや、イライラしたときにも効果的です。

ここにある

内くるぶしの中心から、指幅4本ほど上がる。体の内側の皮膚は外側に比べると薄いので、やけどに注意！

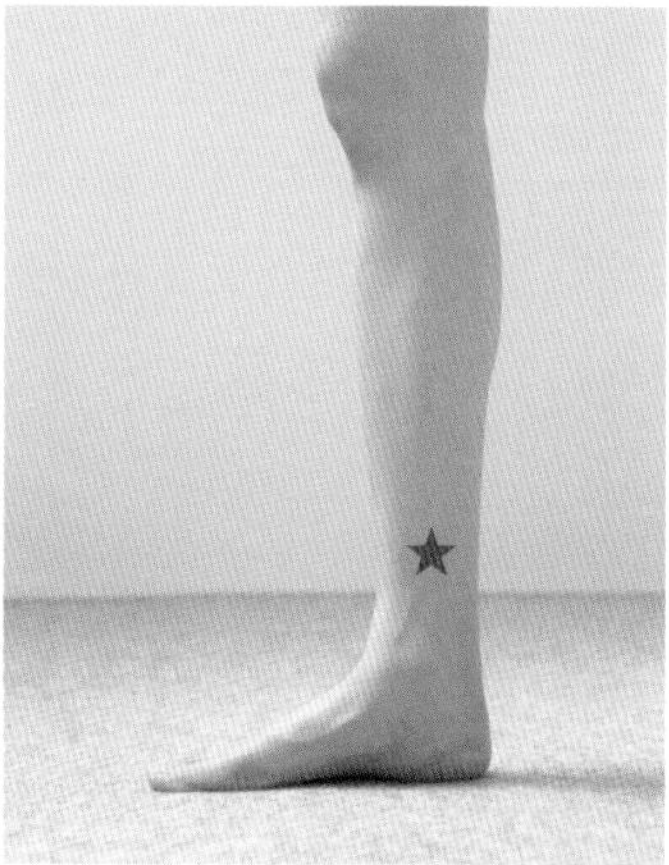

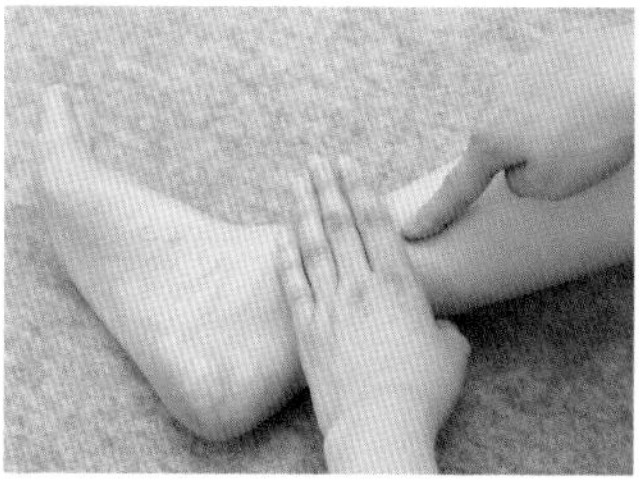

見つけるコツ

骨のうしろを押すと、圧痛が感じられます。

不安

なにも手につかない……。そんな不安は「心のSOS」

急に不安になったり、不安でいてもたってもいられない……。とくに原因が思い当たらないのにこんな気持ちになるのは、もしかしたら過度のストレスや疲労による、心のSOSサインかもしれません。

このようなときは、心身ともに強い緊張状態にあります。心の失調に反応するツボにお灸をして、不安と緊張を解きほぐしましょう。また、自律神経も整えることで、内臓機能もアップ。心と体、いっしょに元気を取り戻しましょう。

●その他に効くツボ／⑨神門、⑯三陰交、②中脘

ツボ1　深い呼吸でリラックス

❶膻中〈だんちゅう〉

心配や不安でドキドキしたり落ち込むと、呼吸が乱れ胸が苦しくなります。膻中はその緊張やこわばりをほぐすツボ。呼吸をらくにし、心を落ち着かせます。イライラやうつにも効果的。

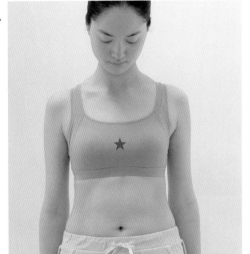

ここにある

左右の乳頭を結んだ線の、ちょうど中央あたり。

見つけるコツ

胸骨の真ん中近辺にあります。鏡を見て、位置の目安をつけてから探すと見つけやすい。

過食・拒食

ストレスや緊張は食生活にも支障をきたします

なにかを食べていないと気持ちが落ち着かない、反対に食事をする気がまったく失せてしまう。もともとの胃腸の状態もありますが、過食や拒食にも、日常のストレスや疲れが大きく関係していると考えられています。

まずは、自律神経を整え、「気・血」のめぐりを改善しましょう。また、食生活の乱れによって弱った胃腸をいたわるケアも大切。エネルギーの源となる食事がきちんととれれば、心もだんだん元気に。心が元気になれば、体の調子も整ってきます。

●その他に効くツボ／㉙胃兪

ツボ1　食事へのストレスを緩和します

㉓太衝〈たいしょう〉

肝機能を高める太衝は、体に残った老廃物の排出をスムーズに促してくれるツボ。高ぶる感情を抑え、上昇した「血」を安定させるので、イライラも鎮めてくれます。食事にまつわるストレスをなくし、内臓から元気になりましょう。

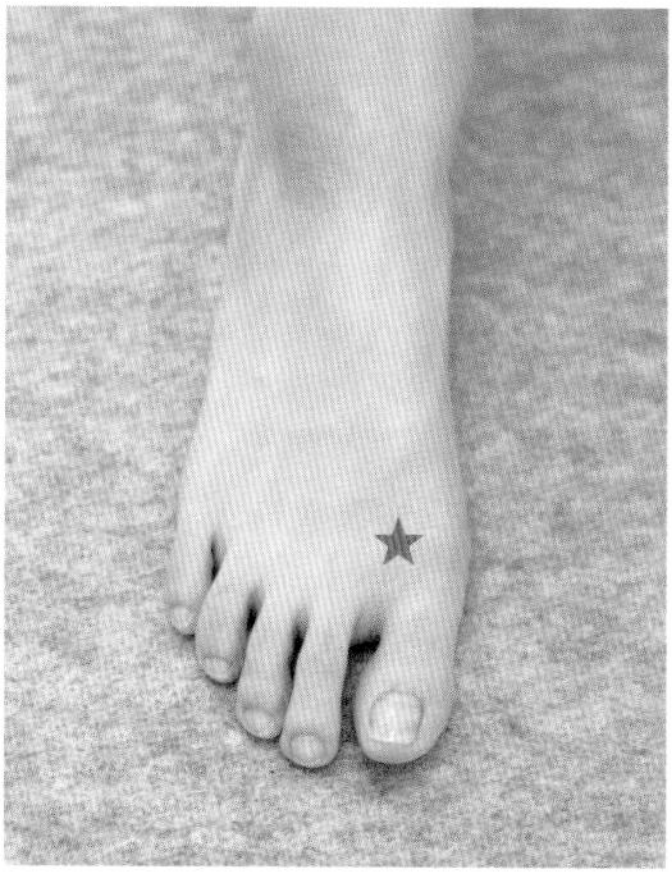

ここにある

足の甲の、親指と人差し指の骨が交わるところをさわると見つかるくぼみにある。

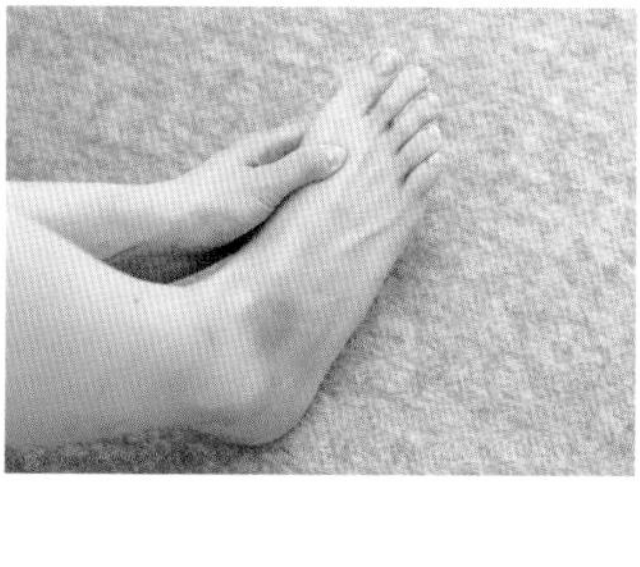

見つけるコツ

足の親指の骨をたどります。付け根付近のくぼみをていねいにチェック！

ツボ2　ストレスで弱った胃腸に

⑳ 足三里 〈あしさんり〉

胃腸系の不調のケアによく用いられるツボが足三里。弱った胃をケアして、消化機能を高めるので、イライラによる食欲不振を解消、食べ過ぎなどにも効果的です。胃のもたれもすっきり。

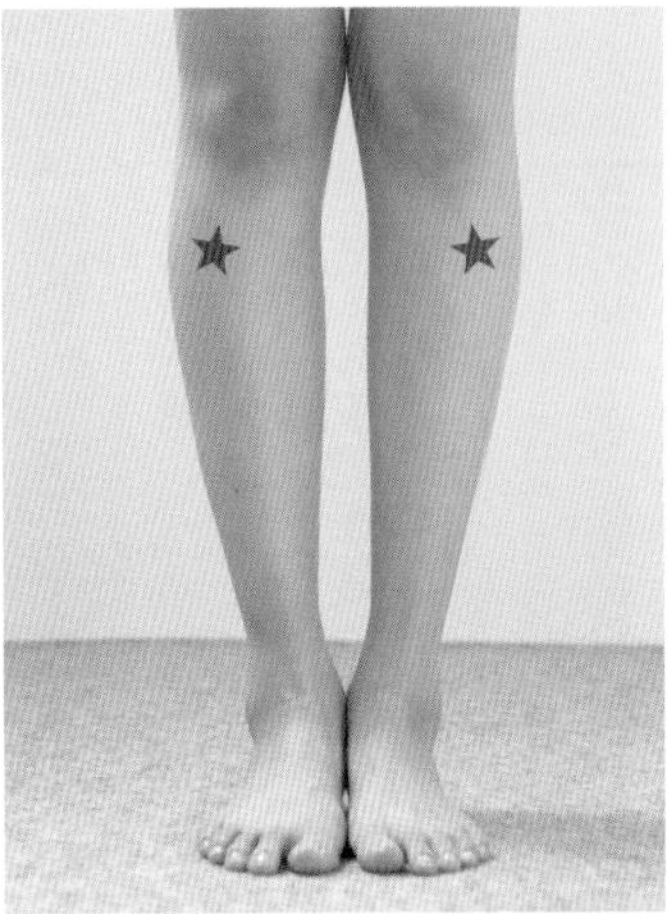

ここにある

ひざ下の外側にあるくぼみから、指幅4本下がったところ。

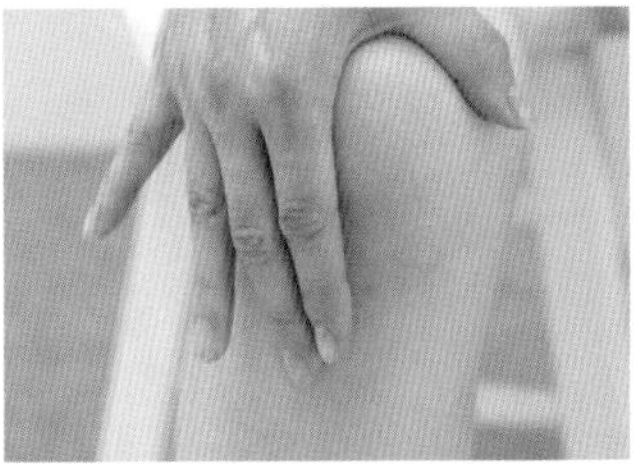

見つけるコツ

ひざを手で囲むように持ち、中指を伸ばして、指先があたるところ。

ツボ3　お腹の不快感を解消

⑲ 太白 〈たいはく〉

消化器系統を元気にするツボ。憂うつな気分や、全身の倦怠感にも効果があります。食欲不振や、食べ過ぎによる膨満感も緩和、ストレスで弱った胃腸を健康な状態に整えてくれます。

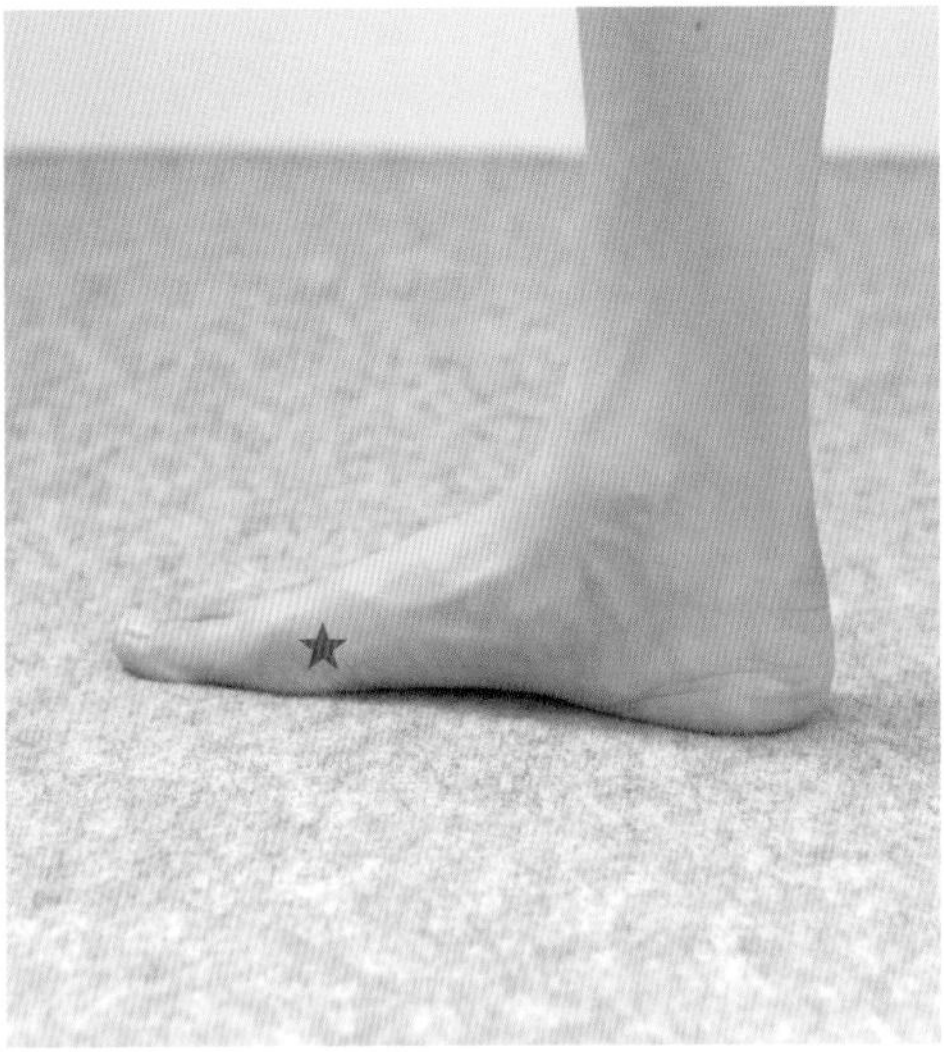

ここにある

足の親指側の側面、親指の付け根にあるツボ。出っ張った骨のすぐ下のくぼみが目安。

見つけるコツ

足の親指側の側面をやさしくさわってみましょう。くぼみが見つかります。

症状別　お灸のツボ

女性の症状

女性特有の症状にも、
お灸でセルフケアをしましょう。
「冷えは万病のもと」といいますが、
とくに女性の体は冷えやすいもの。
お灸で体をあたためて、
気になる症状を改善しましょう。

月経不順

ホルモンのバランスや、日常生活の乱れを見直しましょう

月経の周期には個人差がありますが、通常は28日前後が目安です。この周期がばらばらで安定しない場合は、なんらかの不調がうたがわれます。

月経は、不規則な生活や偏った食事、環境や疲労、ストレスにも大きく影響を受けるもの。また、無理なダイエットなどによるホルモンバランスの乱れも月経の正常なリズムを乱します。規則正しい生活や、ストレスをためない工夫など、日常の過ごし方も月経不順解消のカギとなります。

●その他に効くツボ／常にイライラしがちなタイプ⑫合谷、④関元、常に元気がないタイプ㉓太衝、㉚腎兪、⑲太白

ツボ1　ホルモンの分泌バランスを整える

⑯三陰交〈さんいんこう〉

乱れたホルモンバランスと、「気・血・水」のめぐりを改善します。あたためる力が回復するので、「冷え」から体を守ります。イライラしがちだったり、逆に元気がないタイプのどちらにも効果を発揮！

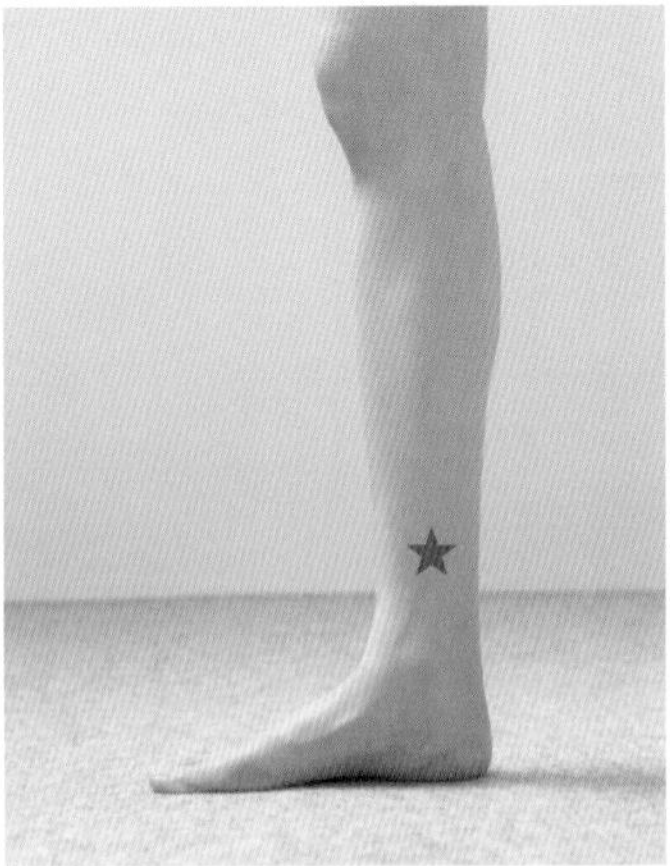

ここにある

内くるぶしの中心から、指幅4本ほど上がる。体の内側の皮膚は外側に比べると薄いので、やけどに注意！

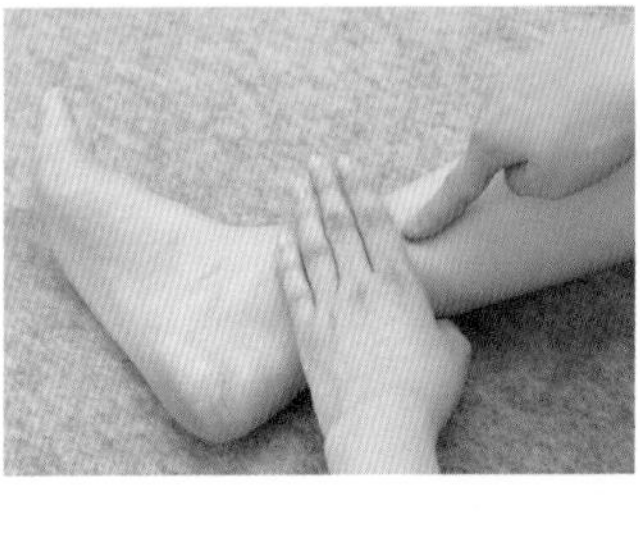

見つけるコツ

骨のうしろを押すと、圧痛が感じられます。

ツボ2　イライラを伴うケースに

⑰ 太渓〈たいけい〉

腎経の機能や排尿機能に働きかける太渓は、体全体のエネルギーを養うともいわれるツボ。元気が湧いて、イライラも解消します。「気・血」の流れを促す作用があり、月経のリズムを整える効果も。

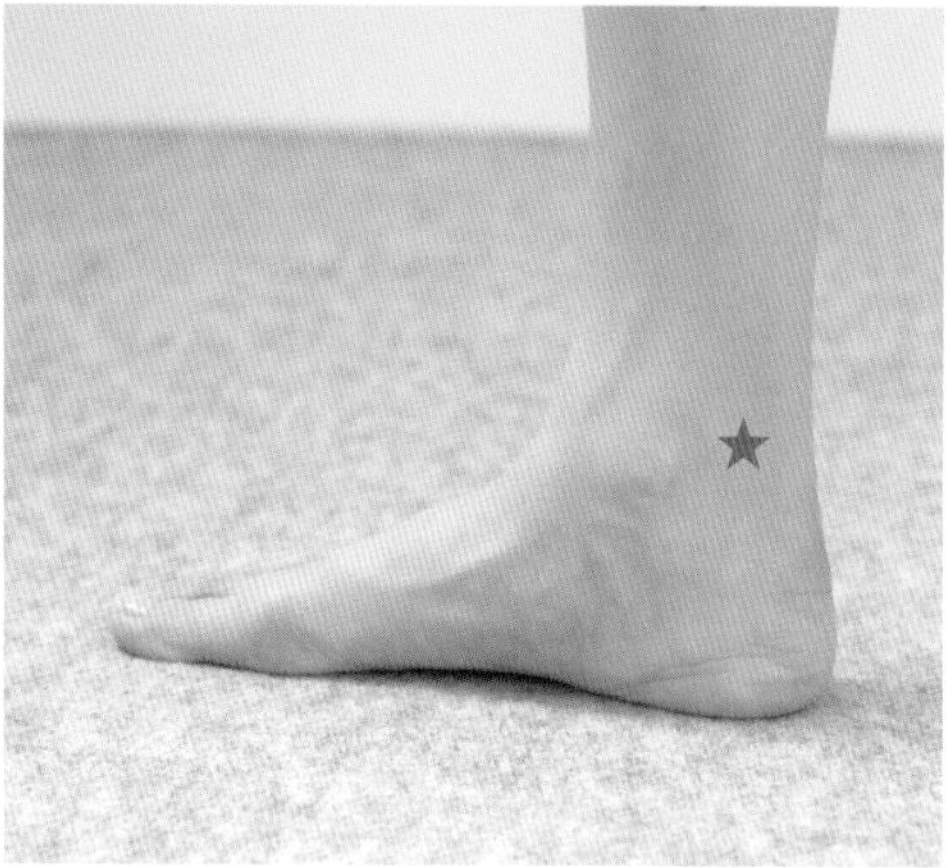

ここにある

内くるぶしとアキレス腱の間のくぼみ。

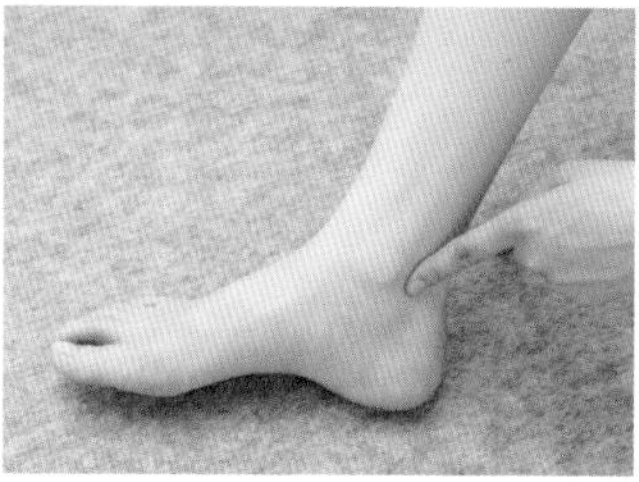

見つけるコツ

そこだけ冷たく感じたり、湿気を帯びているように感じるポイント。

ツボ3　卵巣の機能を整える

④ 関元〈かんげん〉

婦人科系の症状に効果を発揮する関元。卵巣の機能を高める一方、疲労回復の効果もあるので、元気がないタイプにぴったり。さらに免疫機能を高め、丈夫な体に導きます。

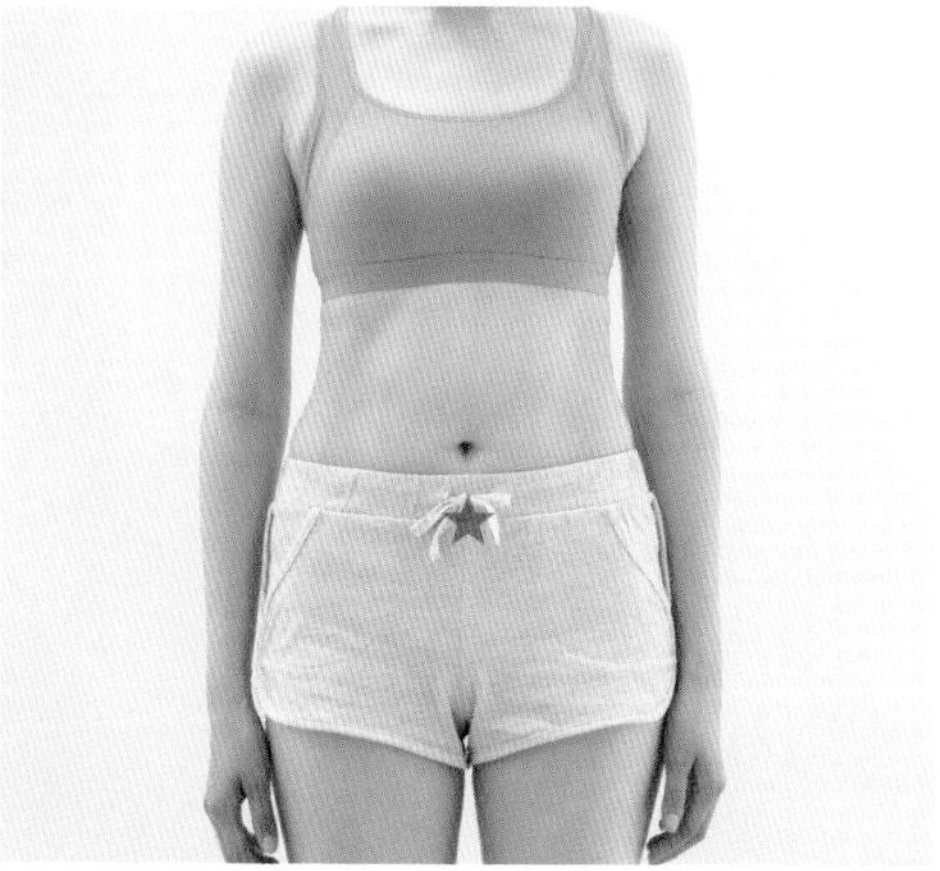

ここにある

体の中心線上に位置し、おへそから指幅４本下がったところにある。

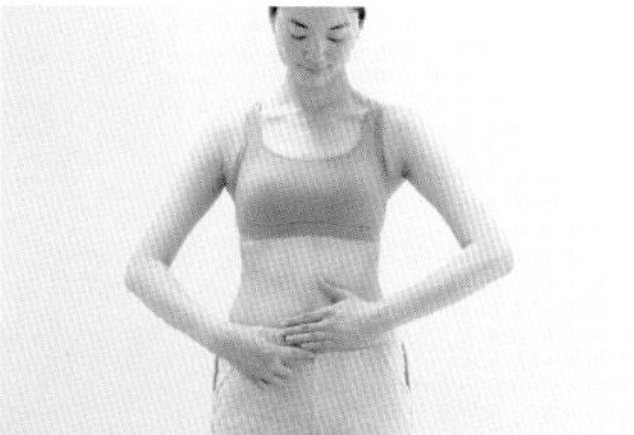

見つけるコツ

おへそに人差し指をあてて測ります。指幅４本のすぐ下の位置が目安。

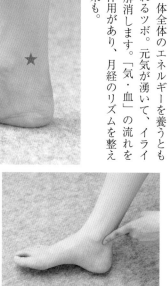

月経痛

血行を整え、婦人科系の特効ツボを活用しましょう

毎月、月経のたびに憂うつになる痛み。月経痛は、経血が通る頸管や子宮口の強い収縮などが関係しています。また、ホルモン分泌の乱れや体の冷え、血流の滞りやストレスなどに起因するケースも多く見られます。月経痛の改善に有効なのは、婦人科系に強いツボ。さらに、血流を整え、冷えや痛みを改善する働きのあるツボも効果的です。

少しでも軽くしたい月経痛。ふだんの生活とお灸で、症状を緩和しましょう。

●その他に効くツボ／元気がないタイプ⑳足三里、⑰太渓、イライラするタイプ④関元

ツボ1　女性特有の悩みならこのツボ

⑯三陰交〈さんいんこう〉

「婦人科系の症状なら三陰交」といわれるくらい、頼れるツボ。ホルモンのバランスを整え、イライラも改善します。また、体をあたためるので、元気が出ないタイプの人には気力をもたらします。日ごろからお灸をしておくと月経痛の予防にもなります。

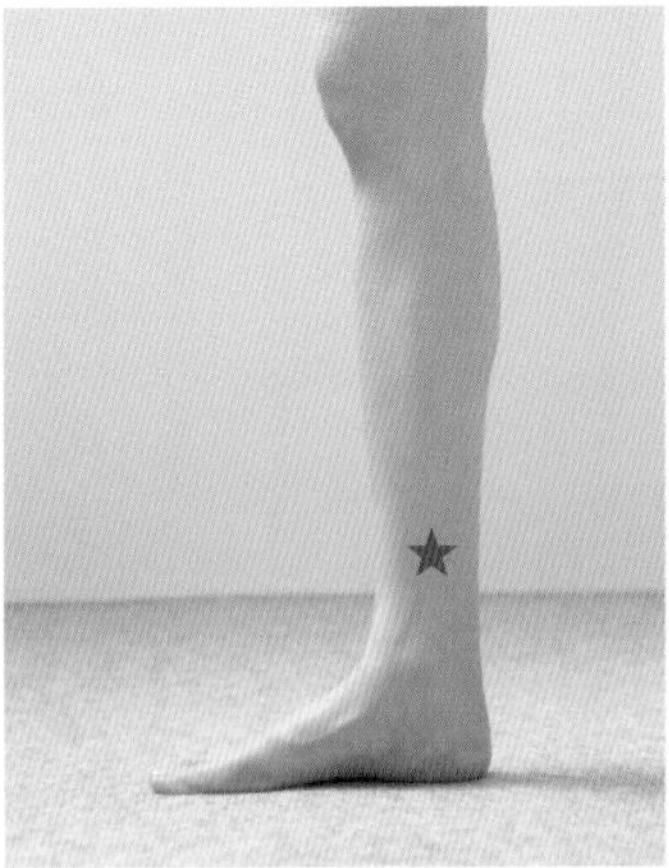

ここにある

内くるぶしの中心から、指幅4本ほど上がる。体の内側の皮膚は外側に比べると薄いので、やけどに注意！

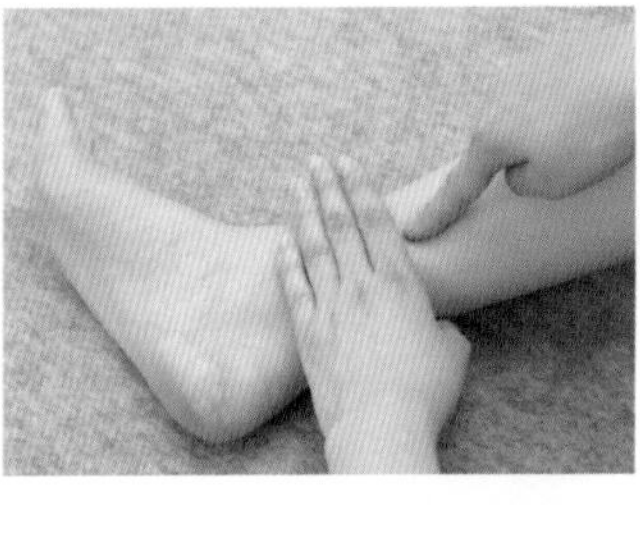

見つけるコツ

骨のうしろを押すと、圧痛が感じられます。

ツボ2　腰のだるさを解消

⑫ 合谷〈ごうこく〉

「気」や「血」のめぐりを改善して、痛みを緩和してくれる合谷は、月経時の腹痛や胃の痛みも緩和。合谷はしつこい疲労感にも効果がある、体の痛み全般に強いツボです。

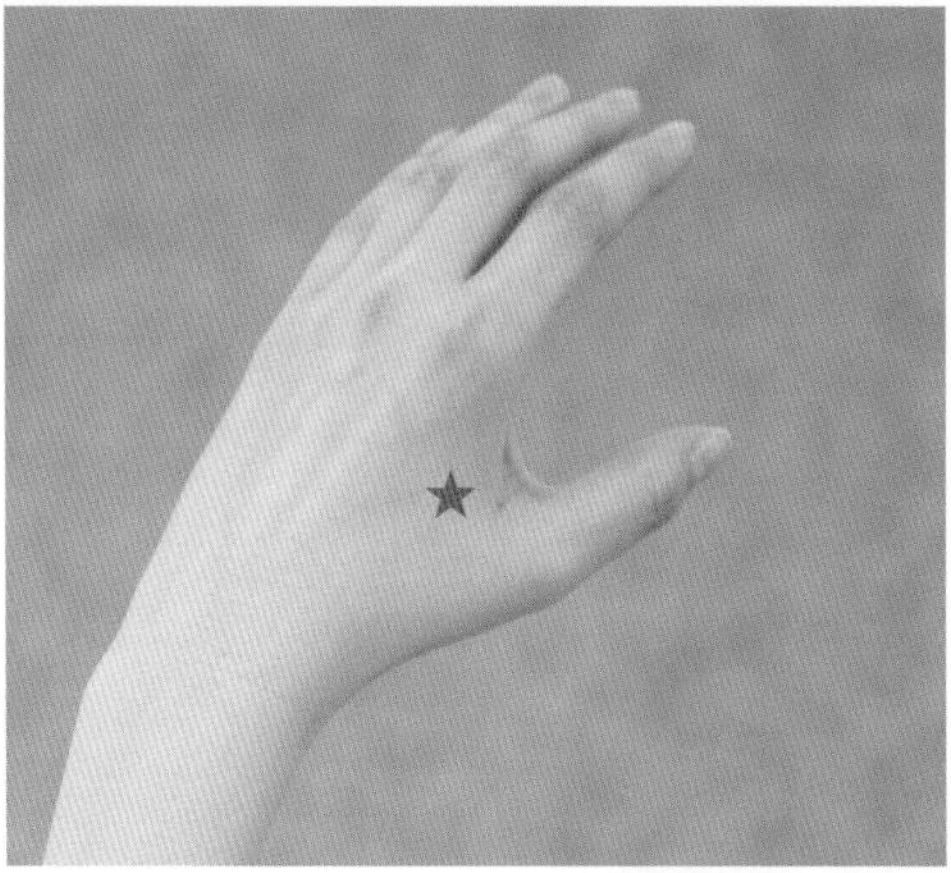

ここにある

手の甲を上にして、親指と人差し指の骨が交差した付け根から、人差し指へ向かってなでたときにあるへこみ。

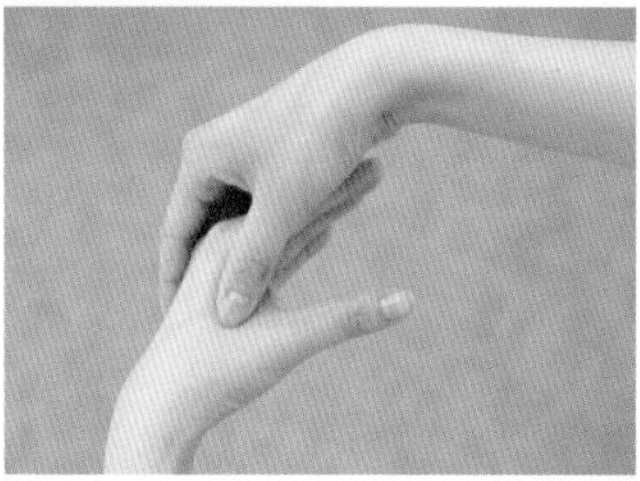

見つけるコツ

親指と人差し指の骨がぶつかる付近のくぼみ、押すと圧痛や心地よさが。

ツボ3　体にパワーを与えてくれます

㉓ 太衝〈たいしょう〉

足にある太衝も、月経不順や月経痛など、月経のトラブルに活用したいツボです。肝の機能をスムーズにしてくれるので「気・血」の流れが戻ってきます。頭痛や吐き気など、不快な症状も緩和してくれます。

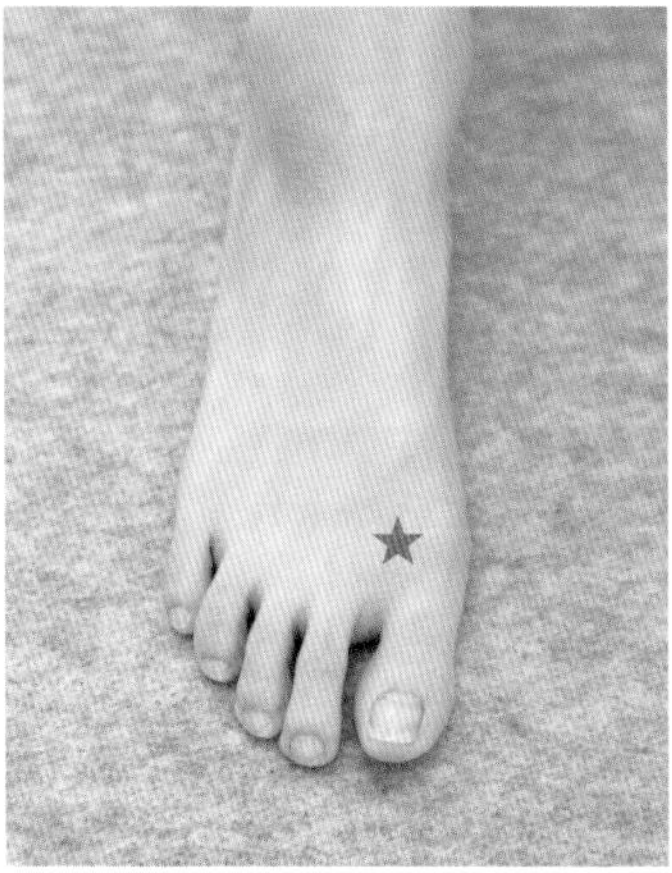

ここにある

足の甲の、親指と人差し指の骨が交わるところをさわると見つかるくぼみにある。

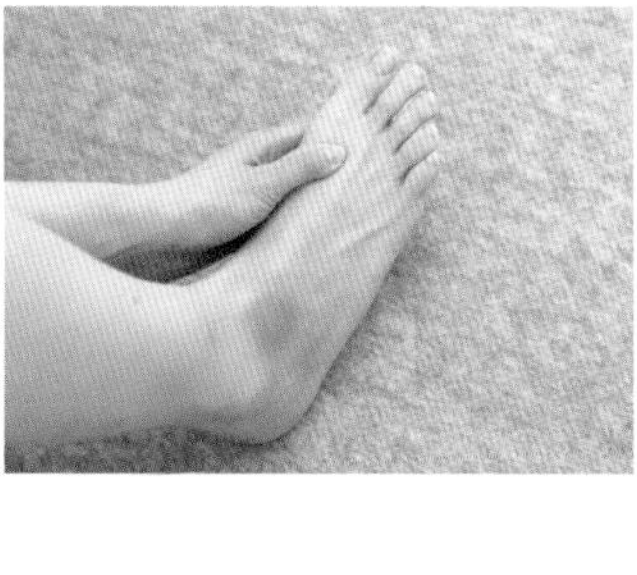

見つけるコツ

足の親指の骨をたどります。付け根付近のくぼみをていねいにチェック！

膀胱炎

女性に多く見られる排尿トラブル

頻繁にトイレに行きたくなり、排尿時に痛みがあったり、すっきりしない残尿感があるのが膀胱炎です。これは、尿道からの細菌感染が原因。冷えや疲労で体の抵抗力が弱まっているときにかかりやすいとされています。細菌感染の場合は医師による抗生物質の投与が必要となるので、受診が必要です。

膀胱炎は慢性化しやすいので、日常から「腎」の機能を高め、細菌に負けない抵抗力を養っておくことも大切です。そのためにも、「気・血・水」のめぐりをよくしておくことがポイント！

●その他に効くツボ／㉕湧泉、㉚腎兪

ツボ1　体が持つ自然治癒力を高めましょう

❹関元〈かんげん〉

生殖器、泌尿器系の不調、消化器にも効果がある関元。元気を補い、自然治癒力を高めます。お灸は体をあたためるので、膀胱炎をまねきやすくなる冷えを撃退します。頻尿にもこのツボを。

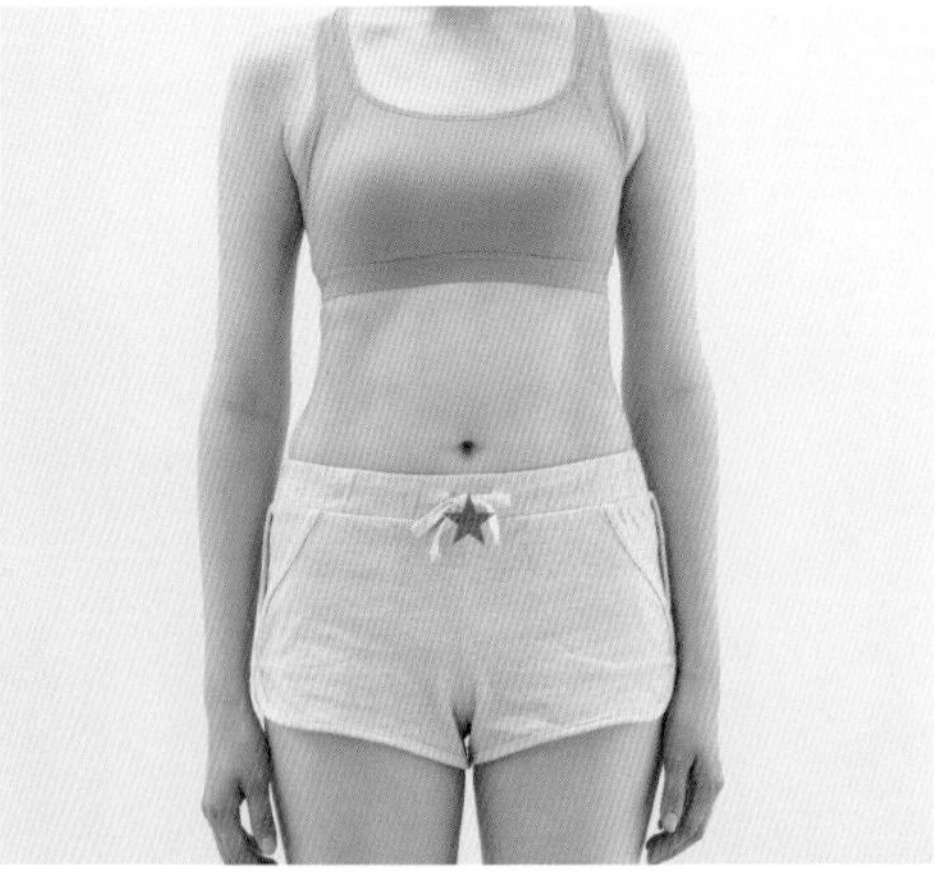

ここにある

体の中心線上に位置し、おへそから指幅４本下がったところにある。

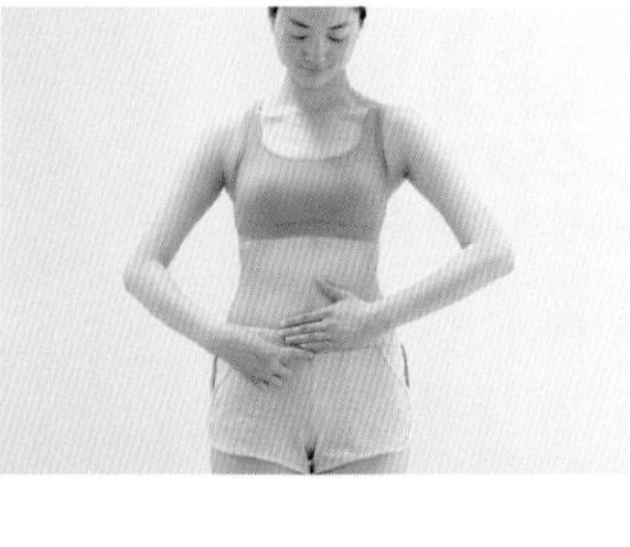

見つけるコツ

おへそに人差し指をあてて測ります。指幅４本のすぐ下の位置が目安。

ツボ2　不快な残尿感を解消

❺ 中極〈ちゅうきょく〉

「腎」の機能を高め、活性化してくれる中極は、頻尿や残尿感、排尿時の痛みや排尿困難などの症状を緩和してくれる、膀胱炎のお助けツボです。「血」のめぐりをよくするので、冷えも撃退。

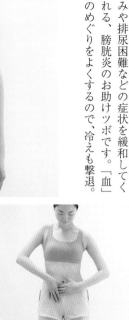

ここにある

体の中心線上で、おへそから指幅5本下がった場所。関元の少し下に位置する。

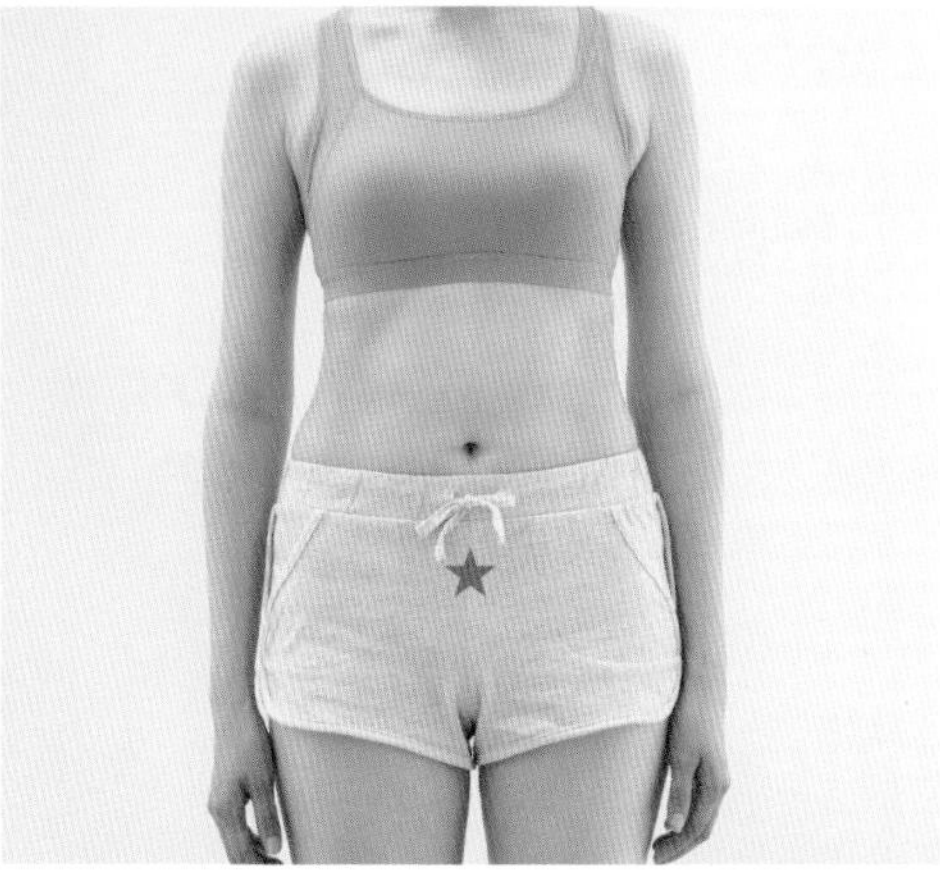

見つけるコツ

おへそのすぐ下に親指をあて、その下にもう片方の手の親指以外の４本の指をあてます。この手の小指があたる位置が中極。

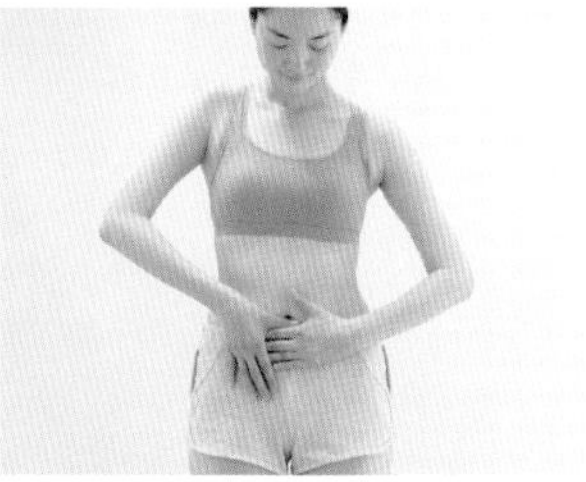

ツボ3　「気・血・水」のバランスを整えて

⓰ 三陰交〈さんいんこう〉

婦人科系の疾患を網羅して対処してくれる三陰交も効果的なツボです。弱まった「腎」の機能を改善し排尿を促すので、むくみの症状も解消できます。また、体をあたため、「気・血・水」のバランスを整えてくれます。

ここにある

内くるぶしの中心から、指幅4本ほど上がる。体の内側の皮膚は外側に比べると薄いので、やけどに注意！

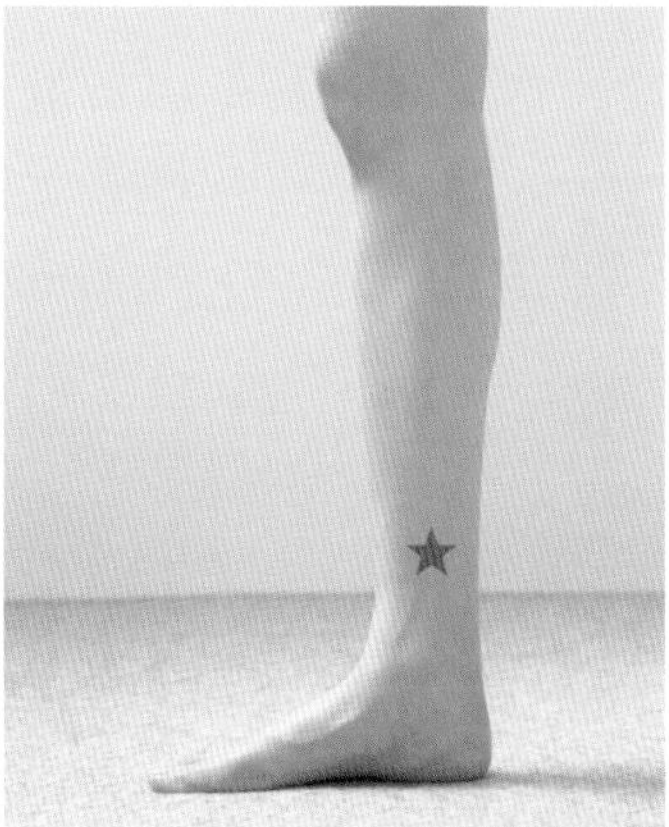

見つけるコツ

骨のうしろを押すと、圧痛が感じられます。

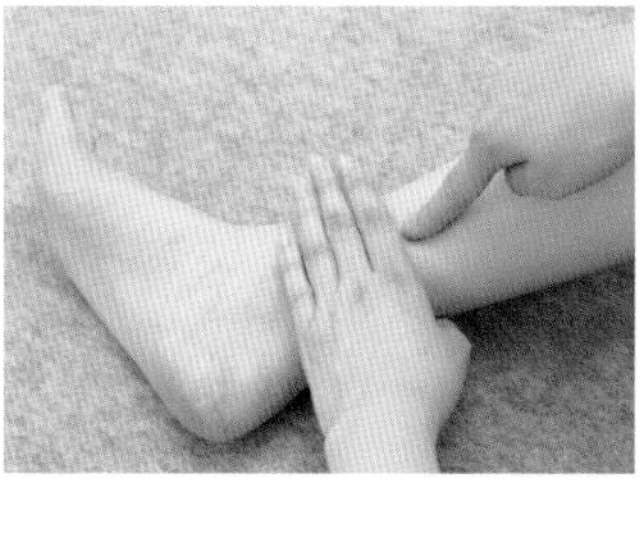

女性の症状

更年期障害

自律神経が乱れ、さまざまな不快な症状が現れます

女性の閉経期前後に起こる更年期障害。特別な疾患がないのに、ほてりや突然の汗、頭痛や動悸、イライラや不眠、肩こりや疲労感などさまざまな不快な症状が現れます。

更年期障害の程度や期間には個人差がありますが、女性ホルモンの減少によって、自律神経が乱れていることが原因とされています。ひどくなると、気分が落ち込み、うつのような状態になることも。閉経前後のつらい時期を少しでも軽く乗り切るために、自律神経を整え、心身をリラックスさせましょう。

●その他に効くツボ／⑯三陰交、⑥曲池、⑫合谷、④関元

ツボ1　エネルギーを補い、元気に！

㉓太衝〈たいしょう〉

血圧を下げ、気持ちを落ち着かせてくれる効果のある太衝は、エネルギーを補ってくれるツボ。ホルモンバランスの乱れによるイライラや、頭痛やのぼせを効果的に鎮めてくれます。

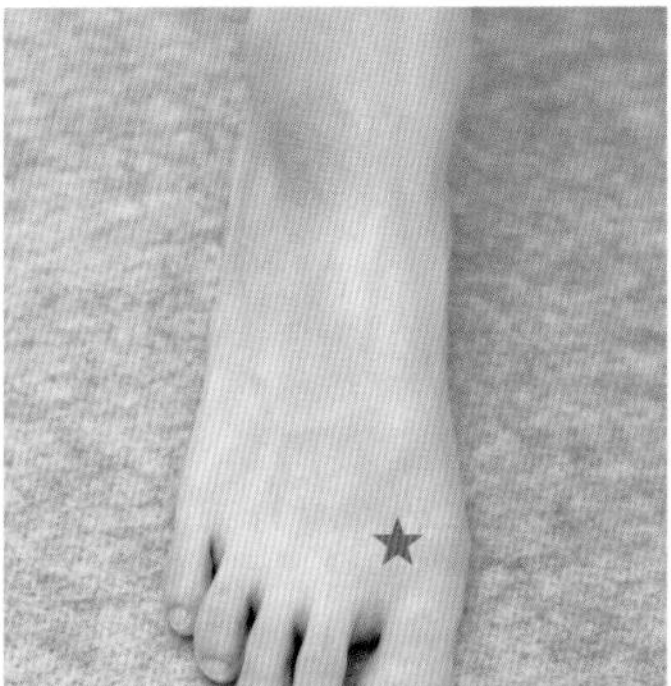

ここにある

足の甲の、親指と人差し指の骨が交わるところをさわると見つかるくぼみにある。

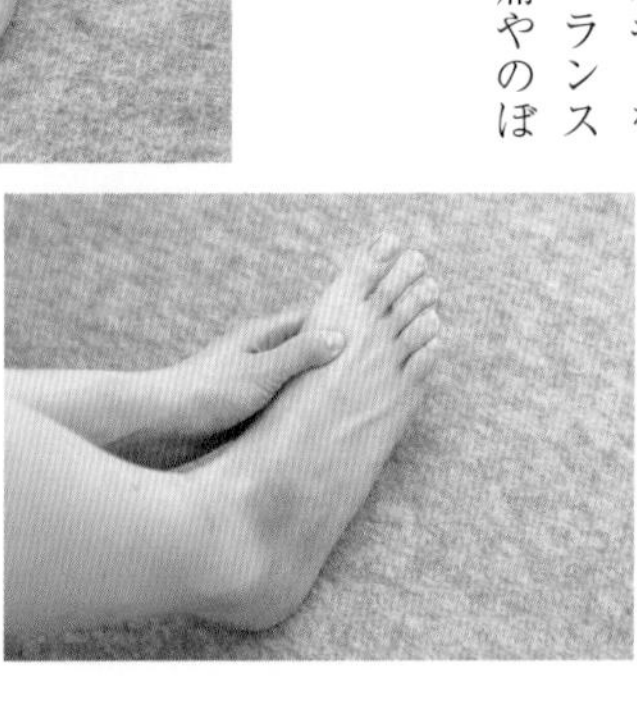

見つけるコツ

足の親指の骨をたどります。付け根付近のくぼみをていねいにチェック！

ＰＭＳ

集中力の低下や、体の不快感……。月経前のつらい症状

月経の5～10日ほど前から現れる、イライラや頭痛、めまいやむくみ、乳房の張りなど不快な症状がＰＭＳ（月経前症候群）です。女性ホルモンの分泌が不安定になっていることが原因と考えられます。

更年期障害と同様、症状や程度には個人差がありますが、この時期になると、「気・血」のめぐりが滞り気分も憂うつになり、落ち込みがちです。ホルモンの分泌を安定させ、心と体のバランスを整えるケアで、症状を軽減しましょう。

●その他に効くツボ／④関元

ツボ1　婦人科系の特効ツボで症状を緩和

⑯三陰交〈さんいんこう〉

血行を促し、女性ホルモンの分泌バランスも整える三陰交は、ＰＭＳの症状にも効果を発揮。自然治癒力を高め、体の不快症状を緩和し、不安定な気持ちも落ち着かせます。

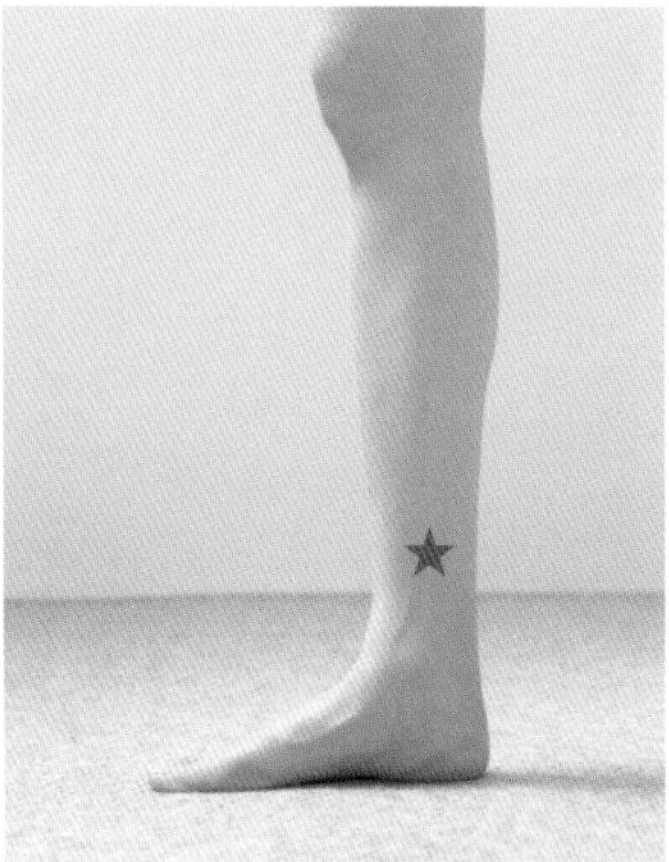

ここにある

内くるぶしの中心から、指幅4本ほど上がる。体の内側の皮膚は外側に比べると薄いので、やけどに注意！

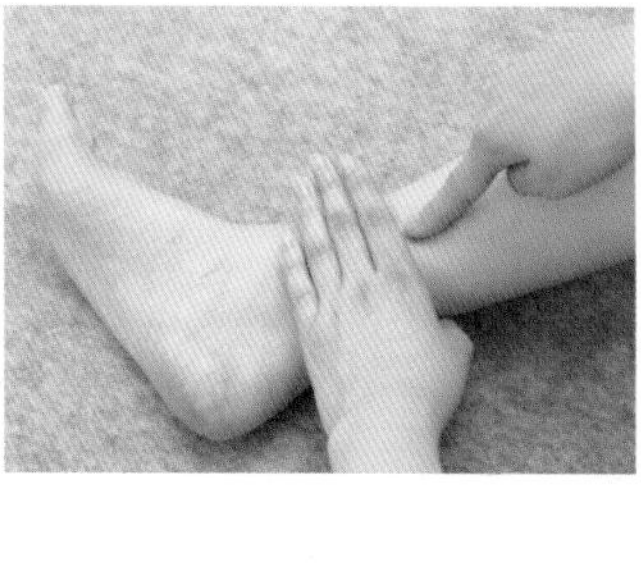

見つけるコツ

骨のうしろを押すと、圧痛が感じられます。

ツボ2　イライラや抑うつを取りのぞく

㉓ 太衝〈たいしょう〉

「血」の流れを司っている太衝は、「気・血」のめぐりを改善してくれるツボです。ＰＭＳ症状であるイライラや気分の落ち込みも緩和。つらい乳房の張りや痛みにも効果を見せます。

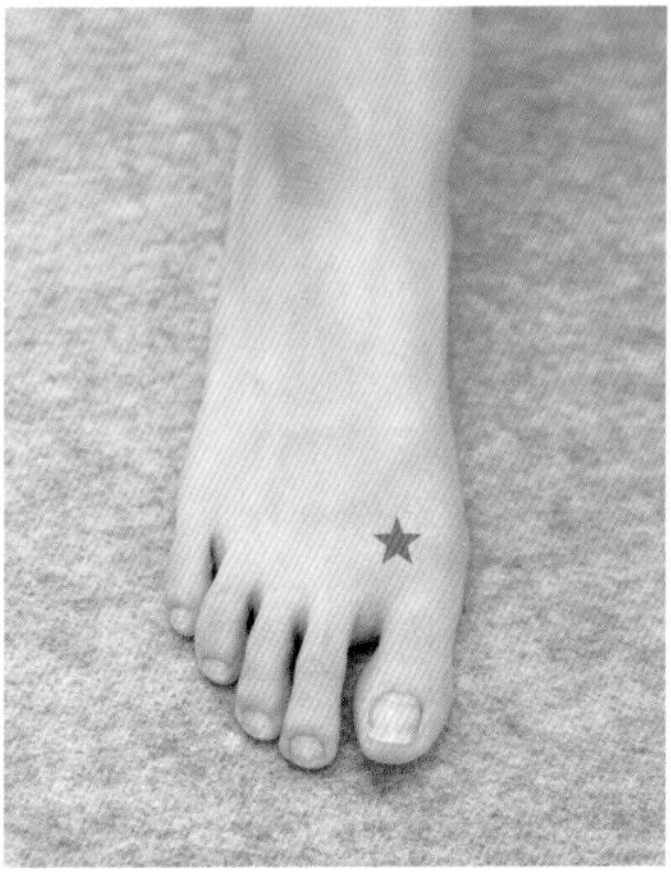

ここにある

足の甲の、親指と人差し指の骨が交わるところをさわると見つかるくぼみにある。

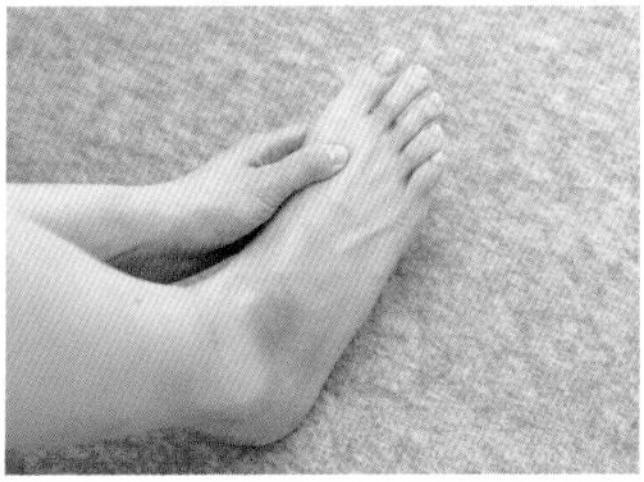

見つけるコツ

足の親指の骨をたどります。付け根付近のくぼみをていねいにチェック！

ツボ3　心と密接に関わるツボ

❶ 膻中〈だんちゅう〉

つらい症状から、不安定な状態になりがちな心を癒すのが膻中。気分の落ち込みや、イライラを緩和して、リラックス状態に導き、症状を改善してくれます。

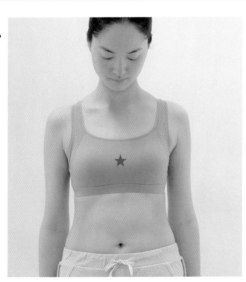

ここにある

左右の乳頭を結んだ線の、ちょうど中央あたり。

見つけるコツ

胸骨の真ん中近辺にあります。鏡を見て、位置の目安をつけてから探すと見つけやすい。

不妊症

妊娠機能を高め、体調の改善をはかりましょう

医学的な要因がはっきりしない場合や、何度検査をしてもその原因がつかめないものなど、不妊にまつわる悩みはさまざまです。

東洋医学では、体のバランスを整え、冷えの改善や内臓機能の向上など、妊娠しやすい体を目指すケアで対処します。また、ストレスなど精神的な原因によることも。日ごろから疲れやストレスをためない生活を心がけ、自律神経の安定をはかることも大切です。リラックスできるお灸タイムを取り入れてみましょう。

●その他に効くツボ／常に元気がないタイプ⑰太渓、④関元、㉚腎兪、⑲太白、常にイライラしがちなタイプ㉓太衝、⑫合谷、㉛次髎、㉚腎兪

ツボ1　女性を元気にしてくれるツボ

⑯三陰交〈さんいんこう〉

消化器系、肝臓、腎臓に働きかける強力ツボ。血流のバランスを整え、冷えない体づくりを助けます。女性特有の症状に欠かせない三陰交。このツボで、不妊体質の改善を目指しましょう。

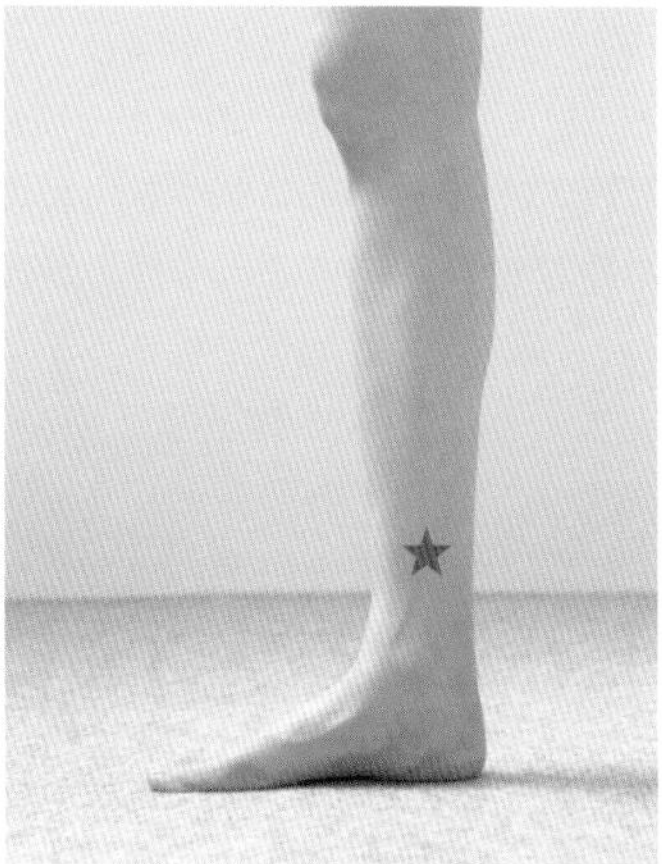

ここにある

内くるぶしの中心から、指幅4本ほど上がる。体の内側の皮膚は外側に比べると薄いので、やけどに注意！

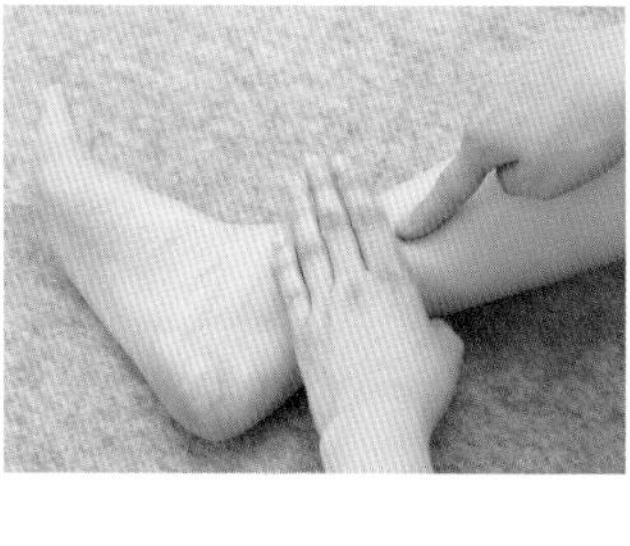

見つけるコツ

骨のうしろを押すと、圧痛が感じられます。

体が不調に向かう前に、お灸で「防ぐ」ことができます

コラム4

お灸は、痛い、だるいなど、実際に「感じる」ところまで症状が現れたときの強い味方ですが、それだけではありません。まだ自分が気づいていない状態、いわゆる「未病」のうちに不調を改善することもできるのです。

私たちは、自分の体の「今の状態」に慣れています。この状態が「普通」と感じがちですが、日々の生活の中で体は徐々にねじれ、「不調の種」をつくっているのです。これがクセもの。不調の種は、気づかないうちに芽を出し、成長していきます。でも、「ゆっくり」成長するために、自分の体調が低下していることに気づきにくいのです。

そこで、お灸の出番です。たとえば、なんとなく「合谷」（ごうこく）にお灸をしたら、予想以上に気持ちがよかったなど、なにかしらの反応があったのなら、それはすでに不調の種が芽を出しているということ。そこに気づき、お灸をつづけることで、不調の種を摘み取り、痛みなどの症状が現れることを防ぐことができるのです。

お灸のメリットは奥が深い！　お灸を生活に取り入れて、毎日をより健やかに、快適に過ごしましょう。

症状別　お灸のツボ

美容・ベースアップ

お灸は、美容にも効きます。
美しい肌に導くだけでなく、
リフトアップ効果やしわ対策にも効果的です。
また、免疫力や抵抗力を上げるので、
健康のベースもアップさせてくれます。

美肌

日ごろからケアしておきたい美肌のツボ

肌にまつわる不調も、お灸で予防やケアをしましょう。とくに中年期以降のシミやそばかすはなかなか消えにくいもの。「血」のめぐりをよくして、内臓の機能を向上させたり、ホルモンのバランスを整えるケアが有効です。また、ストレスなどによる肌荒れやにきびには、緊張をほぐしてくれるツボも効果的。

美肌は一朝一夕にしてならず。紫外線から肌を守り、ストレスをためない工夫や規則正しい生活など、日ごろの過ごし方が美肌のベースとなるのです。

●その他に効くツボ／⑳足三里、⑧内関

ツボ1　イライラからくる肌の不調に効果的

⑫合谷〈ごうこく〉

首から上の不調に効果的な合谷。緊張を解いてホルモンのバランスを整えるので、ストレスによるにきびなど、肌の荒れを改善します。日ごろからお灸をして肌のトラブルを避けましょう。

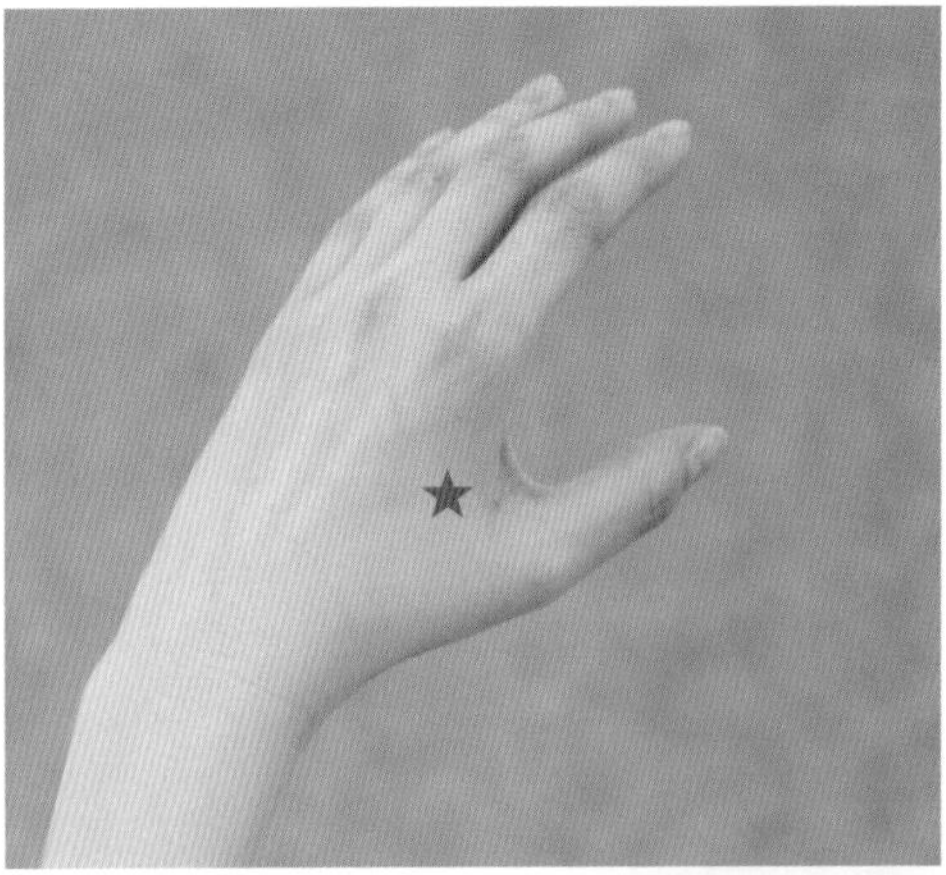

ここにある

手の甲を上にして、親指と人差し指の骨が交差した付け根から、人差し指へ向かってなでたときにあるへこみ。

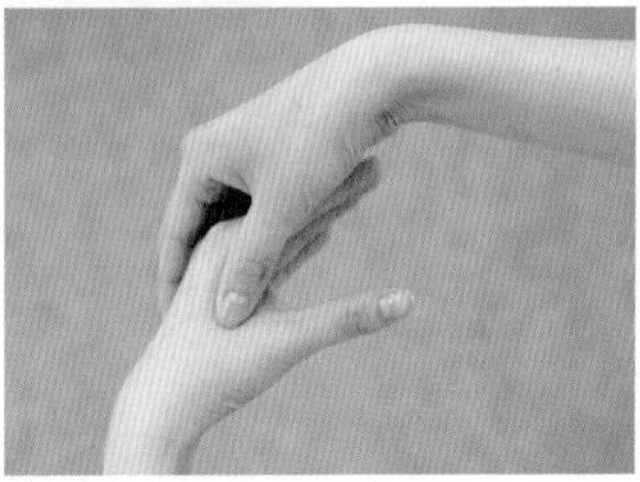

見つけるコツ

親指と人差し指の骨がぶつかる付近のくぼみ。押すと圧痛や心地よさが。

ツボ2　肌荒れやくすみに試したいツボ

❷中脘〈ちゅうかん〉

胃腸の働きを整え、ホルモンバランスを改善する作用を持つ中脘を、美肌のツボとしても活用しましょう。メイクののりが悪くなる肌荒れや、くすみやくまに効果的。

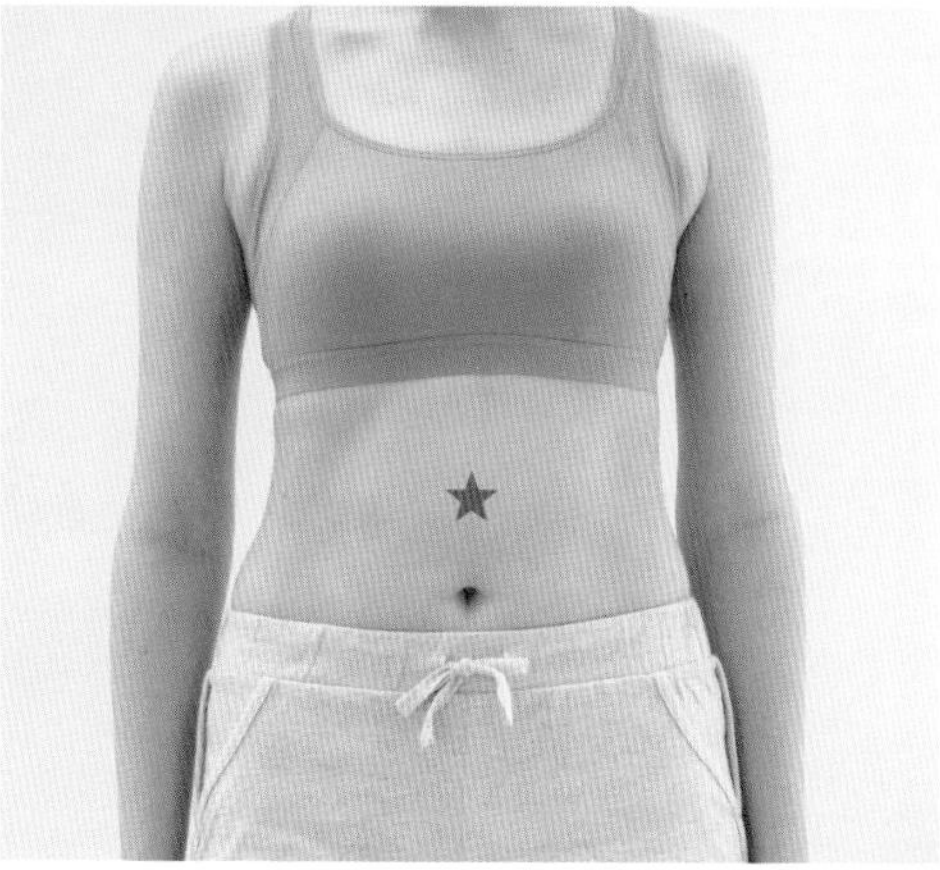

ここにある

おへそから指幅5本上がったところ。胃の中央に位置するといわれています。

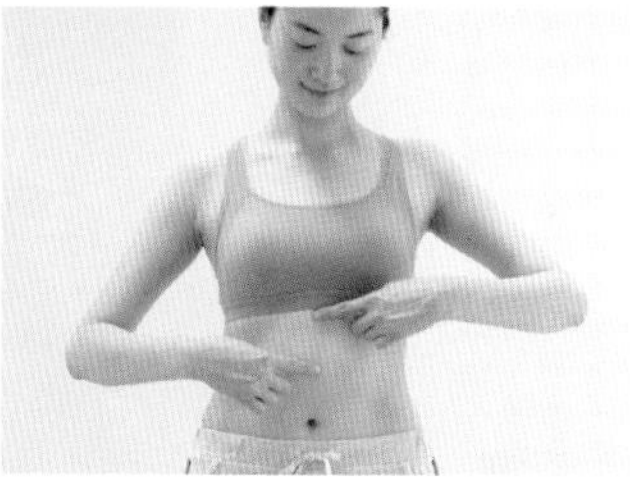

見つけるコツ

みぞおちとおへそのほぼ中間地点が目安。その近辺をさわって探します。

ツボ3　にきびや吹き出ものを撃退

❻曲池〈きょくち〉

肌の調子を整え、炎症を鎮める作用もある曲池。皮脂や老廃物の排出をスムーズに促し、にきびや吹き出ものを改善してくれます。腸にも働きかけるので、にきびの原因である便秘にも効果的。

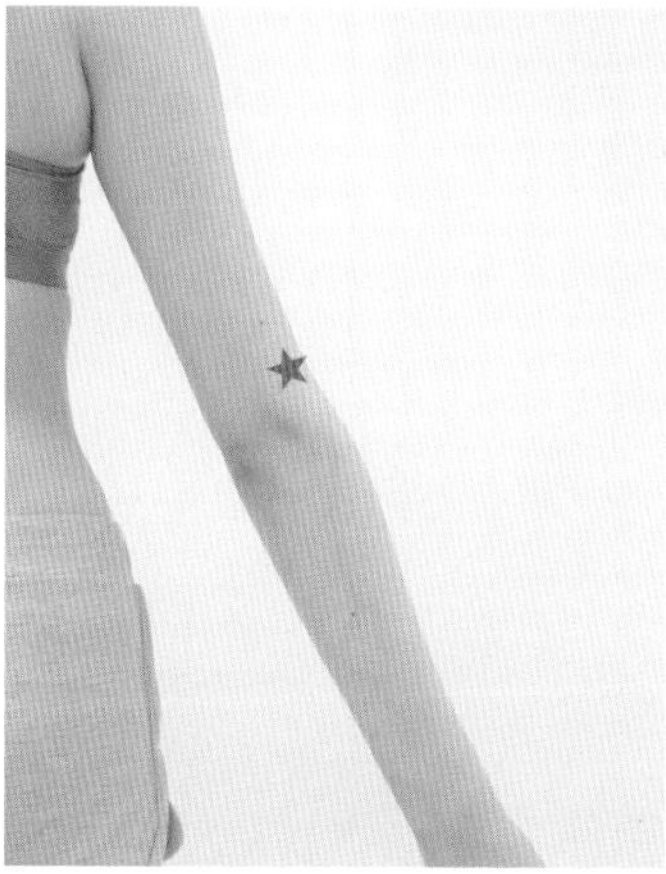

ここにある

ひじの関節の内側。親指側にあり、押すと圧痛を感じる。

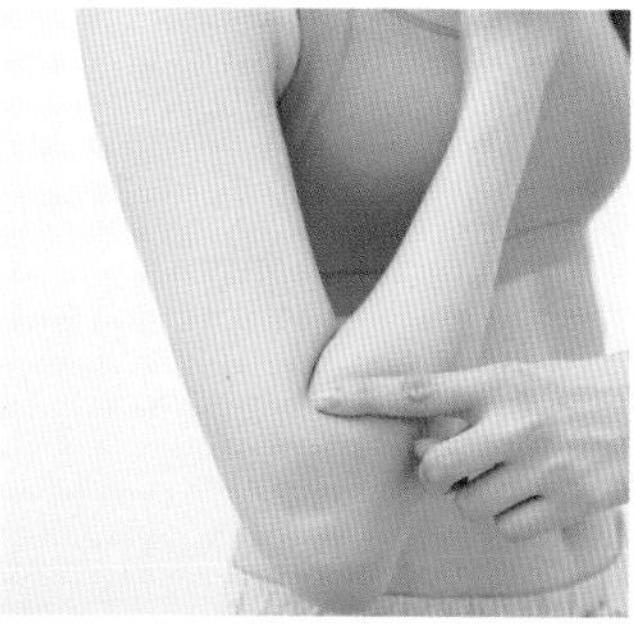

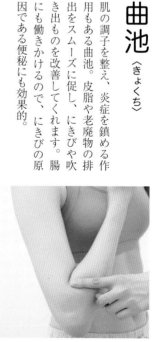

見つけるコツ

腕をじゅうぶんに曲げたときにできる、横じわのおわり。

体のゆがみ・O脚

ゆがみが進行すると、内臓にも影響をおよぼします

長期間にわたるかたよった姿勢や生活習慣などで、体は徐々にゆがんでいきます。O脚なども、この「くせ」が起因する場合もあるのです。放置すると、肩こりやO脚、腰痛のほか、内臓にも不調をまねいてしまいます。均整のとれた体づくりを助けるツボにお灸をして、ゆがみを改善しましょう。また、冷えによるむくみもゆがみの原因に。体をあたためるお灸で、むくみを取りのぞくことも、ゆがみ改善に有効です。ふだんから正しい姿勢を心がけ、体の正しい使い方を意識することも大切！

●その他に効くツボ／⑯三陰交

ツボ1　筋肉の緊張をほぐします

⑭陽陵泉〈ようりょうせん〉

体がゆがむと、一部の筋肉に過剰に力が入ったり、緊張を強いることになります。陽陵泉は、筋肉の引きつりを緩和する作用を持つツボ。筋肉の疲労をリセットしてあげましょう。

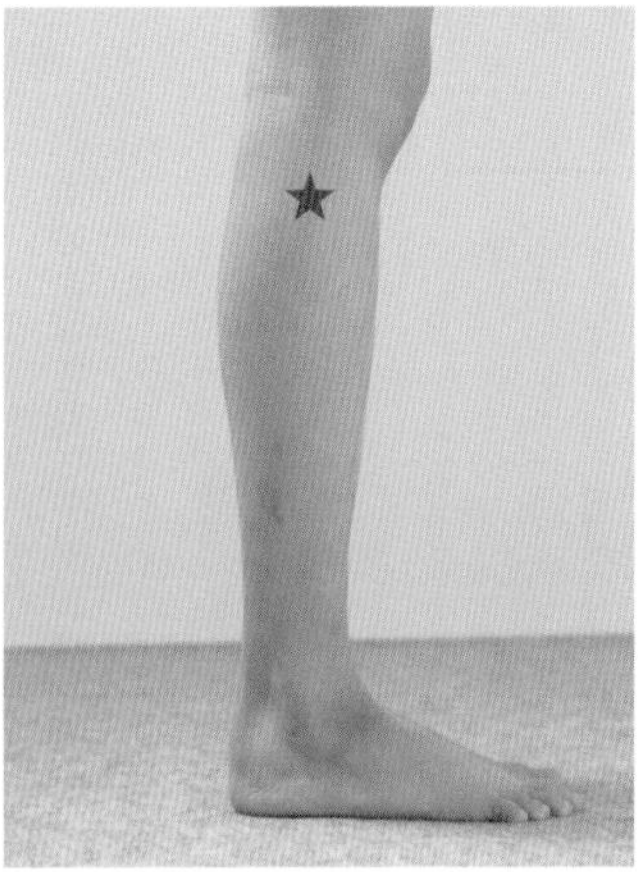

ここにある

ひざ下から外側に向かってたどるとある、飛び出した丸い骨の真下にある。

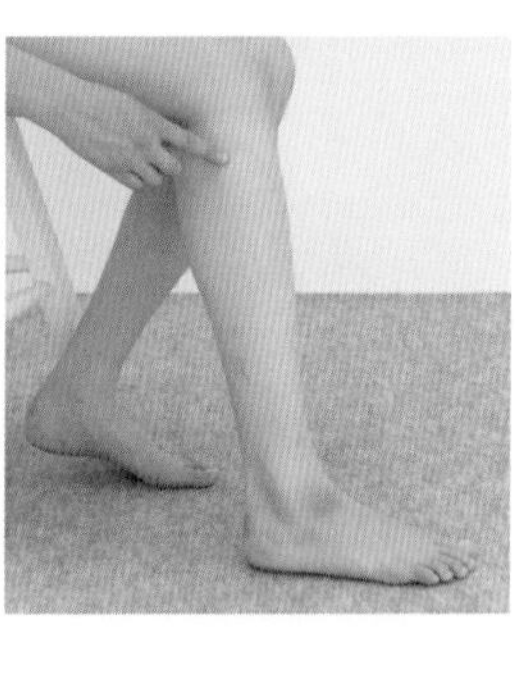

見つけるコツ

指でツボを押さえながら、足の甲を内側に向けると丸い骨が動くのがわかる。その骨の下。

ツボ2　むくみの解消にも活用したい

⑱ 照海〈しょうかい〉

体にゆがみやくせがあると、どうしてもむくみがち。そのむくみを、すっきり解消してくれるのが照海。冷えや疲れを緩和し、足を強くしてくれます。こまめにケアをすれば、ゆがみ自体の予防に。

ここにある

内くるぶしから指幅2本分下のくぼみ。

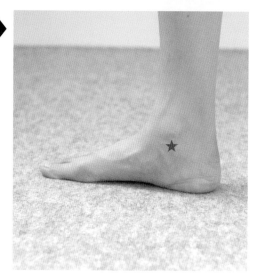

見つけるコツ

内くるぶしの下にあるくぼみを探しましょう。比較的見つけやすいツボ。

ツボ3　足や腰のだるさを解消

㉑ 委中〈いちゅう〉

膀胱経に働きかけ、足や腰の重だるい症状を緩和してくれるツボが委中です。滞った血行を促進するので、ゆがみやO脚の原因となるむくみも取りのぞいてくれます。

ここにある

ひざ裏にある曲げじわのちょうど真ん中にあります。

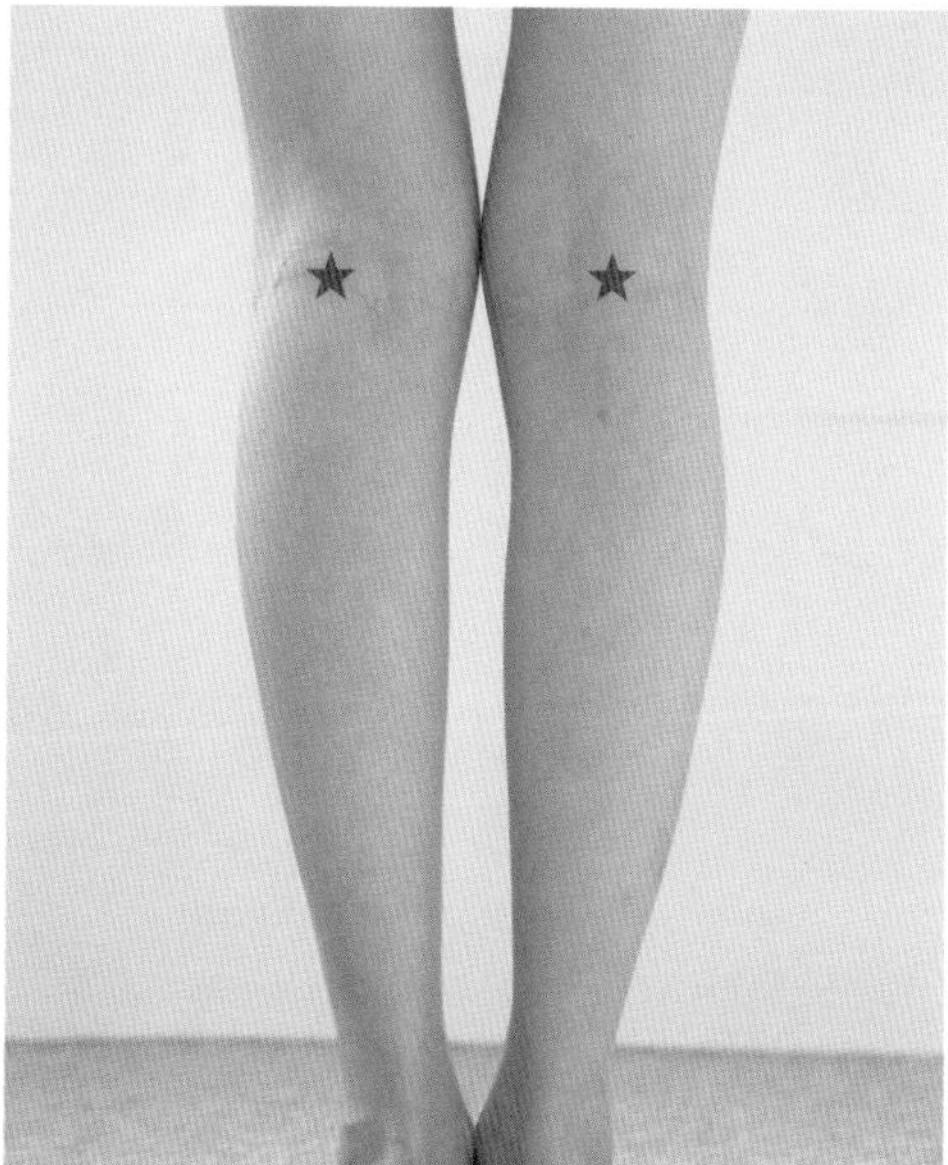

見つけるコツ

ひざを軽く曲げたときにできる、横じわの中央部分が目安。

美容・ベースアップ

小顔・リフトアップ・しわ・法令線

お灸で、すっきりとした小顔やピンとハリのある肌を目指しましょう

年齢より老けて見せてしまうしわやたるみ、法令線……。加齢に伴い、体と同様顔の筋肉も衰えます。血行を促し、むくみを取りのぞいて、シャープな小顔と肌のハリを取り戻しましょう。潤いをなくした肌には、どうしてもしわやたるみが生じます。みずみずしい肌には、「水」のバランスも不可欠です。

また、不規則な生活を改善したり、ストレスをのぞくことで肌の状態も大きく変わります。きゅっと引き締まったコンパクトな顔を目指して、生活も見直してみましょう。

●その他に効くツボ／⑥曲池

ツボ1　老廃物の排出を促します

⑫合谷〈ごうこく〉

万能ツボの合谷は、美顔効果にも威力を発揮。体内にたまりがちな老廃物の排出も促してくれます。滞っている「水」の流れを改善するので、むくみも撃退。シャープな輪郭に。

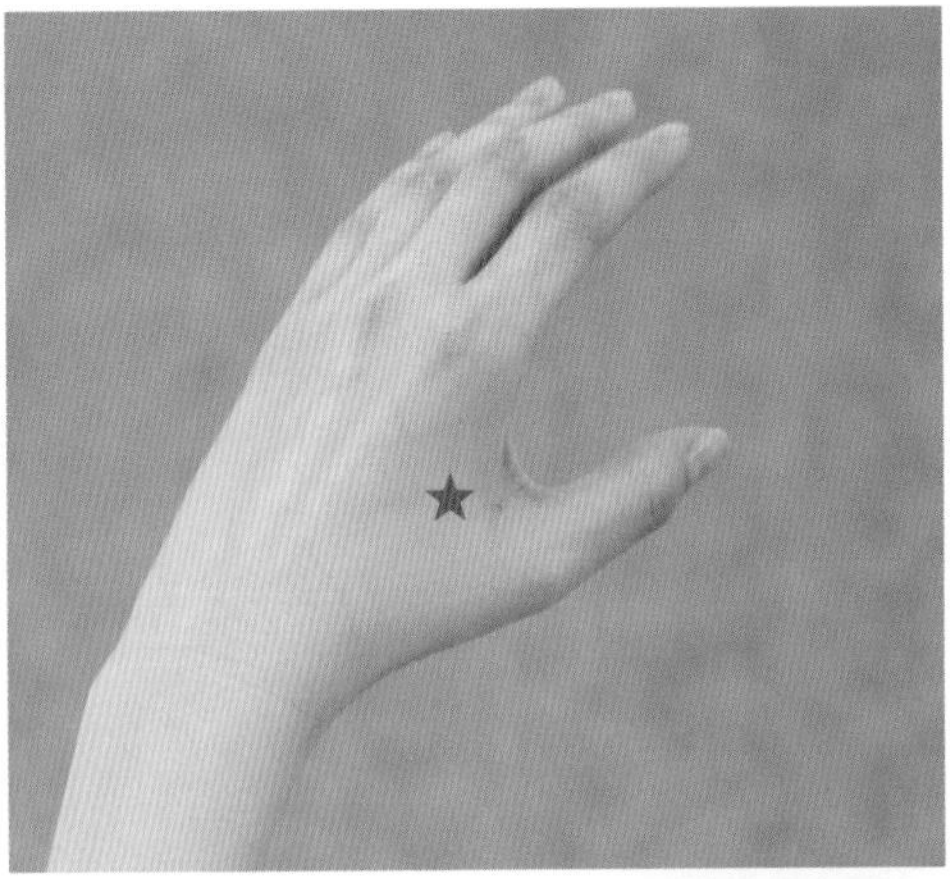

ここにある

手の甲を上にして、親指と人差し指の骨が交差した付け根から、人差し指へ向かってなでたときにあるへこみ。

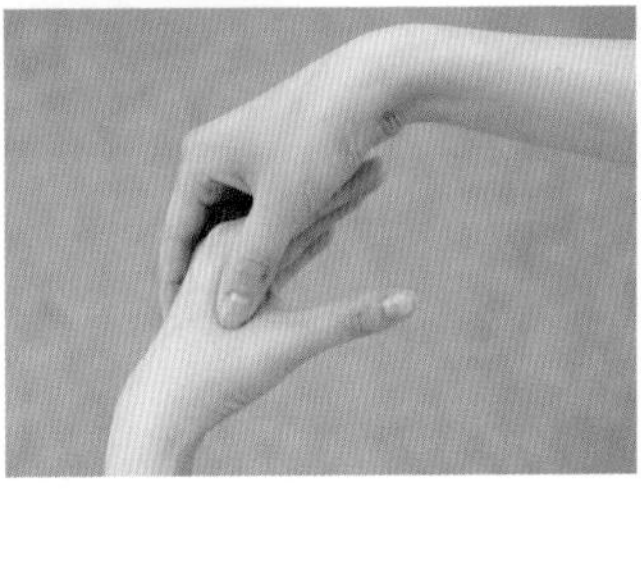

見つけるコツ

親指と人差し指の骨がぶつかる付近のくぼみ。押すと圧痛や心地よさが。

ツボ2 「気・血」のバランスを整えましょう

⑬ 中渚〈ちゅうしょ〉

中渚は、乱れた「気・血」のバランスを整えます。内臓の機能を改善し、むくみも解消するので、リフトアップやしわ、法令線を薄くするのに効果的。肌もハリを取り戻します。

ここにある

手の甲を上にして、薬指と小指の骨の間を手首に向かって指先でふれていくと見つかるくぼみにある。

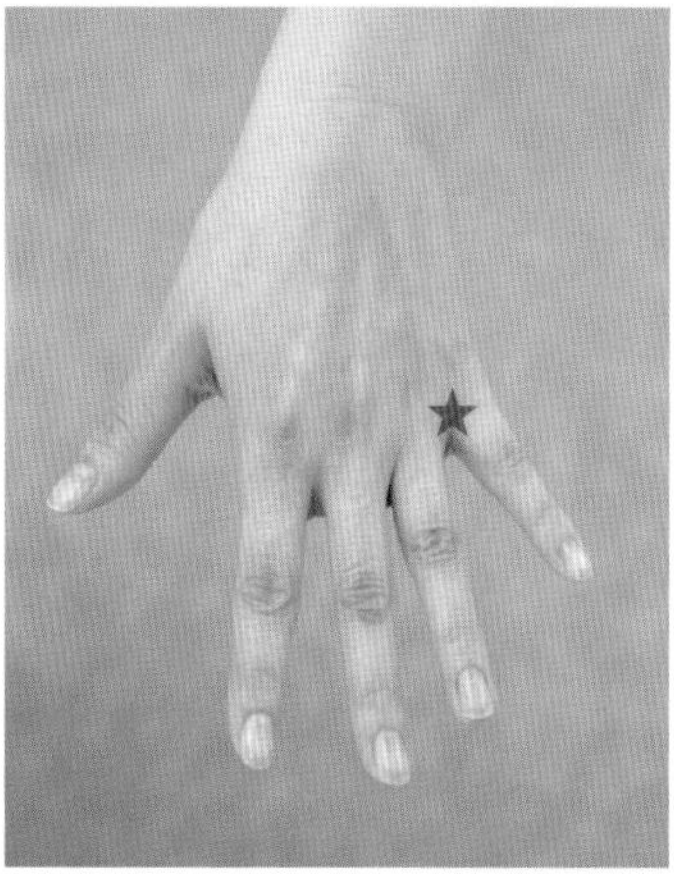

見つけるコツ

手を握ったとき、薬指と小指の関節の間にあるくぼみが目安。押すと圧痛が感じられます。

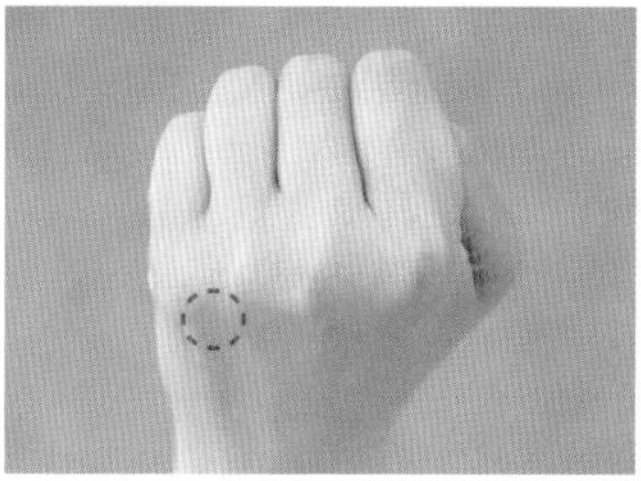

ツボ3 小顔の大敵、たるみを除去

⑯ 三陰交〈さんいんこう〉

肌のくすみなど、美肌にも活用される三陰交。内臓の機能を高め、滞った「気・血・水」の流れをスムーズに促します。むくみを改善し、気になるしわや、たるんだ肌をリフトアップ。

ここにある

内くるぶしの中心から、指幅4本ほど上がる。体の内側の皮膚は外側に比べると薄いので、やけどに注意！

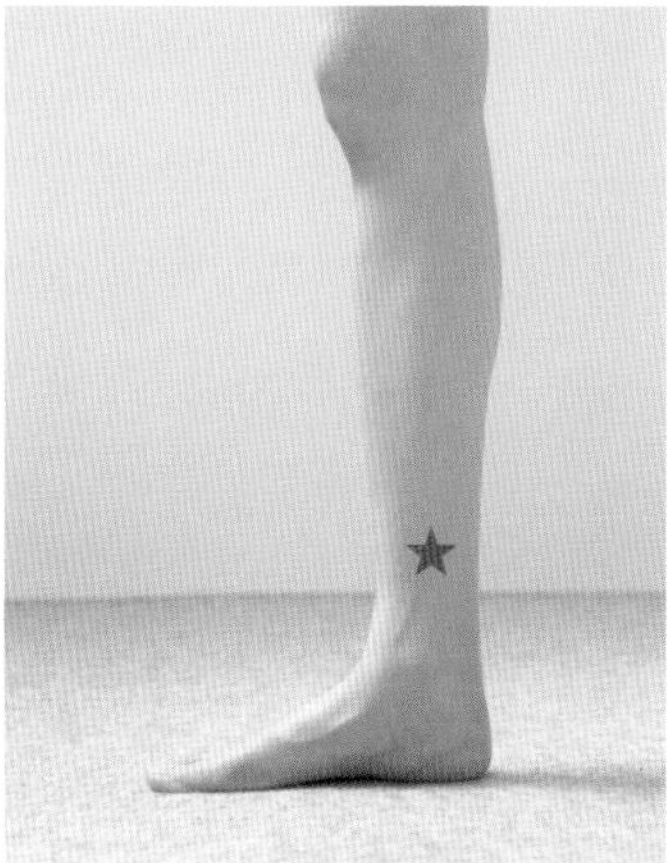

見つけるコツ

骨のうしろを押すと、圧痛が感じられます。

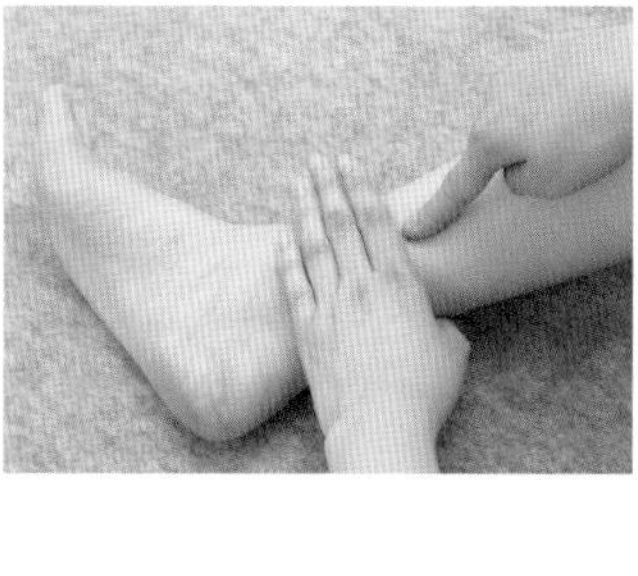

美髪

体のエネルギー不足は髪に現れます

「気」や「血」が充実していると、髪もツヤツヤと健康な状態にあります。抜け毛が増えたり、ボリュームがなくなってくるのは、加齢や遺伝的な要素のほか、「気」や「血」のめぐりが滞っていたり、内臓機能の弱まりが影響しています。また、ホルモンのバランスの乱れやストレスなども髪に顕著に影響します。「気」や「血」の流れをスムーズに整え、自律神経を元気にしましょう。栄養バランスの整った食事や、じゅうぶんな睡眠など日ごろの生活習慣も生き生きとした髪を育てます。

●その他に効くツボ／⑫合谷

ツボ1　血行を促し、髪に栄養をめぐらせる

⑰太渓〈たいけい〉

過剰なストレスがあると、「気」のめぐりが停滞しがちです。そんなときは、血流をスムーズに促す太渓を。新陳代謝を高めるので、頭皮の活性化にも効果的です。

ここにある

内くるぶしとアキレス腱の間のくぼみ。

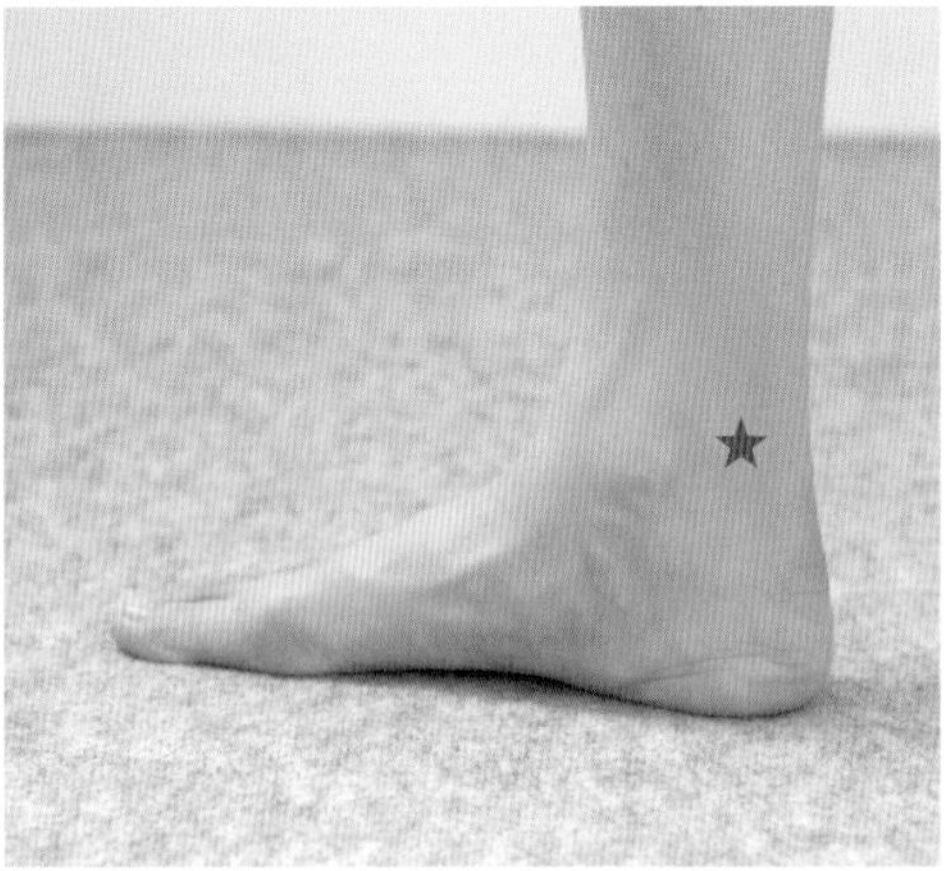

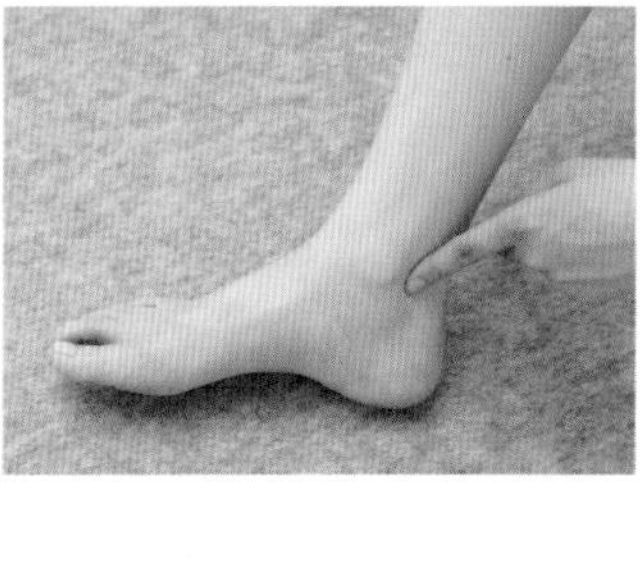

見つけるコツ

そこだけ冷たく感じたり、湿気を帯びているように感じるポイント。

ツボ2　髪にも影響を与える胃腸機能を改善

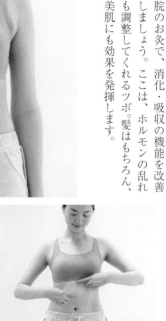

❷ 中脘〈ちゅうかん〉

ストレスで弱まった胃腸をいたわる中脘のお灸で、消化・吸収の機能を改善しましょう。ここは、ホルモンの乱れも調整してくれるツボ。髪はもちろん、美肌にも効果を発揮します。

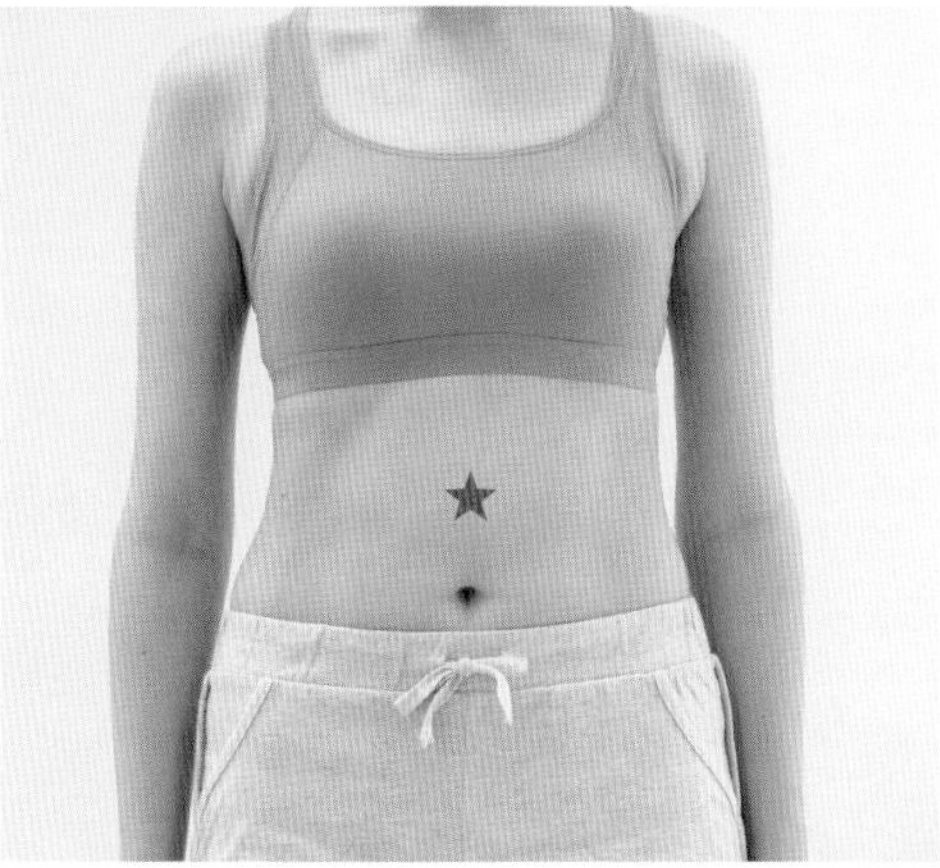

ここにある

おへそから指幅5本上がったところ。胃の中央に位置するといわれています。

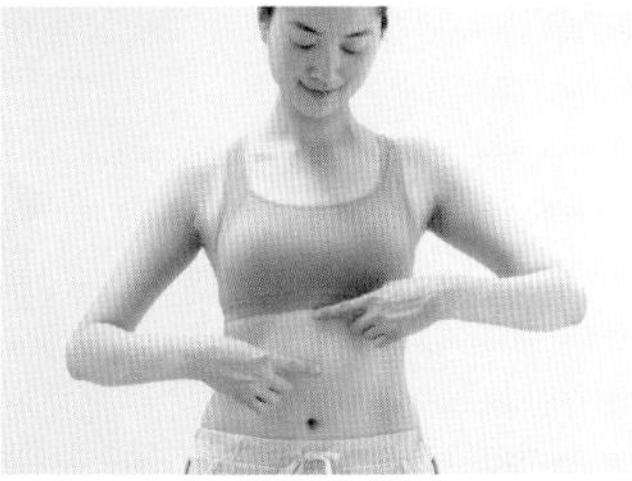

見つけるコツ

みぞおちとおへそのほぼ中間地点が目安。その近辺をさわって探します。

ツボ3　安定した心で、髪も健やかに

㉓ 太衝〈たいしょう〉

血圧を下げ、肝経の働きを高める太衝は、イライラしたり、高ぶった気持ちを鎮め、リラックス効果をもたらすツボ。美髪の妨げとなる、ストレスの撃退に役立ちます。

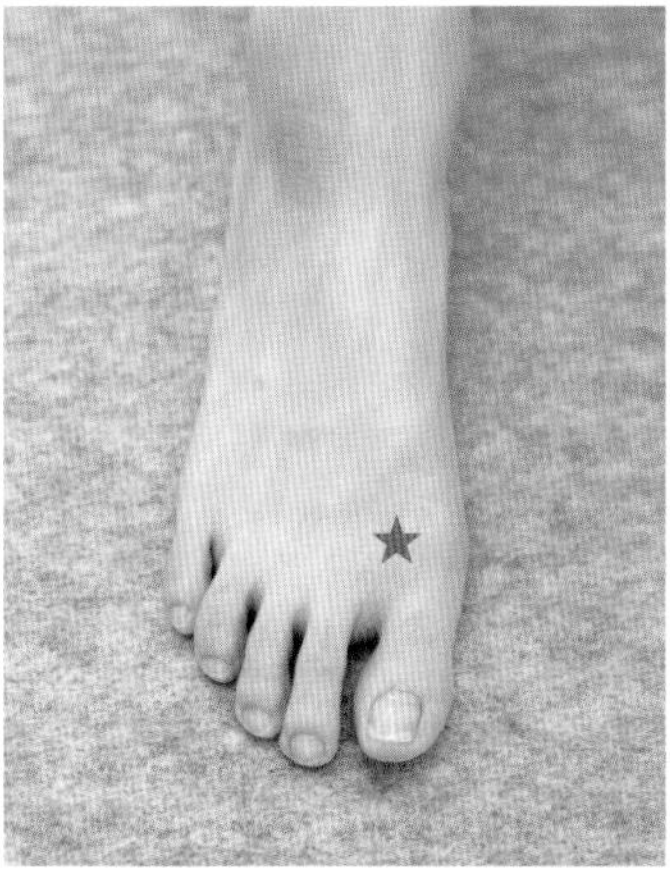

ここにある

足の甲の、親指と人差し指の骨が交わるところをさわると見つかるくぼみにある。

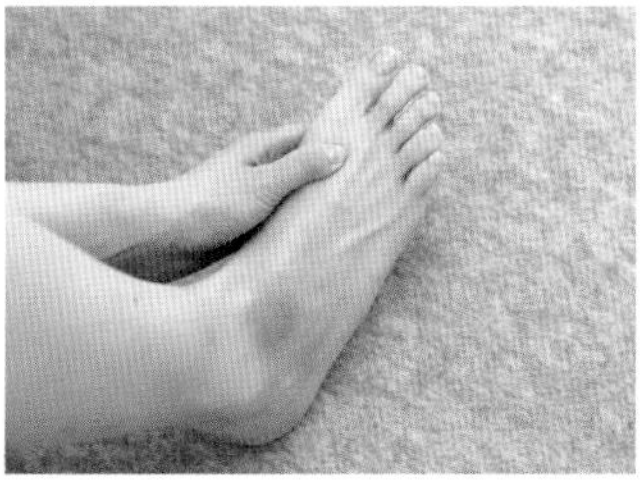

見つけるコツ

足の親指の骨をたどります。付け根付近のくぼみをていねいにチェック！

代謝アップ・脂肪燃焼

基礎代謝を上げれば太りにくい体に

現代は、肥満に悩む人も多く見られます。ストレスによる過食や運動不足、体の水分過多など、原因はさまざま。

肥満は、ブヨブヨとしまりを失ってしまった「気虚タイプ」と、がっちりした硬太り「痰湿タイプ」の2つに分けられます。そこで、「気・血・水」のバランスを整え、体の基礎代謝を活性化させるツボにお灸をすることで、徐々に太りにくい体に改善していきましょう。すっきりとスリムな体を目指すダイエットにも、お灸は効果を発揮します。

●その他に効くツボ／⑫合谷、⑲太白（とくに「気虚タイプ」には⑧内関、④関元、とくに「痰湿タイプ」には⑭陽陵泉）

ツボ1 「血」のめぐりを整え、むくみも解消

⑯ 三陰交〈さんいんこう〉

血行を促し、ホルモンのバランスを整えてくれる三陰交。体にたまった余分な水分の排出を助け、むくみを解消します。とくに、水太り系の「気虚タイプ」におすすめのツボです。

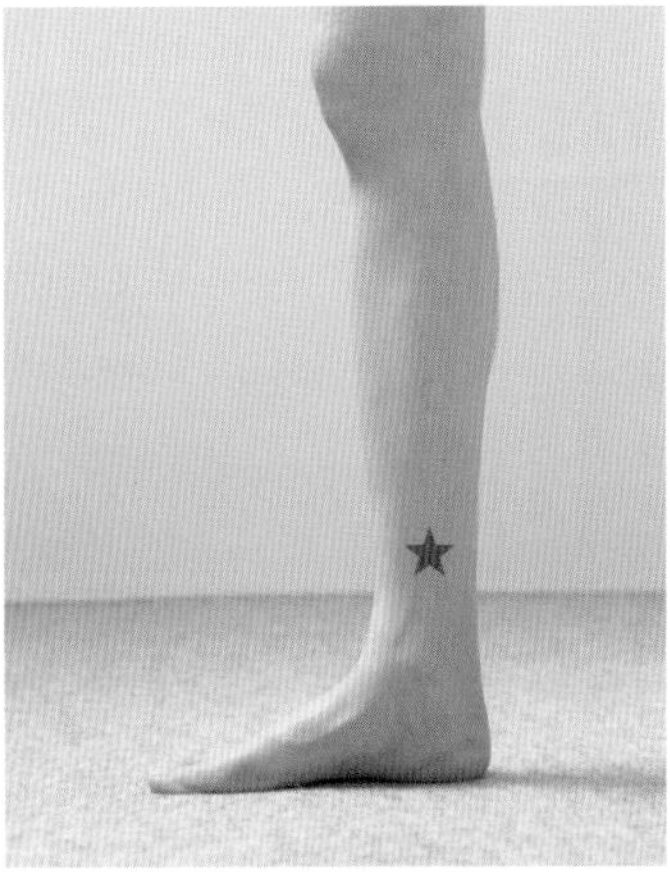

ここにある

内くるぶしの中心から、指幅4本ほど上がる。体の内側の皮膚は外側に比べると薄いので、やけどに注意！

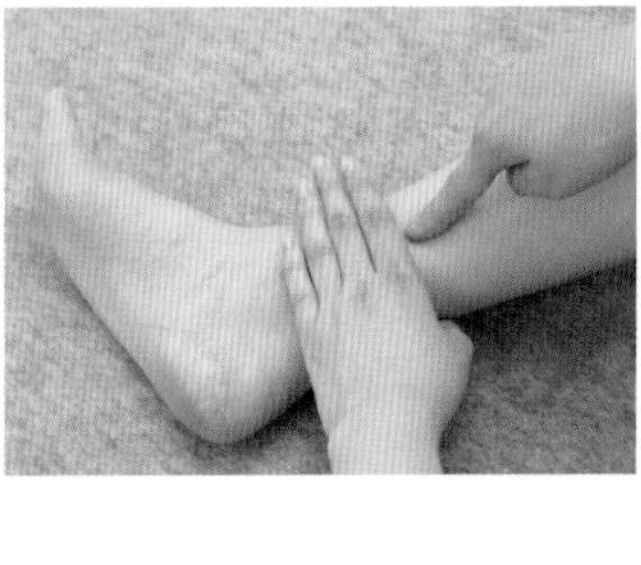

見つけるコツ

骨のうしろを押すと、圧痛が感じられます。

ツボ2　弱まった胃腸を元気に

❷中脘〈ちゅうかん〉

低下した胃腸の働きを回復させる中脘も、ダイエットに威力を発揮。代謝機能をアップさせるので、とくに「気虚タイプ」に効果的です。このツボには心を安定させる効果も。

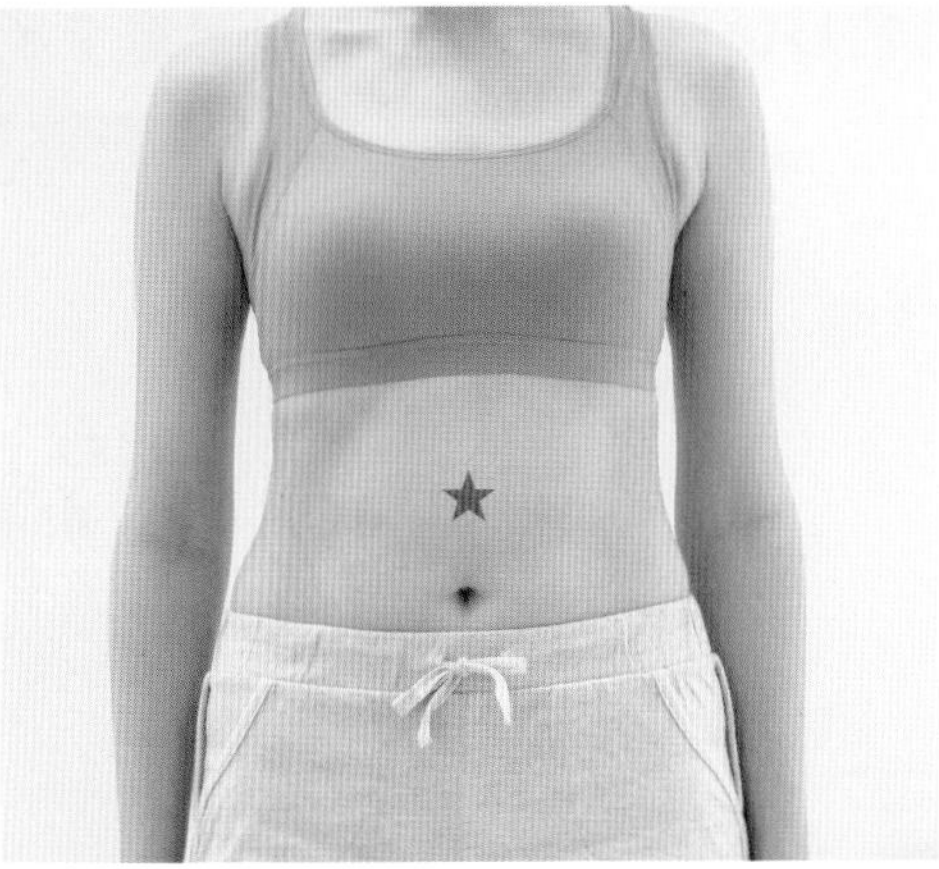

ここにある

おへそから指幅5本上がったところ。胃の中央に位置するといわれています。

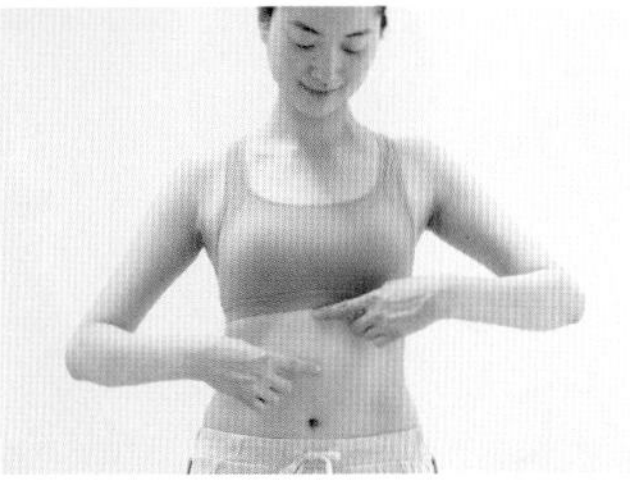

見つけるコツ

みぞおちとおへそのほぼ中間地点が目安。その近辺をさわって探します。

ツボ3　消化機能を整える

❻曲池〈きょくち〉

胃腸の働きを改善して、消化を促す曲池。代謝が高まり、脂肪が燃焼しやすい体をつくるので、「痰湿タイプ」の人に最適なツボです。肌を美しく整える作用もある曲池は、まさに美容の味方！

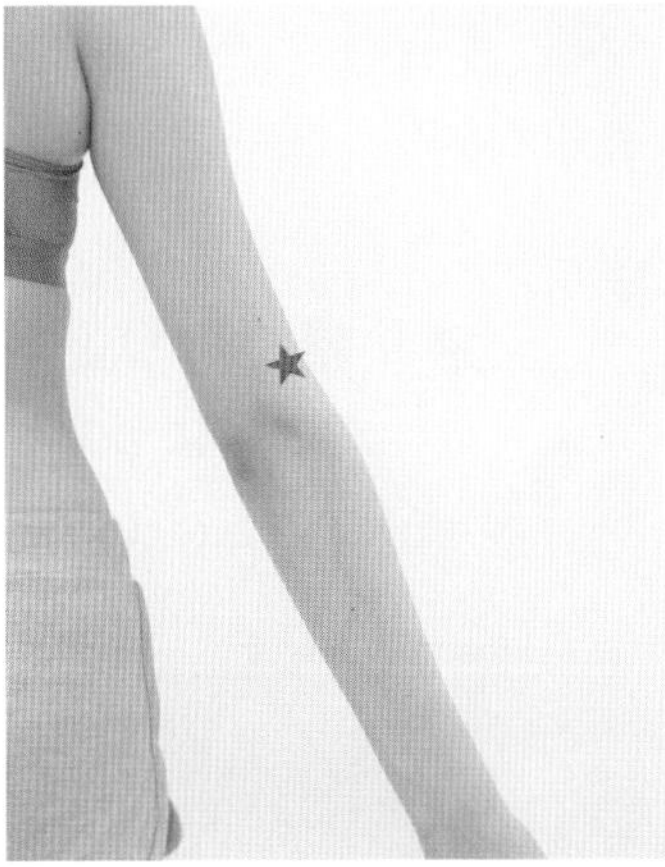

ここにある

ひじの関節の内側。親指側にあり、押すと圧痛を感じる。

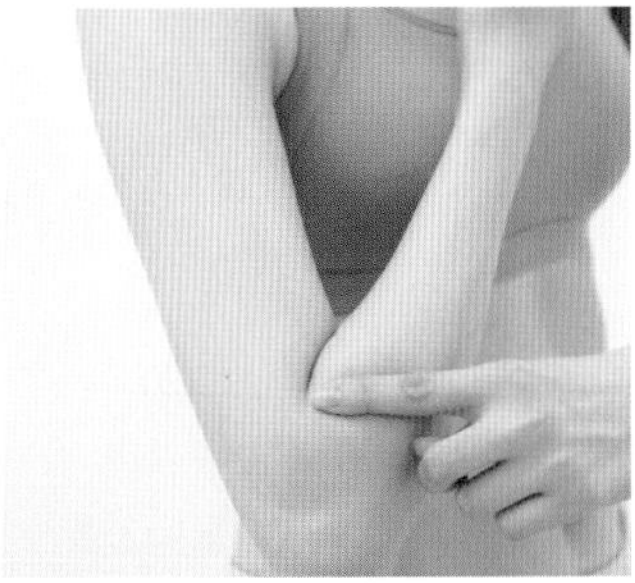

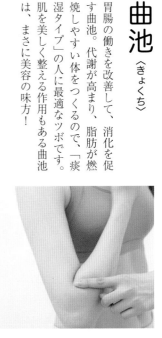

見つけるコツ

腕をじゅうぶんに曲げたときにできる、横じわのおわり。

忙しい日々の「ほっとひと息タイム」です

I・Kさん（35歳／女性／保育士）

ここ数年、頭痛や疲労感がひどくなってきたので、お灸を試してみることにしました。もともと東洋医学に興味があったし、学生時代の先輩の鍼灸師さんにも「お灸は効く！」と聞いたので……。お灸って、煙や香り、肌に感じる熱さなど、とても特別な感じがありますよね。忙しい日々の中、ほんの5～6分でも、心からリラックスできるんです。そんな私の姿を見て、今では夫や小学生の子どももお灸をしているんですよ。

お灸歴：1年／使用しているお灸：アロマきゅう（せんねん灸）／お灸をする主なツボ：合谷（ごうこく）、曲池（きょくち）、三陰交（さんいんこう）

みんなのお灸体験

やっぱりお灸が好き

体が軽くなり、「気」のめぐりがよくなったように感じます

K・Aさん（41歳／女性／ライター）

子どもの頃、祖父が祖母に点灸をしてもらう姿を見ていました。東洋医学にはとても興味があり、勉強会などにも参加していたのですが、台座灸なら点灸より手軽にできると聞いて、はじめました。ひどい疲れを感じたときによくするのですが、お灸をすると、体が軽く、あたたかくなるのを実感しますね。じっと熱に集中することで、心も落ち着きます。ですから、「もっとみんなお灸をすればいいのに」なんて思いますね。

お灸歴：20年／使用しているお灸：長生灸レギュラー（山正）／お灸をする主なツボ：合谷（ごうこく）、曲池（きょくち）、足三里（あしさんり）、太衝（たいしょう）

つらい症状が出る前に先手を打っています

M・Kさん　（35歳／女性／団体職員）

お灸をはじめる前は月経痛や肩こりがひどかったのですが、今ではほとんど感じなくなりました。鍼灸師の先生のところにも定期的に通っていて、月経の少し前には「家ではここにお灸をしてくださいね」と灸点を教えてもらって帰るんです。家では、そこを中心にお灸をするのですが、こうしておくと、月経時も快適に過ごせます。わが家では夫もお灸愛好家なのですが、以前は不眠で悩んでいたのが、今では毎晩ぐっすり眠っています。

お灸歴：８年／使用しているお灸：「オフシリーズ」、「太陽」（ともにせんねん灸）など／お灸をする主なツボ：合谷（ごうこく）など、そのときによっていろいろです。

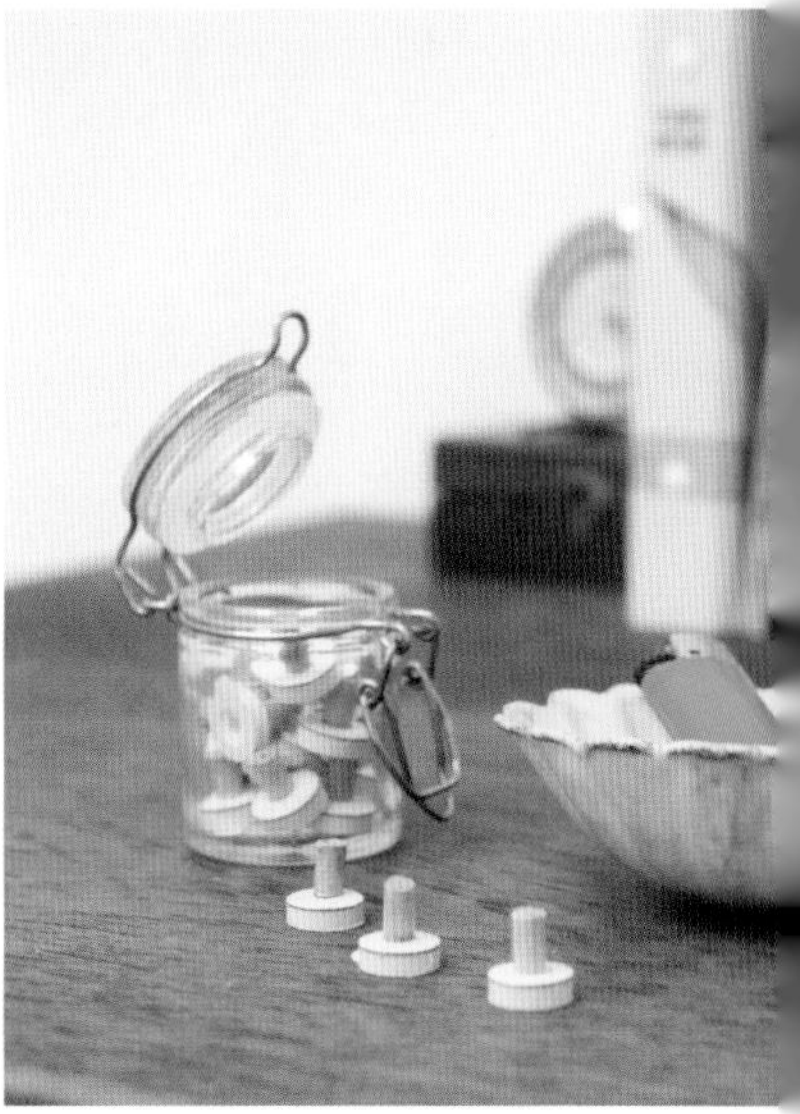

彼女にもお灸をして、二人で楽しんでいます

K・Iさん　（24歳／男性／理容師）

仕事柄、ずっと立っていることが多いので、腰や背中に痛みを感じていました。先輩にはじめてお灸をしてもらって、グンとらくになったので驚きました。それから、家でもお灸をするようになったんです。僕の彼女は美容師なのですが、やはり「腰が軽くなった！」と喜んでいます。まだはじめたばかりなのですが、だんだん楽しくなってきました。ツボにも興味が湧いてきて、どのツボがなんの症状に効くかもっと知りたくなってきますね。

お灸歴：２ヶ月／使用しているお灸：「オフシリーズ」（せんねん灸）／お灸をする主なツボ：曲池（きょくち）を中心に、日によって変わります。

おすすめ
お灸カタログ

初心者から上級者向けまで、お灸とグッズを集めてみました。カラフルで、なんだかかわいらしい！お灸って、こんなに種類がたくさんあるのです。

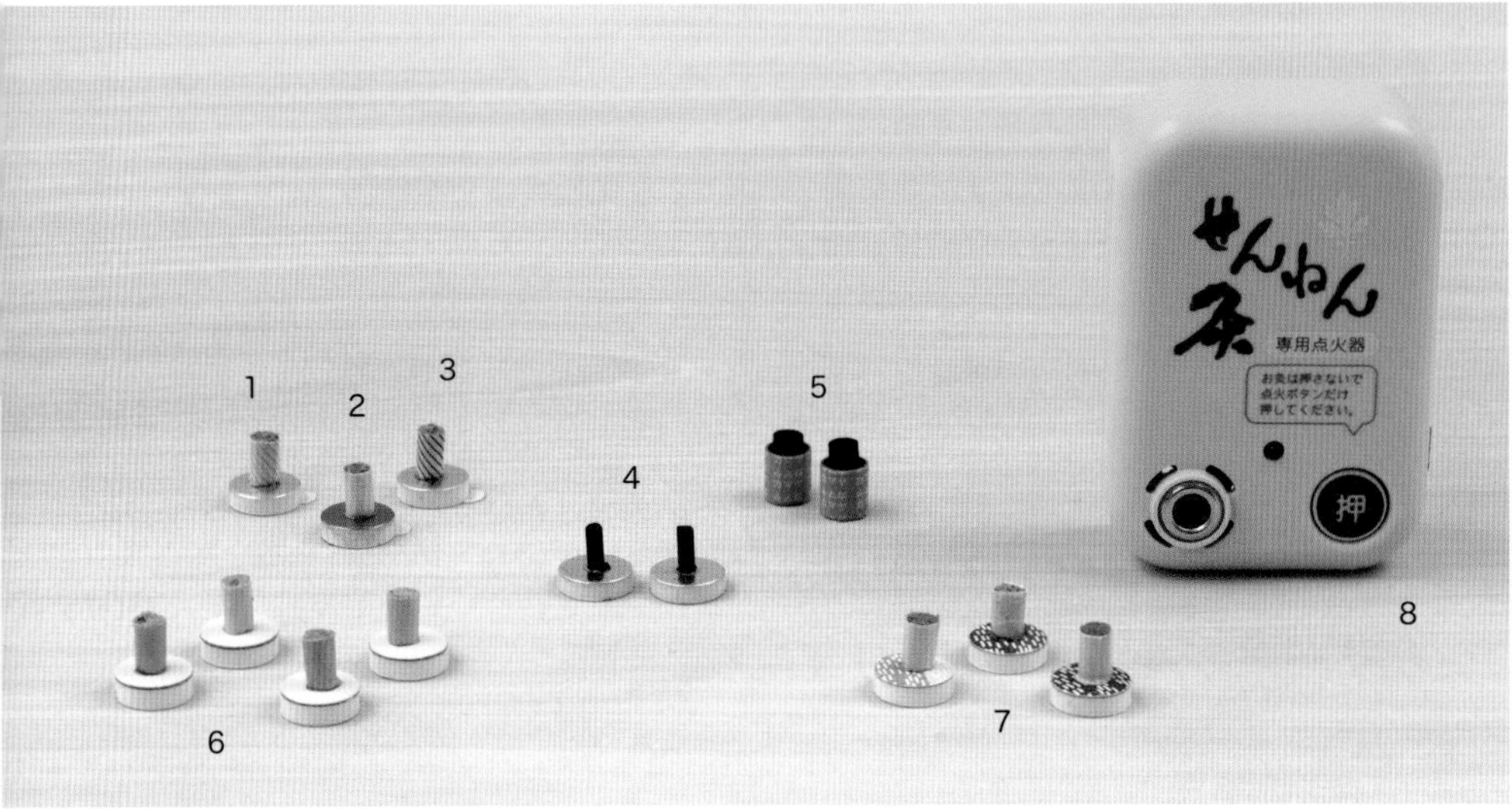

1

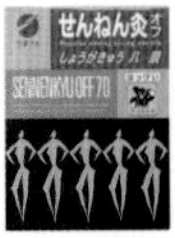

2

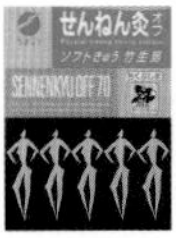

3

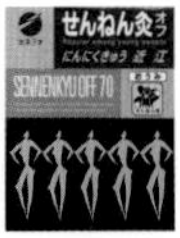

「せんねん灸オフ」は台座灸の定番シリーズで、成分や熱さレベルを選べる。熱さレベルがさらに高いお灸もある。1「しょうがきゅう 八景」もぐさにしょうが成分を配合。熱さレベルはやや高め。2「ソフトきゅう 竹生島」シリーズで、熱さレベルが低くやさしい。3「にんにくきゅう 近江」にんにく成分を配合。熱さレベルが高い。各 70 個入り 1,210 円／せんねん灸

4

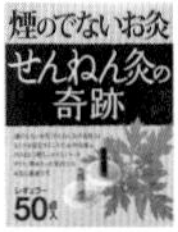

もぐさを炭化することで、火を使うのに無煙・無臭のお灸。「せんねん灸の奇跡レギュラー」熱さはソフト、レギュラー、ハードがある。50 個入り 1,380 円／せんねん灸

変わった形のこちらも煙の出ないタイプの台座灸。熱さレベルはやや高め。「カマヤミニ　スモークレス」120 個入り 2,200 円／釜屋もぐさ本舗

5

良質なもぐさを使用した見た目もかわいいお灸。肌の弱い人も安心。「せんねん灸レインボー」60 個入り　1,320 円／せんねん灸

7

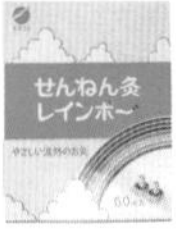

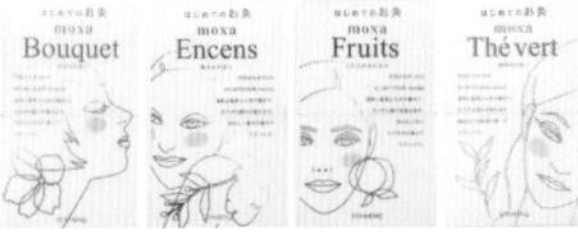

6

左から、「はなのかほり」、「香木のかほり」、「くだもののかほり」、「緑茶のかほり」と香りが選べる。穏やかな温熱といい香りで女性に人気。「はじめてのお灸　moxa」各 50 個入り 1,000 円／せんねん灸

8

コンパクトな台座灸専用の点火器。ハンディータイプもある。せんねん灸専用点火器（電池別）2,310 円／せんねん灸

9　10

亀谷左京商店は、寛文元年創業の老舗。9「小袋もぐさ」点灸用もぐさ。伊吹山の恵みを受けて生まれた「伊吹もぐさ」は、ふわふわと軽くやわらか。3.5g　350円
10　「きりもぐさ」同じく点灸用だが、こちらは1枚の平もぐさを400粒のもぐさに切り分けてある。400粒入り500円／ともに伊吹もぐさ亀谷佐京商店

11

広範囲をあたため、温熱や時間を好みで調節することができる棒温灸。専用器具に入れて使用するので、安全、快適。本体のほか、補助棒や棒もぐさ6本などが入ったセット。「せんねん灸琵琶湖A型」4,240円／せんねん灸

12

火を使わず、「貼る」タイプのお灸。煙もにおいもなく、温熱効果が約3時間持続する。「火を使わないお灸 太陽」12個入り1,210円／せんねん灸

13

良質なもぐさを使用。やわらかに仕上げた直接灸用のもぐさ。線香10本がセットに。「函入り線香付もぐさ500」550円／せんねん灸

14

煙の出ない、専用の炭化もぐさをいれて使用する竹製の温灸器。「竹箱灸」1,000円／三景

15

広い範囲をあたためられる、シートタイプの「貼る」お灸は、外出時にも便利。「火を使わないお灸 世界Mサイズ」3枚入り610円／せんねん灸

16

直接灸を行うときに苦戦する、もぐさを「よる」作業。それを助ける専用板。「より板Q」590円／三景

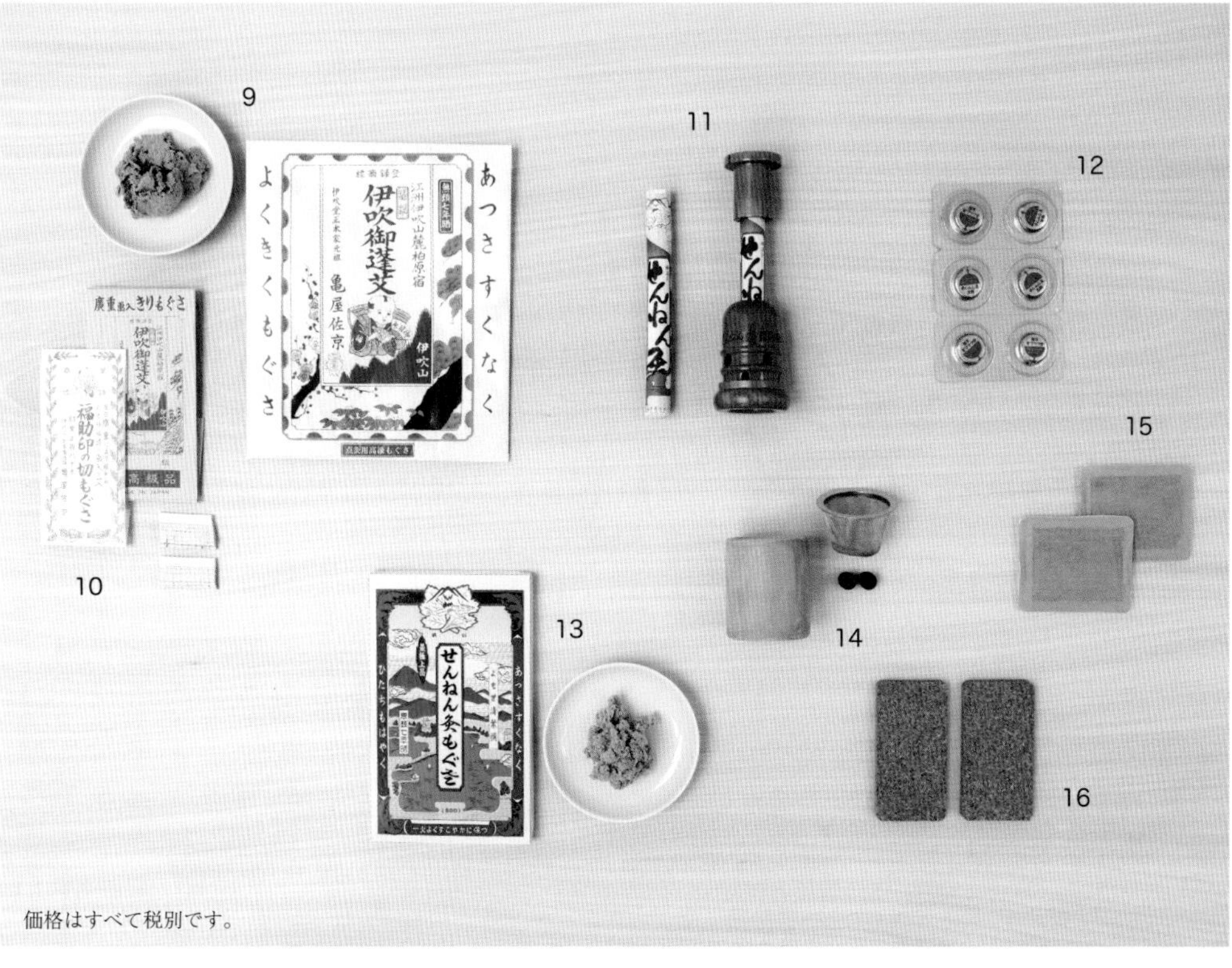

価格はすべて税別です。

おわりに

本書は、お灸の魅力をたくさんの人に伝えたいという思いから、編集部では「お灸普及の会」チームを立ち上げ、左記の方々にご協力いただきました。私たちは、お灸を実際に体験し、心地よさ、楽しさ、奥深さを実感し、日々お灸をつづけています。ちょっと不調が出たときのセルフケアに、日々のリラックスタイムのお供に、お灸が少しでも皆さまの生活に役立ちますように。

お灸普及の会

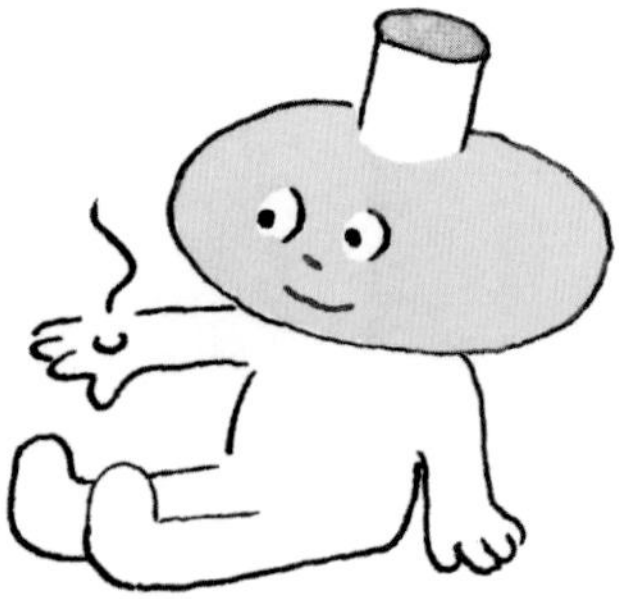

本書にご協力いただいた方々（敬称略）

〔せりえ鍼灸室〕
小井土善彦（こいど・よしひこ）
辻内敬子（つじうち・けいこ）
ともに鍼灸師。女性にやさしい治療院として「せりえ鍼灸室」を開業。さまざまな不調に対し、東洋医学の立場から、体が持つ本来の活力を引き出し治癒へと導くよう、日々力を注いでいる。治療院には、妊婦さんをはじめ多くの女性、また男性も通院している。お灸を必要としている「ツボ」を見つけてくれるほか、微妙な体調の変化も感じとりケアしてくれる。著書に『妊活お灸 ゆったり おうちで体質改善』（河出書房新社）がある。２０２０年からオンラインレッスンもスタート。
神奈川県横浜市中区花咲町１-５-７０４
https://www.serie89.com

〔せんねん灸 お灸ルーム〕
東京・銀座にあり、お灸による治療や、お灸教室を開催している。1階にはさまざまなお灸商品を実際に見て体験できるお灸ショールームもあり、本書の編集チーム「お灸普及の会」のお灸初体験もここで。自宅でお灸を気軽に、楽しく行うためのコツや、自分に合うお灸を教えてくれ、お灸ビギナーにはうれしい。本書では、鍼灸師の小泉洋一所長をはじめスタッフの皆さまにご協力いただいた。お灸体験教室では鍼灸師のお灸レクチャーを受講できる。
東京都中央区銀座5-10-9 銀座ＹＫビル３Ｆ
https://www.sennenq.co.jp

参考文献
「ホントのツボがちゃんと押せる本」（高橋書店）
「せんねん灸ツボブック」（セネファ株式会社）
「実用　東洋医学」（池田書店）

アートディレクション＆デザイン　山下ともこ
写真　木寺紀雄
　　　松木宏祐（P.34〜37）
イラストレーション　Junichi Kato
スタイリング　轟木節子
ヘア＆メイク　草場妙子
モデル　楓美
ライター　三宅智佳
DTP　株式会社オノ・エーワン、株式会社明昌堂
編集　神武春菜、DECO
校正　株式会社ぷれす

協力
STUDIO MAU
VACANT

※本書は当社既刊の『お灸のすすめ』に新たな情報を加え、リニューアルしたものです。

新版 お灸のすすめ

編　者　お灸普及の会
発行者　池田士文
印刷所　TOPPANクロレ株式会社
製本所　TOPPANクロレ株式会社
発行所　株式会社池田書店
　　　　東京都新宿区弁天町43番地（〒162-0851）
　　　　電話 03-3267-6821（代）／振替 00120-9-60072

落丁、乱丁はお取り替えいたします。

ISBN978-4-262-12363-9

24049011

お灸が効く
ツボMAP

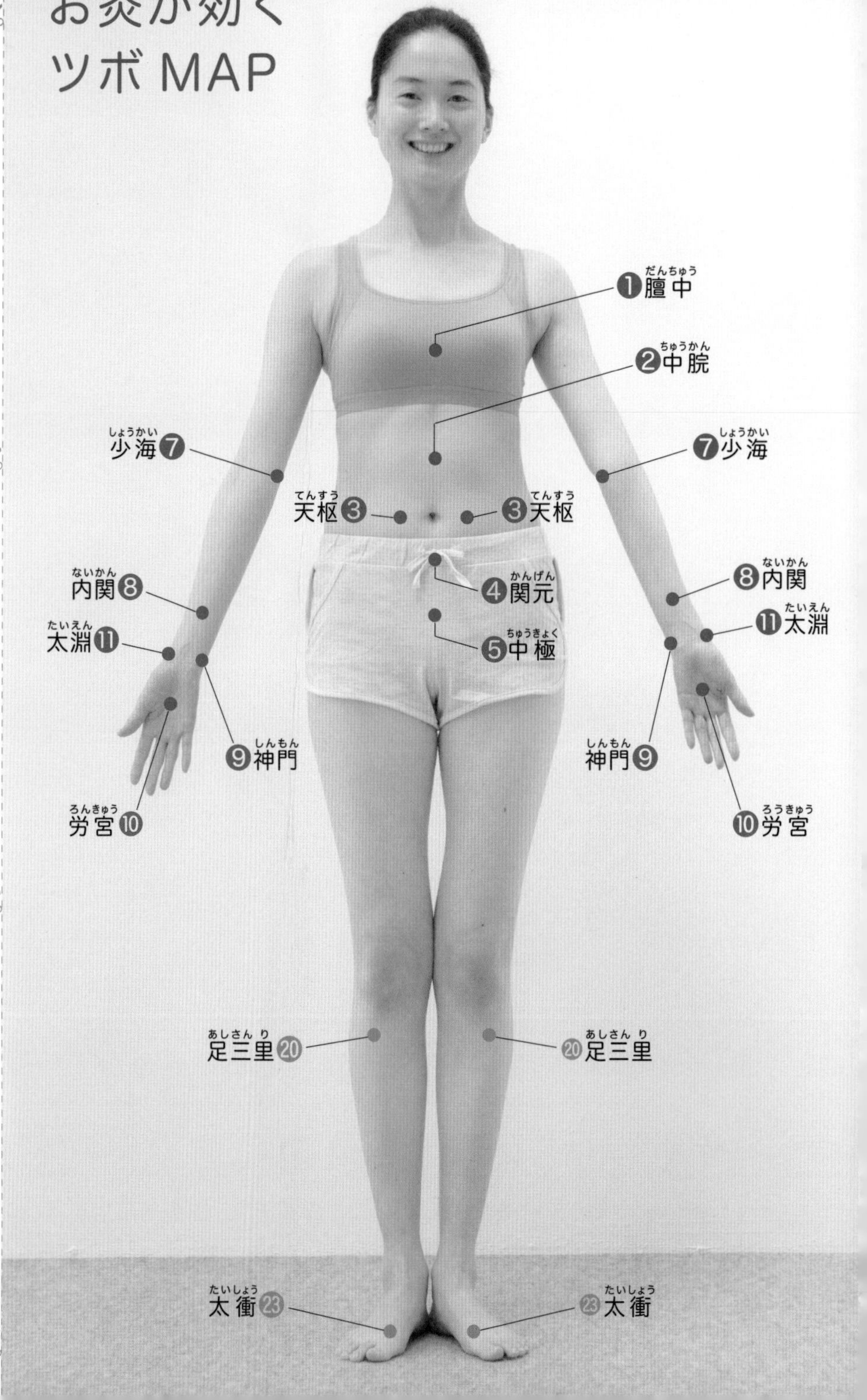

❶膻中《だんちゅう》
❷中脘《ちゅうかん》
少海《しょうかい》❼
❼少海《しょうかい》
天枢《てんすう》❸
❸天枢《てんすう》
❹関元《かんげん》
内関《ないかん》❽
❽内関《ないかん》
太淵《たいえん》⓫
⓫太淵《たいえん》
❺中極《ちゅうきょく》
❾神門《しんもん》
神門《しんもん》❾
労宮《ろんきゅう》❿
❿労宮《ろうきゅう》
足三里《あしさんり》⑳
⑳足三里《あしさんり》
太衝《たいしょう》㉓
㉓太衝《たいしょう》

お灸メモ

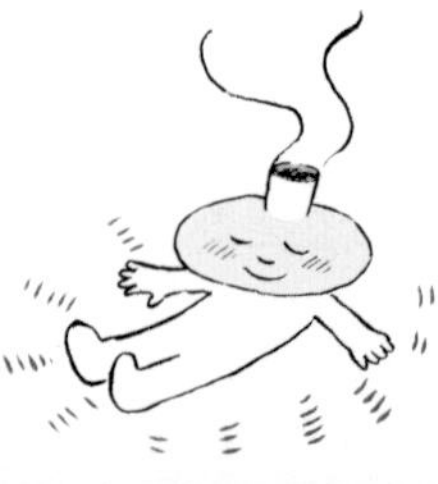

お灸をした日の体の調子や、お灸をしたツボを記録してみましょう。お灸をつづけて1ヵ月後、3ヵ月後と、後々見直してみると、体調の変化にきっと気がつくはずです。

朝起きられない

⑰太渓（たいけい）
⑳足三里（あしさんり）
㉚腎兪（じんゆ）

精神

ストレス・イライラ

❻曲池（きょくち）
❿労宮（ろうきゅう）
㉓太衝（たいしょう）

軽いうつ

❶膻中（だんちゅう）
❽内関（ないかん）
⑯三陰交（さんいんこう）

不安

❶膻中（だんちゅう）

過食・拒食

⑲太白（たいはく）
⑳足三里（あしさんり）
㉓太衝（たいしょう）

女性の症状

月経不順

❹関元（かんげん）
⑯三陰交（さんいんこう）
⑰太渓（たいけい）

月経痛

⓬合谷（ごうこく）
⑯三陰交（さんいんこう）
㉓太衝（たいしょう）

膀胱炎

❹関元（かんげん）
❺中極（ちゅうきょく）
⑯三陰交（さんいんこう）

更年期障害

㉓太衝（たいしょう）

PMS

❶膻中（だんちゅう）
⑯三陰交（さんいんこう）
㉓太衝（たいしょう）

不妊症

⑯三陰交（さんいんこう）

美容・ベースアップ

美肌

❷中脘（ちゅうかん）
❻曲池（きょくち）
⓬合谷（ごうこく）

体のゆがみ・O脚

⓮陽陵泉（ようりょうせん）
⑱照海（しょうかい）
㉑委中（いちゅう）

小顔・リフトアップ・しわ・法令線

⓬合谷（ごうこく）
⓭中渚（ちゅうしょ）
⑯三陰交（さんいんこう）

美髪

❷中脘（ちゅうかん）
⑰太渓（たいけい）
㉓太衝（たいしょう）

代謝アップ・脂肪燃焼

❷中脘（ちゅうかん）
❻曲池（きょくち）
⑯三陰交（さんいんこう）

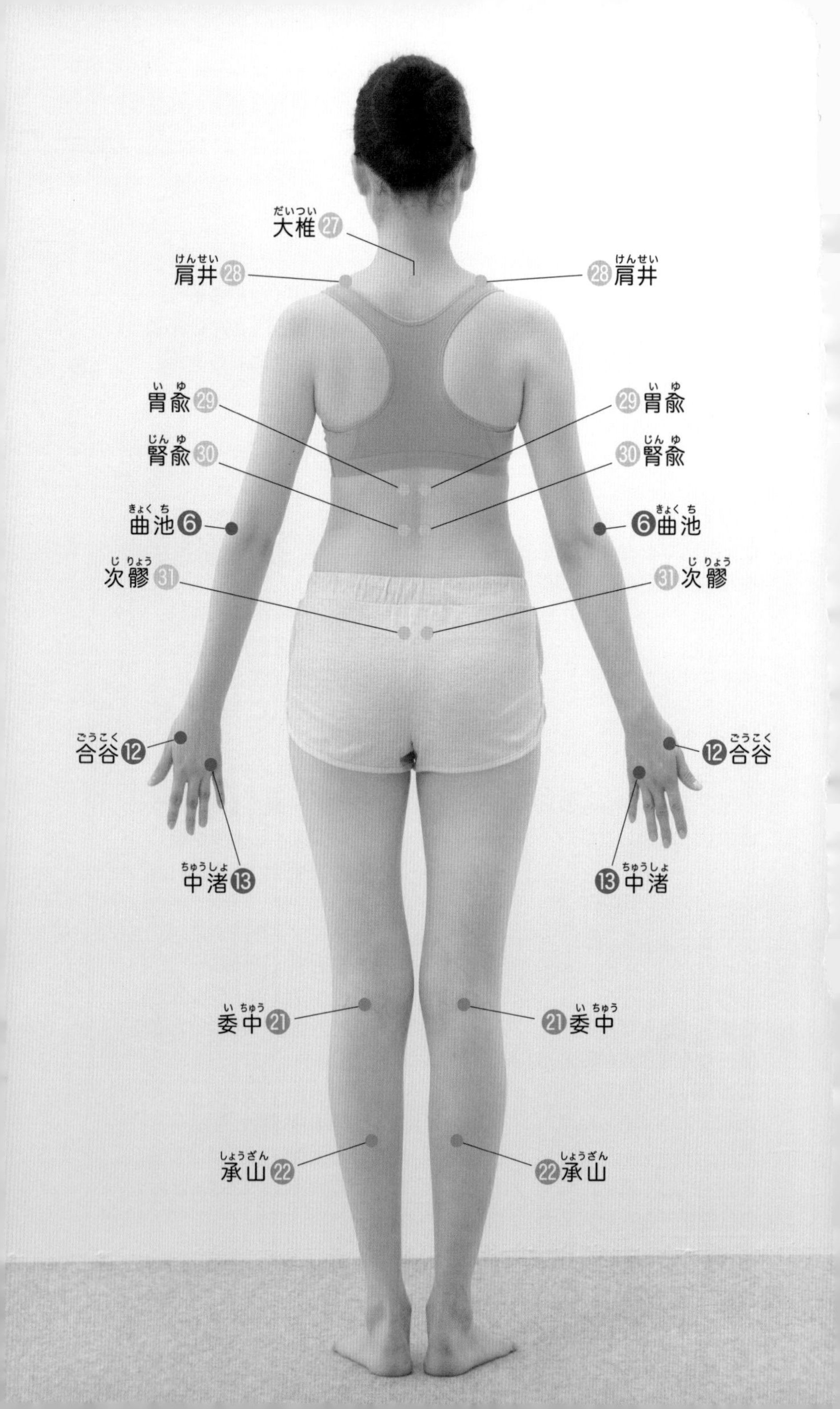
大椎《だいつい》27
肩井《けんせい》28
28 肩井《けんせい》
胃兪《いゆ》29
29 胃兪《いゆ》
腎兪《じんゆ》30
30 腎兪《じんゆ》
曲池《きょくち》6
6 曲池《きょくち》
次髎《じりょう》31
31 次髎《じりょう》
合谷《ごうこく》12
12 合谷《ごうこく》
中渚《ちゅうしょ》13
13 中渚《ちゅうしょ》
委中《いちゅう》21
21 委中《いちゅう》
承山《しょうざん》22
22 承山《しょうざん》

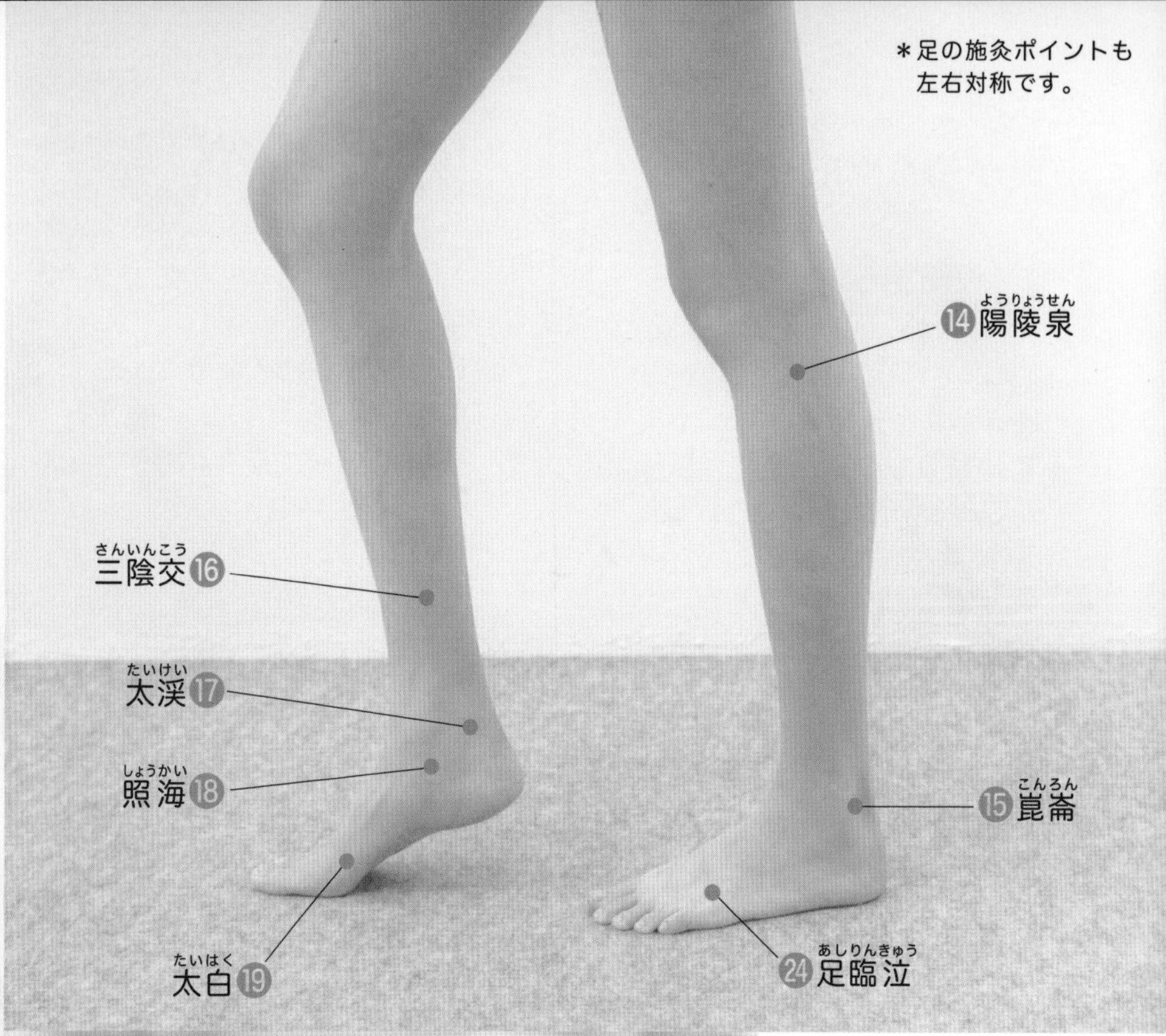

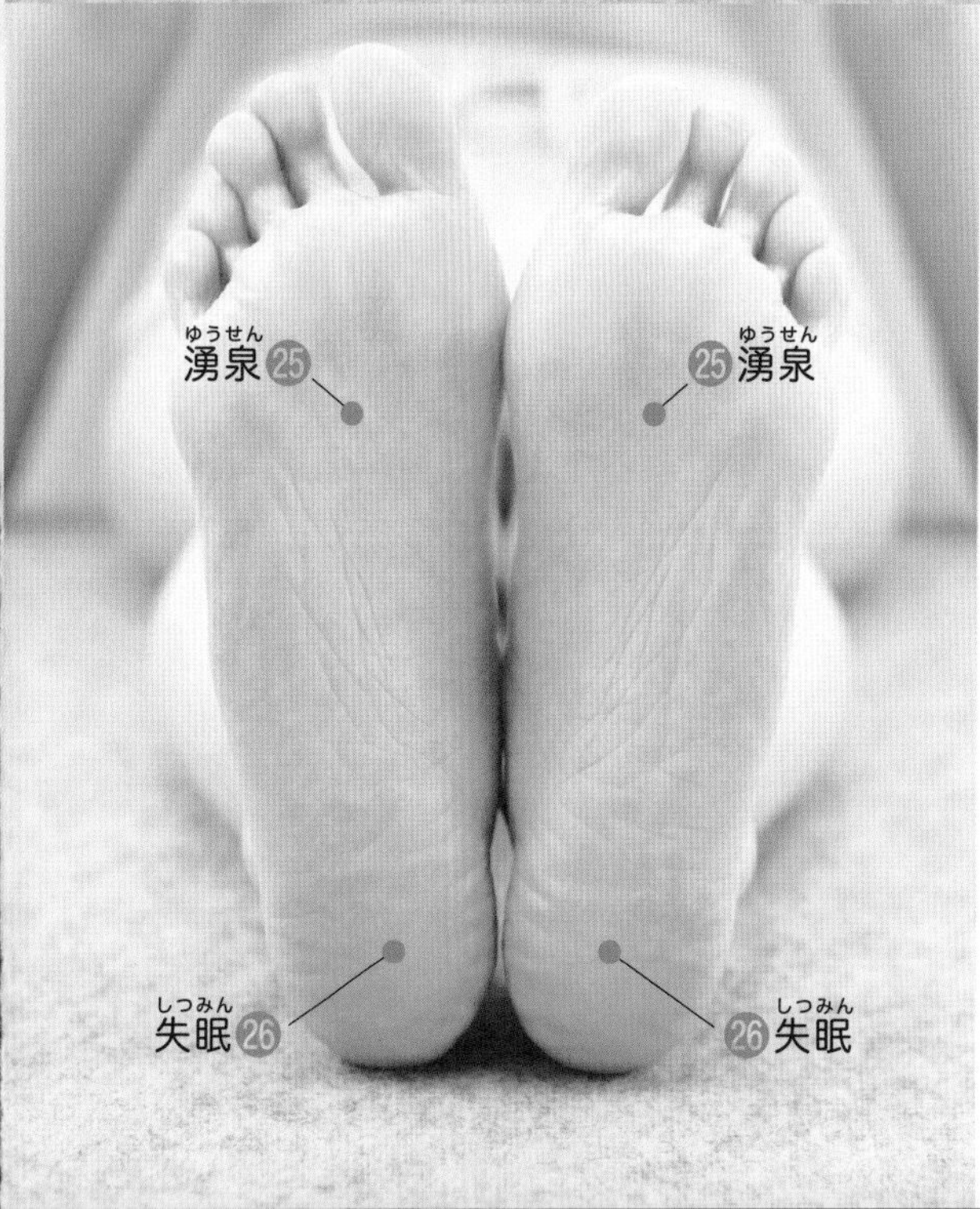

本書で紹介するすべてのツボがのっています。切り取って持ち運べば、いつでも、どこでもお灸を楽しむことが出来ます。

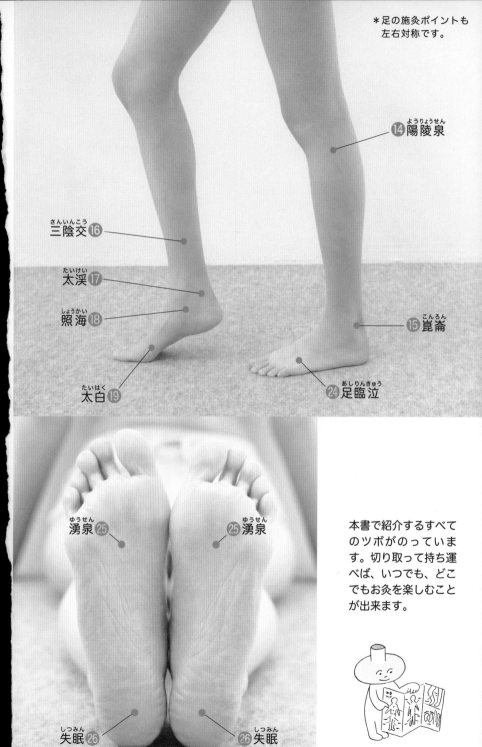

症状別
お灸が効くツボ一覧

プチ不調

冷え症
❷中脘（ちゅうかん）
⑭陽陵泉（ようりょうせん）
⑯三陰交（さんいんこう）
⑰太渓（たいけい）
㉔足臨泣（あしりんきゅう）
㉕湧泉（ゆうせん）

体のむくみ
❷中脘（ちゅうかん）
⑫合谷（ごうこく）
⑬中渚（ちゅうしょ）
⑯三陰交（さんいんこう）
⑳足三里（あしさんり）
㉕湧泉（ゆうせん）

風邪のひきはじめ
⑪太淵（たいえん）
⑫合谷（ごうこく）
㉗大椎（だいつい）

食欲不振・胃もたれ
❷中脘（ちゅうかん）
⑲太白（たいはく）
⑳足三里（あしさんり）

疲れ目
❻曲池（きょくち）
⑫合谷（ごうこく）
㉓太衝（たいしょう）

花粉症・アレルギー
⑪太淵（たいえん）
⑫合谷（ごうこく）
⑳足三里（あしさんり）

肩こり
❼少海（しょうかい）
㉓太衝（たいしょう）
㉘肩井（けんせい）

腰痛
⑭陽陵泉（ようりょうせん）
⑮崑崙（こんろん）
㉒承山（しょうざん）

胃痛
㉙胃兪（いゆ）

頭痛
㉘肩井（けんせい）

便秘・ガス腹
❷中脘（ちゅうかん）
❸天枢（てんすう）
❾神門（しんもん）

腹痛・下痢
❷中脘（ちゅうかん）
❸天枢（てんすう）
⑫合谷（ごうこく）

痔
⑳足三里（あしさんり）
㉒承山（しょうざん）
㉛次髎（じりょう）

めまい
❽内関（ないかん）
⑬中渚（ちゅうしょ）
㉓太衝（たいしょう）

不眠
❷中脘（ちゅうかん）
⑰太渓（たいけい）
㉖失眠（しつみん）